MEDICINA DE EMERGÊNCIA PRÉ-HOSPITALAR

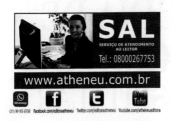

MEDICINA DE EMERGÊNCIA PRÉ-HOSPITALAR

Carlos Henrique Duarte Bahia
Hélio Penna Guimarães

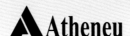

EDITORA ATHENEU

São Paulo — Rua Avanhandava, 126 - 8º andar
Tel.: (11) 2858-8750
E-mail: atheneu@atheneu.com.br

Rio de Janeiro — Rua Bambina, 74
Tel.: (21)3094-1295
E-mail: atheneu@atheneu.com.br

PRODUÇÃO EDITORIAL/CAPA: Equipe Atheneu
PROJETO GRÁFICO/DIAGRAMAÇÃO: Triall Composição Editorial Ltda.

CIP-Brasil. Catalogação na Publicação
Sindicato Nacional dos Editores de Livros, RJ

M442

Medicina de emergência pré-hospitalar / editores Carlos Henrique Duarte Bahia, Hélio Penna Guimarães. - 1. ed. - Rio de Janeiro : Atheneu, 2019.
278 p. ; 24 cm.

Inclui bibliografia e índice
ISBN 978-85-388-1028-5

1. Primeiros socorros. 2. Emergências médicas. I. Bahia, Carlos Henrique Duarte. II. Guimarães, Hélio Penna.

19-58422

CDD: 616.0252
CDU: 616-83.98

Leandra Felix da Cruz - Bibliotecária - CRB-7/6135
16/07/2019 22/07/2019

BAHIA, C.H.D.; GUIMARÃES, H.P.
Medicina de Emergência Pré-Hospitalar

© *Direitos reservados à EDITORA ATHENEU – São Paulo, Rio de Janeiro, 2019*

Sobre os Editores

Carlos Henrique Duarte Bahia

- Médico Especialista em Medicina de Emergência;
- Médico Especialista em Geriatria;
- Mestrando em Atenção à Saúde pela Pontifícia Universidade Católica de Goiás (PUC-Goiás);
- Diretor Clínico do Serviço Integrado de Atendimento ao Trauma em Emergência (SIATE), Corpo de Bombeiros Militar do Estado de Goiás (CBMGO);
- Médico Regulador e Intervencionista do SIATE;
- Professor da Faculdade de Medicina da PUC-Goiás;
- Presidente da Associação Brasileira de Medicina de Emergência (Abramede), Regional Goiás.

Hélio Penna Guimarães

- Médico Especialista em Medicina de Emergência, Medicina Intensiva e Cardiologia;
- Mestrado em Dirección Médica pelo Instituto Carlos III, Madri, Espanha;
- Doutor em Ciências pela Universidade de São Paulo (USP);
- Primeiro Secretário da Associação Brasileira de Medicina de Emergência (Abramede), 2018-2019;
- Diretor Científico do Instituto Paulista de Treinamento e Ensino (IPATRE);
- Professor Afiliado do Departamento de Medicina da Escola Paulista de Medicina da Universidade Federal de São Paulo (EPM/Unifesp);
- Professor Titular da Disciplina de Medicina de Emergência do Centro Universitário São Camilo, SP;
- Médico Pesquisador do Instituto de Pesquisa do Hospital do Coração (HCor);
- Coordenador Médico do Instituto de Ensino do HCor;
- *International Fellow* pela American Heart Association (FAHA) e *Fellow* pelo American College of Physicians (FACP).

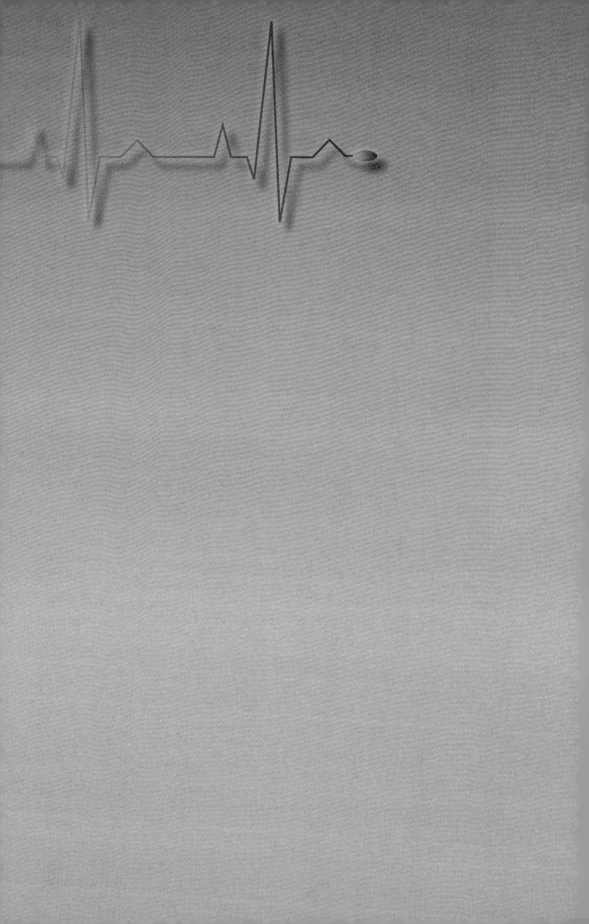

Sobre os Colaboradores

Alberto Starzewski Junior
Médico Especialista em Gestão de Emergência em Saúde Pública. Médico Intervencionista do Serviço de Atendimento Móvel de Urgência (SAMU-SP). Médico Especialista em Otorrinolaringologia. Professor da Faculdade de Medicina da Universidade Anhembi Morumbi (UAM).

Celia Maria Sant'Ana Malaque
Médica Especialista em Infectologia. Mestrado em Doenças Infecciosas e Parasitárias. Doutorado pelo Programa de Fisiopatologia Experimental da Faculdade de Medicina da Universidade de São Paulo (USP). Médica do Instituto Butantan.

Cristiano de Magalhães Nunes
Médico Cirurgião Geral do Hospital Regional do Gama, Distrito Federal. Médico Cirurgião Coloproctologista do Hospital das Clínicas da Universidade Federal de Goiás (UFG). Médico Regulador e Intervencionista do Serviço de Atendimento Móvel de Urgência (SAMU-Goiânia). Médico Cirurgião do Hospital de Urgência de Goiás (HUGO).

Daniele Paoli Almeida
Doutora em Ciências pela Universidade de São Paulo (USP). Cirurgiã Geral. Oficial Médica da Policia Militar do Estado de São Paulo (PMEP). Professora da Disciplina de Simulação em Emergência na Faculdade de Ciências Médicas de Santos da Universidade Lusíada (UNILUS). Trabalhou no Grupo de Resgate e Atenção às Urgências e Emergências (GRAU) 193, junto ao Corpo de Bombeiros do Estado de São Paulo, durante 15 anos, sendo Gerente Médica do Serviço entre 2003 e 2005. Ex-Oficial Médica do Grupamento de Socorro e Emergência (GSE) do Corpo de Bombeiros do Estado do Rio de Janeiro, atuando como Membro da Gerência do Serviço de Atendimento Móvel de Urgência (SAMU-Rio de Janeiro) e no Núcleo de Ensino e Pesquisa. Instrutora dos Cursos ATLS, PHTLS e DMEP.

Danivaldo José Ferreira
Tenente do Corpo de Bombeiros Militar do Estado de Goiás (CBMGO).

Dennison Moreira da Silva
Médico Especialista em Ortopedia e Traumatologia. Médico Major do Corpo de Bombeiros Militar do Estado de Goiás (CBMGO). Preceptor de Residência Médica de Ortopedia do Hospital Ortopédico de Goiânia (HOG).

Fan Hui Wen
Médica infectologista. Mestre em Epidemiologia e Doutora em Saúde Coletiva pela Faculdade de Ciências Médicas da Universidade Estadual de Campinas (Unicamp). Gestora de Projetos da Divisão Bioindustrial do Instituto Butantan.

Fernanda Hissae Ribeiro Yamada
Médica Especialista em Cardiologia da Santa Casa de Misericórdia de Goiânia (SCMG). Médica Reguladora e Intervencionista do Serviço de Atendimento Móvel de Urgência (SAMU-Goiânia). Médica do Hospital de Urgência de Goiânia. Médica Especialista em Medicina de Emergência.

Frederico Brunno de Souza Miranda
Médico Cirurgião Geral. Médico Cirurgião Plástico do Hospital das Clínicas da Faculdade de Medicina da Universidade Federal de Goiás (UFG). Especialização em Cirurgia Plástica e Reparadora no Serviço de Cirurgia Plástica Dr. Wilson Rubens Anfreoni no Hospital Heliópolis MEC-SUS/SP. Médico Regulador e Intervencionista do Serviço de Atendimento Móvel de Urgência (SAMU-Goiânia). Pós-graduado em Perícias Médicas. Responsável Técnico da Empresa de Cirurgia Plástica em Goiânia (DOMVS).

Gisele Cristina Cecílio Del Manto
Fisioterapeuta da Unidade de Terapia Intensiva do Hospital Samaritano, São Paulo.

Glaibson Damas Gea
Médico Psiquiatra da Associação Brasileira Psiquiatria da Associação Médica Brasileira (ABP-AMB). Pós-graduação em Psiquiatria pelo Centro Brasileiro de Pós-graduação de Goiânia. Médico Assistente no Hospital Psiquiátrico Casa de Eurípedes – Goiânia. Médico Centro de Atenção Psicossocial Noroeste – Goiânia. Médico Regulador e Intervencionista do Serviço Integrado de Atendimento ao Trauma em Emergência (SIATE) do Corpo de Bombeiros Militar do Estado de Goiás (CBMGO).

Jéssie Willie Santana Cardoso
Médico Graduado na Universidade Federal de Goiás (UFG). Médico Intervencionista e Regulador do Serviço de Atendimento Móvel de Urgência (SAMU-Anápolis). Médico-Intervencionista e Regulador do SAMU-Goiânia. Médico Intervencionista e Regulador do SAMU-Distrito Federal. Médico do Resgate Aéreo Grupamento de Aviação Operacional (GAVOP), SAMU-Distrito Federal.

Jony Rodrigues Barbosa
Médico Especialista em Ginecologia e Obstetrícia do Hospital Ipiranga, São Paulo. Mestrado em Saúde Coletiva pela Universidade Federal de Goiás (UFG). Médico Especialista em Endoscopia Ginecológica e Mastologia pela Faculdade de Medicina do ABC (FMABC), Santo André – São Paulo. Médico Especialista em Administração Hospitalar. Pós-graduação do Programa Completo de Aperfeiçoamento em Medicina Fetal (CETRUS). Médico Preceptor do Internato da Faculdade de Medicina da Pontifícia Universidade Católica de Goiás (PUC-Goiás). Diretor Técnico do Centro de Medicina Fetal e Ultrassonografia, Goiânia (Fetalcenter).

Jorge M. Ribeira
Médico Cirurgião Geral e Vascular do Hospital Ipiranga, São Paulo e Hospital Bellvitge – Barcelona – Espanha. Médico Intervencionista do Grupo de Resgate e Atendimento a Urgência, São Paulo. Diretor Geral do Grupo de Resgate e Atendimento a Urgência, São Paulo (GRAU-SP).

José Fernando Bastos Folgosi
Médico Especialista em Anestesiologia. Médico Especialista em Urgência e Emergência da Faculdade Redentor (FacRedentor). Médico Regulador e Intervencionista do Sistema Integrado de Atendimento ao Trauma em Emergência (SIATE), Corpo de Bombeiros Militar do Estado de Goiás (CBMGO). Médico Responsável Técnico do Centro de Ensino e Treinamento da Sociedade Brasileira de Anestesistas (SBA) – Dr. José Quinan. Preceptor de Residência Médica de Anestesia.

Lenilson Moraes Rezende

Licenciatura em Filosofia pela Pontifícia Universidade Católica de Goiás (PUC-Goiás). Especialização em Docência pela PUC-Anápolis. Professor de Filosofia do Direito, Ética e Educação FIMES. MBA *Master Coach* – Instituto de Pós-graduação e Graduação (IPOG). Cabo do Corpo de Bombeiros Militar do Estado de Goiás (CBMGO).

Leonardo Vieira Santos Moraes

Médico Especialista em Ortopedia e Traumatologia. Médico Preceptor de Residência do Grupo de Ombro e Cotovelo do Hospital das Clínicas de Goiás. Professor da Faculdade de Medicina da Universidade Federal de Goiás (FMUFG). Médico Preceptor de Residência do Grupo de Ombro e Cotovelo do Hospital Ortopédico de Goiânia (OOG).

Luciano Lucas Gordo Ferreira

Médico Cirurgião Geral. Médico Cirurgião Plástico. Médico Regulador e Intervencionista do Sistema Integrado de Atendimento ao Trauma em Emergência (SIATE), Corpo de Bombeiros Militar do Estado de Goiás (CBMGO). Médico Responsável pelo Pronto-Socorro de Queimaduras de Goiânia. Médico Responsável pelo Setor de Queimados do Hospital Estadual de Urgências da Região Noroeste de Goiânia Governador Otávio Lage de Siqueira (HUGOL).

Luciano Silveira Eifler

Médico Cirurgião Geral. Professor da Faculdade de Medicina da Universidade Luterana do Brasil (Ulbra). Médico Intervencionista Serviço de Atendimento Móvel de Urgência (SAMU-Porto Alegre). Instrutor ATLS e PHTLS.

Marcus Tadeu Gionotti de Araújo Piantino

Médico Especialista em Medicina Intensiva do Hospital Israelita Albert Einstein (HIAE), São Paulo. Pós-graduação em Cardiologia pelo Instituto de Pesquisa e Ensino Médico (IPEMED). Médico Regulador e Intervencionista do Serviço de Atendimento Móvel de Urgência (SAMU-Goiânia).

Mario Junqueira de Souza Neto

Médico Cirurgião Geral e Médico Cirurgião Plástico da Santa Casa de Misericórdia de Goiânia (SCMG). Médico Regulador e Intervencionista do Serviço de Atendimento Móvel de Urgência (SAMU-Goiânia). Médico Cirurgião Geral do Hospital de Urgência de Goiânia (HUGO).

Nara Costa Dutra

Médica Anestesista pela Sociedade Brasileira de Anestesiologia (SBA). Especialização em Medicina em Urgência pela Faculdade Redentor (UniRedentor). Médica Reguladora e Intervencionista do Sistema Integrado de Atendimento ao Trauma em Emergência (SIATE), Corpo de Bombeiros Militar do Estado de Goiás (CBMGO).

Oswaldo Alves Basto Neto

Médico Formado pela Escola Paulista de Medicina (EPM). Médico Intervencionista do Serviço de Atendimento Móvel de Urgência 192 (SAMU 192-Salvador), Especializado em Medicina de Emergência, Ortopedia e Traumatologia. Professor da Faculdade de Medicina FTC – Salvador. Preceptor do Curso de Medicina da Universidade Salvador (UNIFACS). Instrutor do Núcleo de Educação Permanente (NEP) do SAMU 192, Salvador. Instrutor Basic Life Support (BLS) da American Heart Association. Instrutor Advanced Cardiac Life Support (ACLS) da American Heart Association. Instrutor de Treinamento de Emergências Cardiovasculares – Avançado (TECA A) da Sociedade

Brasileira de Cardiologia. Instrutor Pre Hospital Trauma Life Support (PHTLS) da National Association of Emergency Medical Technichians (NAEMT). Instrutor Advanced Trauma Life Support (ATLS) do Commitee on Trauma American College of Surgeons. Instrutor do Advanced Hazmat Life Support (AHLS) do Arizona Emergency Medicine Research Center. Instrutor International Multimodal Training Center (HAZMAT) SUATRANS COTEC. Instrutor de Emergências HAZMAT/WMD do Curso AP OPCW/APAQ – 2015-2017. Instrutor no Curso de QBRNe, promovido pela Coordenação Geral da Força Nacional do SUS – SAS – Ministério da Saúde, para a preparação da Copa do Mundo – FIFA 2014.

Paulo Henrique Nunes Pereira
Médico Especialista em Cardiologia do Hospital São Joaquim da Beneficência Portuguesa de São Paulo. Mestre em Ciências Médicas pela Universidade de Brasília (UnB). Capitão Médico da Força Aérea Brasileira (FAB).

Priscila Elena Rodrigues
Médica Especialista em Ginecologia e Obstetrícia. Título pela Federação Brasileira das Associações de Ginecologia e Obstetrícia (FEBASGO). Médica Especialista em Urgência e Emergência pela Faculdade Redentor (FacRedentor). Médica Reguladora e Intervencionista do Serviço de Atendimento Móvel de Urgência (SAMU-Goiânia). Médica do Serviço de Alto Risco do Hospital Materno Infantil de Goiânia.

Renata Alvarenga Nunes
Médica Especialista em Ortopedia e Traumatologia. Médica Especialista em Ortopedia Infantil.

Ricardo da Rocha Sales Oliveira
Especialista em Gestão de Emergências em Saúde Pública. Especialista em Emergência e Urgência pela Pontifícia Universidade Católica de Goiás (PUC-Goiás). Enfermeiro Intervencionista do Serviço de Atendimento Móvel de Urgência (SAMU-Goiânia). Consultor Técnico na Coordenação de Urgência e Emergência do Ministério de Saúde.

Ricardo Del Manto
Médico Especialista em Medicina Intensiva e Cirurgia Geral. Médico Assistente da UTI da Santa Casa de Misericórdia de São Paulo (SCMSP). Médico Diarista da UTI do Hospital Militar de Área de São Paulo. Médico do Grupo de Atendimento de Urgência (GRAU) da Secretaria de Saúde do Estado de São Paulo. Instrutor de Medicina de Emergência do Instituto Paulista de Treinamento e Ensino (IPATRE).

Ricardo Furtado Mendonça
Médico Cirurgião Geral pela Fundação Educacional Lucas Machado (FELUMA). Especialização em Gestão de Sistema e Serviços de Saúde – Universidade de Brasília (UnB). Diretor Geral do Hospital de Urgência de Goiânia, Goiás (HUG).

Ricardo Paes Sandre
Médico Especialista em Ginecologia e Obstetrícia. Advogado. Diretor Médico do Centro de Saúde do Tribunal de Justiça de Goiás.

Roberto Machado Borges
Arquiteto e Urbanista. Especialista em Mergulho de Resgate – Scuba Biver; Scuba Diver Advanced; Nitrox Diver. Docência em Ensino Superior. Especialista em Gestão Ambiental.

Rodrigo Carvalho da Silva Campos

Médico Neurocirurgião. Médico Neurocirurgião do Instituto Ortopédico de Goiânia (IOG).

Rodrigo Rodrigues Bastos

Médico Especialista em Medicina Intensiva. Médico com Residência em Clínica Médica. Instrutor do Suporte Avançado de Vida em Cardiologia (ACLS).

Sérgio Scalia da Cunha

Médico Especialista em Cirurgia Geral do Hospital Sul Fluminense, Vassouras – Rio de Janeiro. Médico Especialista em Cirurgia Oncológica do Hospital Araújo Jorge, Goiânia-GO. Médico Regular e Intervencionista do Serviço de Atendimento Móvel de Urgência (SAMU-Goiânia). Médico do Resgate Aéreo SAMU-Goiânia, Corpo de Bombeiros Militar do Estado de Goiás (CBMGO). Curso de Diretor Médico pela Air Medical Physician Association (AMPA).

Simone de Campos Vieira Abib

Médica Cirurgiã Pediátrica. Mestrado e Doutorado em Cirurgia Pediátrica e Livre-docência de Técnica Operatória e Cirurgia Experimental pela Universidade Federal de São Paulo (UFG). Professora da Faculdade de Medicina da Universidade Federal de São Paulo (FMUSP). Professora da Faculdade de Medicina da Universidade Federal de São Paulo (Unifesp). Professora da Faculdade de Medicina da Faculdade Santa Marcelina (Fasm).

Ulisse Luis Dias

Médico Pós-graduado em Psiquiatria. Médico do Hospital de Urgência de Goiânia (HUG). Coordenador Médico da UTI do Hospital de Câncer de Goiás (Associação de Combate ao Câncer).

Wellington José dos Santos

Médico Graduado pela Universidade Federal de Minas Gerais (UGMG). Médico Cirurgião Geral do Hospital João XXIII – Belo Horizonte. Médico Especialista em Cirurgia do Trauma do Hospital Geral João XIII. Professor da Faculdade de Medicina da Pontifícia Universidade Católica de Goiás (PUC-Goiás). Médico Regulador e Intervencionista do Serviço de Atendimento Móvel de Urgência (SAMU-Goiânia). Médico Cirurgião do Hospital de Urgência de Goiânia (HUGO). Médico Cirurgião do Trauma do Hospital de Urgência Governador Otávio Lage (HUGOL).

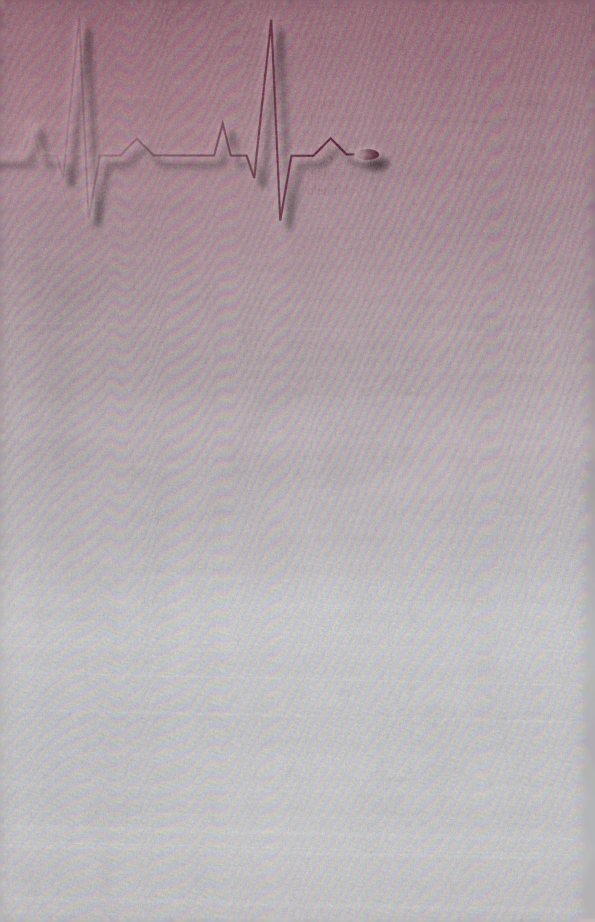

Para ganhar conhecimento, adicione coisas todos os dias.
Para ganhar sabedoria, elimine coisas todos os dias.

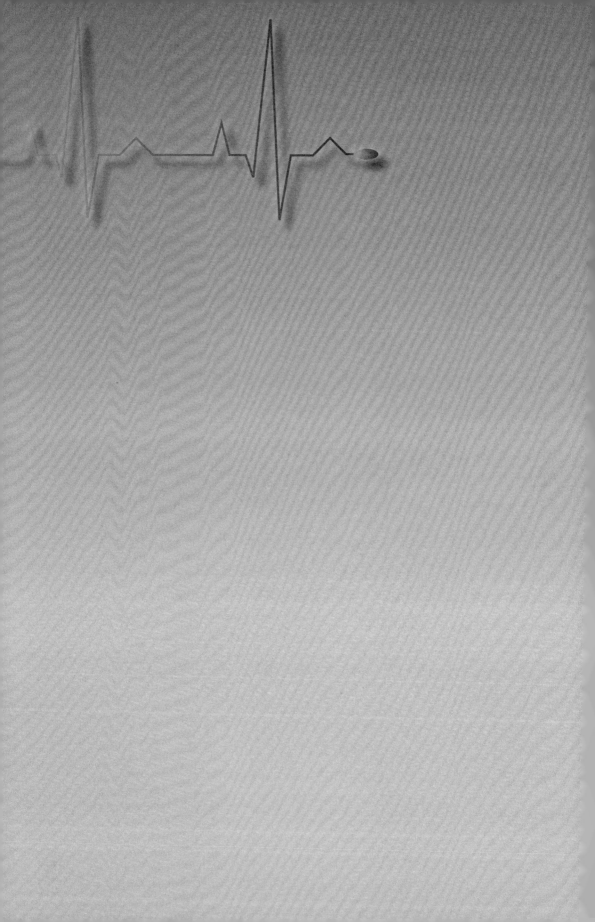

Dedicatória

*Dedico este trabalho a todos os profissionais que atuam no atendimento
pré-hospitalar, sejam condutores, socorristas, técnicos de enfermagem,
enfermeiros ou médicos, e aos demais que têm afinidade com esse serviço.*

*Deparamo-nos sempre com a árdua missão de salvar vidas,
principalmente nas ruas, sem recursos, sem teto,
no sol ou na chuva, no asfalto ou na lama.*

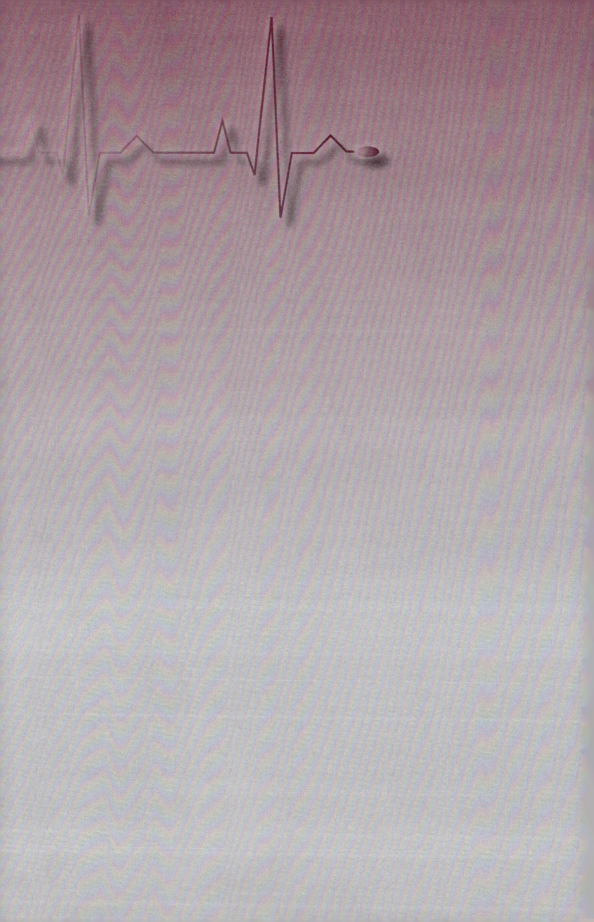

Agradecimentos

Agradeço, primeiramente, a todos os autores que disponibilizaram um pouco de seu tempo para transformar suas experiências profissionais em palavras escritas, tornando real este estimado projeto.

Agradeço imensamente o apoio e a persistência do amigo Hélio Penna Guimarães, já que sem suas contribuições a concretização deste projeto seria incerta.

Não posso deixar de agradecer à minha amada esposa, Fernanda Hissae Ribeiro Yamada, e aos meus filhos, Pedro Henrique Garcia Bahia, Mariana Yamada Bahia e Felipe Yamada Bahia, que sempre, com carinho e paciência, têm tolerado minhas ausências em casa, nas reuniões familiares, em razão da minha profissão e dos projetos que abraço, com muito carinho, no decorrer de minha carreira.

Carlos Henrique Duarte Bahia

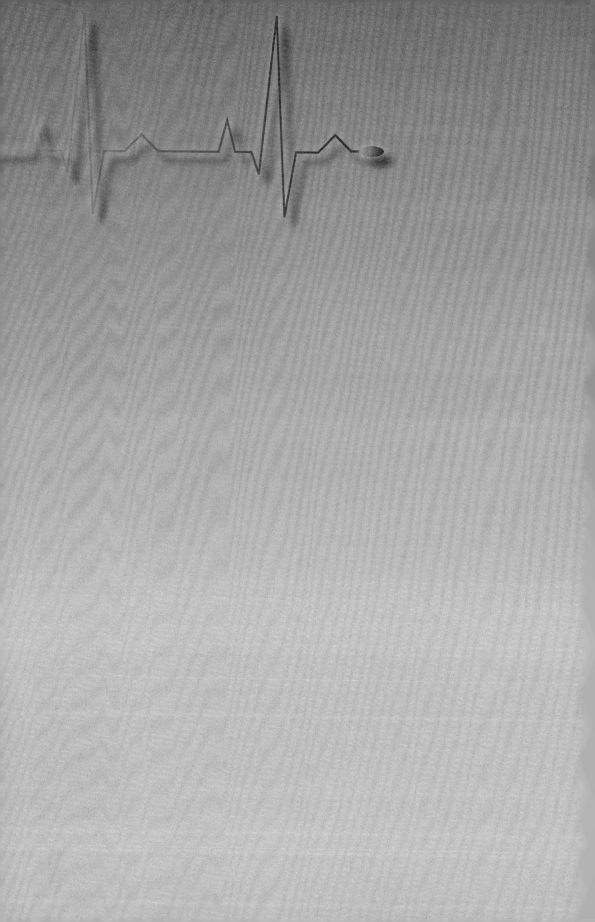

Prefácio

Este livro foi elaborado com o intuito de reunir, racionalizar e atualizar as diversas fontes de conhecimento existentes na área do atendimento pré-hospitalar. O objetivo é facilitar a rotina nesse tipo de assistência e compartilhar os conhecimentos de diversos profissionais renomados, tanto brasileiros quanto de outras nacionalidades, como Chile, Argentina, EUA, Espanha e México.

Diferentes temas são abordados, mas todos convergem para a atenção destinada ao paciente fora do hospital, seja no atendimento primário (resgate, socorro), seja no atendimento secundário (em meios de transporte).

Como médico especialista em medicina de emergência, atuo no pré-hospitalar há mais de 15 anos. Fui Diretor Clínico do Serviço de Atendimento Móvel de Urgência (SAMU-Goiânia), depois Diretor Técnico, e posteriormente Diretor Geral. Hoje, sou Diretor Clínico do Sistema Integrado ao Atendimento ao Trauma – Corpo de Bombeiros Militar do Estado de Goiás (CBMGO). Junto a Hélio Penna Guimarães, fui motivado a editar este livro, após diversas discussões, já que sabemos o quanto é necessário ao profissional dessa área o constante treinamento e a interação com as técnicas atualmente aplicadas. Hélio é médico especialista em Medicina de Emergência e Medicina Intensiva, além de cardiologista, entre diversos outros títulos, mas sua maior qualidade é ter o dom de ensinar e apoiar muitos projetos que vêm salvando vidas mundo afora.

Após a leitura deste manual, esperamos que aplicar os conhecimentos adquiridos na prática diária se torne uma tarefa mais tangível, o que proporcionará um inestimável ganho aos serviços de saúde prestados à população.

Carlos Henrique Duarte Bahia

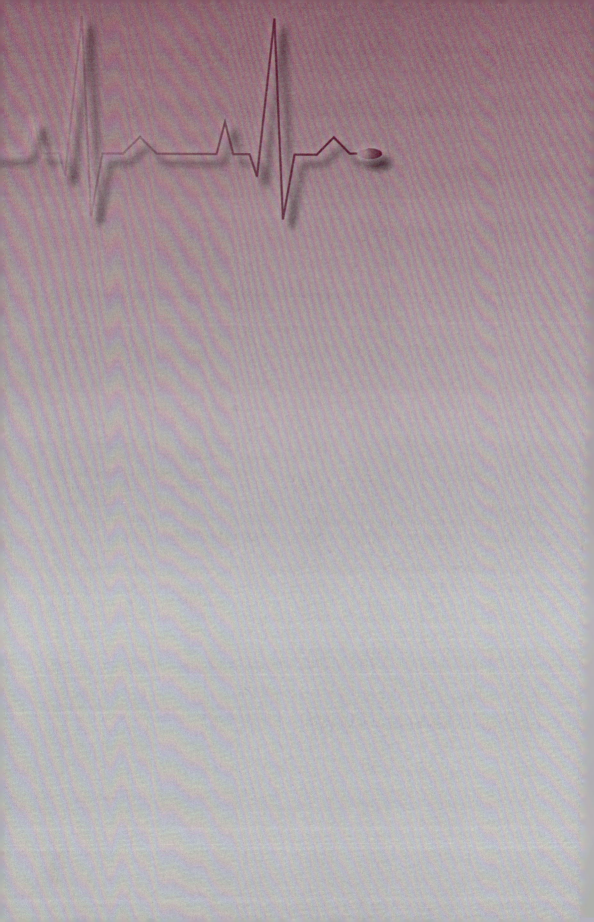

Sumário

Capítulo 1	Princípios Básicos e Conceitos de Medicina Pré-hospitalar 1
	Alberto Starzewski Junior
Capítulo 2	Legislação e Normatizações da Medicina Pré-hospitalar 9
	Carlos Henrique Duarte Bahia
	Ricardo Paes Sandre
Capítulo 3	Regulação Médica no Atendimento Pré-hospitalar 21
	Carlos Henrique Duarte Bahia
	Frederico Brunno de Souza Miranda
	Ricardo da Rocha Sales Oliveira
Capítulo 4	Segurança da Equipe e Segurança de Cena 25
	Alberto Starzewski Junior
Capítulo 5	Controle e Acesso às Vias Aéreas no Ambiente Pré-hospitalar 35
	Ricardo Del Manto
	Gisele Cristina Cecílio Del Manto
Capítulo 6	Imobilização na Atividade Pré-hospitalar 51
	Dennison Moreira da Silva
	Leonardo Vieira Santos Moraes
	Renata Alvarenga Nunes
Capítulo 7	Atendimento Inicial ao Trauma 67
	José Fernando Bastos Folgosi
	Nara Costa Dutra
Capítulo 8	Choque Circulatório – Foco em Choque Hemorrágico 79
	Daniele Paoli Almeida
	Marcus Tadeu Gianotti de Araújo Piantino

Capítulo 9	Traumatismo Craniencefálico (TCE)	89
	Rodrigo Carvalho da Silva Campos	
Capítulo 10	Trauma Abdominal	97
	Mario Junqueira de Souza Neto	
	Ricardo Furtado Mendonça	
Capítulo 11	Trauma de Tórax	105
	Mario Junqueira de Souza Neto	
	Ricardo Furtado Mendonça	
Capítulo 12	Parada Cardiorrespiratória no Pré-hospitalar	111
	Fernanda Hissae Ribeiro Yamada	
	Paulo Henrique Nunes Pereira	
	Rodrigo Rodrigues Bastos	
Capítulo 13	Afogamento no Atendimento Pré-hospitalar	119
	Roberto Machado Borges	
	Danivaldo José Ferreira	
	Lenilson Moraes Rezende	
Capítulo 14	Choque Elétrico	129
	Carlos Henrique Duarte Bahia	
	Wellington José dos Santos	
	Cristiano de Magalhães Nunes	
Capítulo 15	Atendimento Pré-hospitalar às Queimaduras	135
	Carlos Henrique Duarte Bahia	
	Luciano Lucas Gordo Ferreira	
Capítulo 16	Telemedicina no Pré-hospitalar	143
	Luciano Silveira Eifler	
Capítulo 17	Trauma na Gestação	151
	Jony Rodrigues Barbosa	
	Priscila Elena Rodrigues	
Capítulo 18	A Criança Traumatizada	163
	Simone de Campos Vieira Abib	
Capítulo 19	Transporte Aeromédico	175
	Jéssie Willie Santana Cardoso	
	Sérgio Scalia da Cunha	

Capítulo 20	Atendimento a Múltiplas Vítimas	189
	Ricardo Del Manto	
	Gisele Cristina Cecílio Del Manto	
Capítulo 21	Transporte Intra e Inter-hospitalar	195
	Alberto Starzewski Junior	
Capítulo 22	Acidentes por Animais Peçonhentos no Brasil	203
	Ceila Maria Sant'Ana Malaque	
	Fan Hui Wen	
Capítulo 23	Eventos com Produtos Perigosos	217
	Oswaldo Alves Bastos Neto	
Capítulo 24	Resgate Técnico Vertical	223
	Oswaldo Alves Bastos Neto	
Capítulo 25	APH Tático	237
	Jorge M. Ribeira	
Capítulo 26	Agitação Psicomotora	241
	Glaibson Damas Gea	
	Ulisse Luis Dias	
Índice Remissivo		245

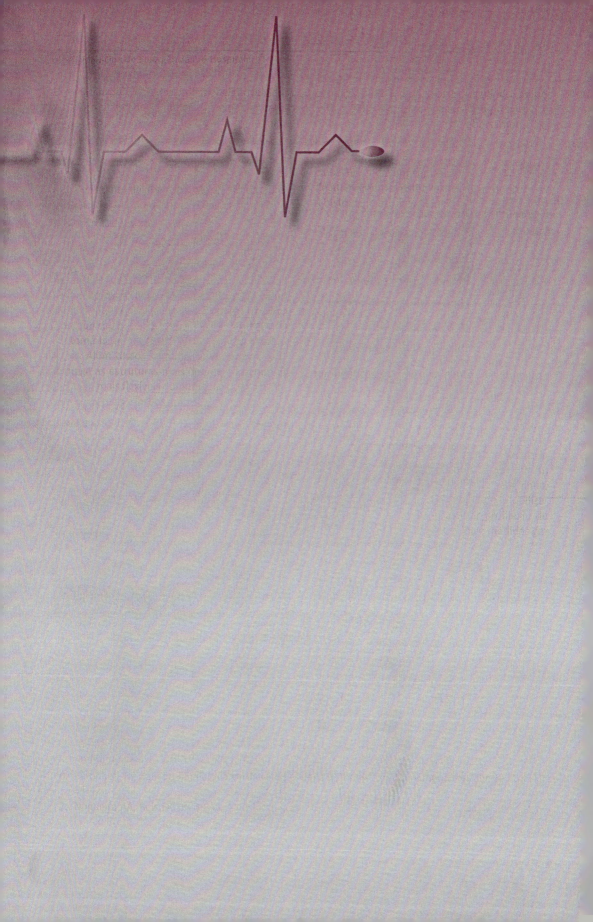

CAPÍTULO 1

- Alberto Starzewski Junior

Princípios Básicos e Conceitos de Medicina Pré-hospitalar

Chamamos de atendimento pré-hospitalar toda e qualquer assistência realizada, direta ou indiretamente, fora do âmbito hospitalar.[1-3] No Brasil, o sistema se divide em móvel e fixo.[1,3,4,5] O pré-hospitalar móvel, foco principal desta obra, e de agora em diante denominado apenas de pré-hospitalar, tem como foco o socorro imediato dos pacientes e seu encaminhamento ao atendimento pré-hospitalar fixo (unidades básicas de saúde, ambulatórios especializados, serviços de diagnóstico e terapia, unidades não hospitalares de atendimento às urgências e emergências) ou ao atendimento hospitalar.[1,3,4,5]

Todos estão sujeitos a agravos de saúde de forma súbita, que podem ocorrer a qualquer momento e em qualquer lugar. Diante desses quadros emergenciais, torna-se fundamental o acesso rápido ao suporte médico. Temos aqui a importância de, em vez de aguardar os pacientes chegarem por meios próprios, os serviços de saúde irem até esses pacientes e, já *in loco*, iniciarem esse suporte tão necessário.

Acrescentamos também que muitos dos pacientes não teriam acesso a esse atendimento emergencial hospitalar por dificuldades de remoção, relacionadas com o agravo (fraturas, rebaixamento do nível de consciência, agitação psicomotora, etc), ou, pior, não teriam tempo até a complicação do quadro e evolução ao óbito.

Aqui temos a grande razão da Medicina pré-hospitalar, o porquê de sua existência e sua finalidade: o atendimento e suporte rápido e precoce. Diversos estudos demonstram que essa ação leva à diminuição da mortalidade e também da morbidade.[1,6-8]

Justamente por ser exercida em ambiente extra-hospitalar, o atendimento às emergências possui uma série de peculiaridades e dificuldades que o profissional deve conhecer e estar preparado para enfrentar.

Não podemos deixar de mencionar que o atendimento a pacientes em situação de urgência e emergência gera uma rápida e intensa relação médico-paciente. Esse é um ponto importantíssimo para o exercício da medicina, e, na maioria das especialidades, essa relação é construída aos poucos, passo a passo conforme o paciente vai conhecendo seu médico e vice-versa. Entretanto, aquele que se encontra em situações mencionadas acima coloca-se totalmente nas mãos do profissional que vem ao seu encontro para "salvá-lo", assim como seus familiares e pessoas ao redor.[9] Isso pode contribuir positivamente, levando a um atendimento mais humanizado, mesmo nessas situações, ou negativamente, aumentando ainda mais o estresse para o paciente, os familiares e a equipe ou gerando um sentimento de vaidade e autoconfiança exagerada, o que pode levar à imprudência.

Histórico

Em meados de 1792, Dominique Jean Larrey, cirurgião, general do exército de Napoleão, começa a prestar atendimento imediato, no próprio fronte, não mais após interrupção da batalha, com o objetivo de prevenir as complicações.[10,11] Para isso Larrey cria a "ambulância voadora" (do latim *ambulare*: andar).[2] Esta era composta de dois cavalos, madeira leve, rodas menores, molas de suspensão, telhado curvo (para evitar acúmulo de água e reduzir o peso) e janelas (para ventilação) (Figura 1.1).[11]

Esse conceito foi posteriormente estendido para a prática civil. Em 1955, na França, foram criadas as primeiras equipes móveis de reanimação.[10] Nos anos 1960, com o treinamento adequado das equipes de socorro, a participação médica no local e o objetivo de aumentar as chances de sobrevivência dos pacientes (com cuidados básicos e avançados), inicia-se a história do SAMU (do francês *Service d'Aide Médicale Urgente*: Serviço de Atendimento Médico de Urgência).[10]

O desenvolvimento do atendimento pré-hospitalar apresentou dois modelos. O modelo francês baseia-se na ampliação do raio de ação do hospital, levando à vítima parte do tratamento com o início precoce da terapêutica e a presença de médicos e enfermeiros.

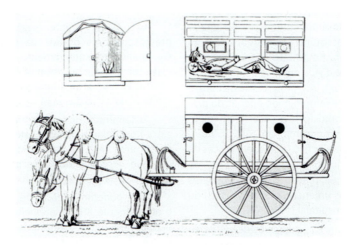

Figura 1.1 "Ambulância voadora".
Fonte: acervo do autor.

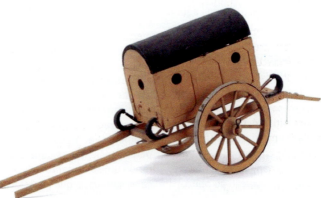

Figura 1.2 Ambulância de Larrey.
Fonte: acervo do autor.

Já o modelo americano propõe a remoção rápida do paciente para o hospital qualificado mais próximo, com a intervenção feita por técnicos em emergências médicas e por paramédicos.[1,11,12]

No Brasil, na década de 1990, através de um acordo bilateral, assinado com a França, por uma solicitação do Ministério da Saúde, foi adotado um modelo, baseado no francês, mas com influências do sistema americano e adaptado à realidade local.[1,10,11] Em 2003, a Portaria 1.864 do Ministério da Saúde institui o componente pré-hospitalar móvel da Política Nacional de Atenção às Urgências, delegando o atendimento pré-hospitalar público nos municípios e regiões de todo o território brasileiro a ser realizado pelo SAMU (Serviço de Atendimento Móvel de Urgência).[5]

Características

A Medicina pré-hospitalar possui todas as características da Medicina de urgência, já que atende basicamente as mesmas situações e agravos de saúde. No entanto, por ser exercida em ambiente extra-hospitalar, como dito anteriormente, ela possui características próprias que a diferencia da Medicina de Urgência exercida em âmbito hospitalar.

Primeiramente com relação aos pacientes atendidos. De modo geral, os prontos-socorros hospitalares são divididos em pediátrico e adulto e também em especialidades (clínica, cirurgia, ginecologia e obstetrícia, ortopedia, psiquiatria, otorrinolaringologia, oftalmologia e outros). No caso do atendimento pré-hospitalar, essa divisão não é feita, com raras exceções em alguns serviços particulares. Assim o médico que atua nessa área deve estar capacitado e seguro para atuar em diferentes faixas etárias, do recém-nascido ao idoso, bem como conhecer os principais quadros e suas respectivas condutas iniciais para situações médicas das diferentes especialidades mencionadas acima.

Outra característica marcante é o ambiente de atuação. Diferentemente do hospitalar, este não é conhecido e não está sob nosso controle. Pontos fundamentais devem ser considerados e também abordados:

- Riscos que o ambiente oferece:

    Diversos são os ambientes que chamamos de extra-hospitalar, este pode variar desde a própria residência do paciente até vias públicas, áreas de construções, fábricas, zonas de mata, etc.; cada um oferece um risco em potencial para o paciente, os circundantes e para a própria equipe. Por se tratar de um dos pontos mais importantes para o exercício da Medicina pré-hospitalar, será abordado em capítulo específico, de forma mais extensiva.

- Características geográficas e climáticas:

    O local de atendimento do paciente pode ser totalmente irregular, com uma inclinação importante, presença de ventos, chuva ou sol intenso.

- Materiais e recursos a serem utilizados:

    Todo e qualquer recurso ou equipamento a ser utilizado deve ser levado pela equipe até o paciente, pois nada estará à sua disposição de forma próxima, fácil e para pronto uso como em uma sala de emergência. Alternativas devem ser propostas para equipamentos (leves, portáteis, resistentes) e para recursos como medicamentos, fontes de oxigênio, fontes de aspiração, entre outros.

- Luminosidade e espaço para atendimento:

    Muitas vezes a equipe deve se adaptar e possuir equipamentos e alternativas para atendimento em ambientes com pouca ou nenhuma luminosidade, além de atuar em espaços extremamente reduzidos e apertados.

- "Invasão" da privacidade:

    Aqui não é o paciente que entra em nossa sala de emergência, e sim nós que entramos muitas vezes em sua residência. Assim, alguns pontos devem ser considerados, como a presença de pessoas e familiares acompanhando todo o atendimento e muitas vezes questionando condutas, o cuidado com o descarte de materiais perfurocortantes e os contaminados, além da presença de hostilidades e animais (ver capítulo específico).

- Remoção do paciente da cena:

A equipe deve estar preparada ou contar com suporte para situações difíceis de remoção dos pacientes. Muitas vezes estas se apresentam já no início do atendimento, por exemplo, uma vítima de acidente automobilístico, restrita entre as ferragens. Outras muito comuns, mas também nada simples, como a retirada de pacientes obesos, a retirada de residências com cômodos pequenos, presenças de escadas (muitas vezes irregulares, estreitas, de estrutura helicoidal ou frágeis). Podemos citar um exemplo de uma situação muito comum: paciente idoso que apresenta fratura de membro inferior após queda da própria altura e mora em um apartamento. Hoje, quase todos os prédios residenciais não possuem um elevador com tamanho suficiente para a entrada de uma maca. Assim a equipe deve conhecer e possuir alternativas, pois esses pacientes não podem ser removidos de forma simples com uma prancha longa e uma maca, como seria feito em outra situação.

- Valor social:

Não é infrequente nos depararmos com situações em que existe grande pressão social, pelo tipo de ocorrência, extensão e tamanho dela, pelo número de vítimas, pelo envolvimento de crianças ou até de pessoas famosas. "Esse fator não pode ser negligenciado, pois muitas vezes uma comoção social no local do atendimento pode dificultar a prestação de socorro."[13]

Princípios e fases do atendimento

A "Estrela da Vida" ou "Cruz da Vida" (Figura 1.3) é hoje reconhecida, internacionalmente como símbolo da emergência médica. Sendo assim, também tem seu uso adaptado pela Medicina pré-hospitalar. Como mostrado na figura abaixo, ela é composta de seis faixas, tendo no seu centro um bastão com uma serpente enrolada que simboliza a saúde. Já as seis faixas representam as fases que constituem o atendimento emergencial:[14]

1. Detecção;
2. Resposta;
3. Deslocamento (pré-socorro);
4. Socorro no local;
5. Cuidados durante o transporte;
6. Transferência e tratamento definitivo.

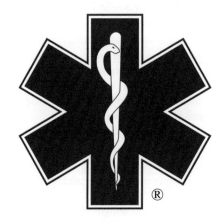

Figura 1.3 Estrela (ou Cruz) da Vida.

Vamos abordar cada uma delas, mencionando os principais pontos e princípios da Medicina pré-hospitalar.

Detecção

Como muito explanado anteriormente, não aguardamos o paciente chegar ao serviço de saúde, mas vamos ao encontro dele. Assim temos que ter muito bem desenvolvida uma central de operações (ou de regulação) que seja responsável pela detecção das necessidades, dos casos de urgência e de emergência.

Esse assunto será mais bem discutido em capítulo correspondente, mas gostaria de destacar alguns pontos importantes.

Primeiramente essa central deve possuir um número de telefone único e fácil, a chamada deve ser gratuita e deve funcionar nas 24 horas do dia, todos os dias da semana e do ano.[15]

Com relação aos atendentes, estes devem ser pessoas treinadas, atendendo as demandas por um protocolo de atendimento preestabelecido que permite a rapidez no acolhimento das queixas e do reconhecimento de casos potencialmente graves. Esse fluxo de atendimento gerado por esse protocolo permite que o atendimento inicial seja feito por leigos, no entanto, a escuta médica qualificada deve ser permanente e constante.

Também é de suma importância a integração dessa central com as Centrais de Atendimento de outros serviços responsáveis também por atendimentos emergenciais, como polícia, bombeiros, defesa civil, companhias de água, luz e gás e até outras centrais médicas (de outros municípios ou particulares).

Resposta e despacho

Após a detecção desse pedido de socorro, a Central de Operações deve responder de forma rápida a ele. Protocolos de atendimento e fluxos preestabelecidos ajudam decidir sobre a resposta mais adequada para cada demanda.[13] Essa também é responsabilidade do médico que mantém a escuta permanente.

Essa resposta pode variar desde uma orientação telefônica até realmente o despacho de uma viatura com diversos níveis de suporte. Esse nível é váriavel e depende do tipo de demanda. Podem ser enviados os seguintes recursos:[3,16]

- **Motocicletas:** por serem veículos mais rápidos e equipados com alguns recursos, sua função é dar os primeiros atendimentos para a vítima, avaliar a situação no local ou realizar intervenções em locais de difícil acesso a ambulâncias;
- **Ambulâncias de suporte básico:** veículos sem a presença do profissional médico, dirigidos para suporte inicial ou casos com gravidade menor;[10]
- **Ambulâncias de suporte avançado:** veículos que contam com o profissional médico, dirigidos ao atendimento de casos de maior gravidade;[10]
- **Aeronave de transporte médico de asa rotativa (helicópteros):** sempre conta com a presença do profissional médico. Possui a vantagem de realizar uma assistência rápida e também permitir acesso a locais difíceis;
- **Embarcações de transporte médico:** veículos motorizados aquaviários, dirigidos para o socorro em áreas marítimas ou fluviais. Estes podem contar ou não com a presença do profissional médico.

Além do pronto despacho dessas viaturas, com o nível de complexidade do suporte adequado para aquela demanda, essa fase depende que as viaturas estejam de prontidão para a recepção do chamado. Assim, todos os integrantes do suporte pré-hospitalar, durante seu plantão, devem manter-se em direta comunicação com a Central de Operações através do meio escolhido, seja por chamadas telefônicas, seja através da escuta constante de aparelhos radiocomunicadores.

Outro ponto importante para o rápido acolhimento do chamado é a condição dos materiais nas viaturas. Ao início de cada plantão, todo o material deve ser checado. Deve estar completo, limpo e em seu lugar. O uso de um *checklist* facilita muito essa tarefa, além de servir como documentação de que ela foi realizada. Também após qualquer atendimento o material utilizado deve ser reposto, limpo e colocado em seu lugar.[17]

Deslocamento

A viatura de suporte adequado para aquela demanda dirige-se, então, para a mesma após seu acionamento pela Central.

Esse deslocamento deve ser o mais breve possível, entretanto alguns pontos devem ser mencionados e esclarecidos.

Cabe a toda a equipe, e principalmente ao condutor dos veículos de emergência, zelar pelo respeito às normas e às regras de condução, conforme o Código de Trânsito Brasileiro. É papel e atribuição deste estabelecer a melhor e mais segura rota para o local da ocorrência, pois não basta chegar rápido, o deslocamento deve ser o mais seguro para a equipe.[17]

É fundamental o uso de dispositivos sonoros e de iluminação, que devem ser utilizados somente na efetiva prestação do socorro, conforme Código de Trânsito Brasileiro.[18]

Como abordado em capítulo específico, a segurança da equipe e dos cidadãos é prioritária. Assim, "os veículos destinados ao socorro, além de prioridade de trânsito, gozam de livre circulação, estacionamento e parada, quando em serviço de urgência", desde que não coloquem em risco a vida da equipe ou dos cidadãos.[18]

Socorro no local

Ao chegar ao local, deve-se posicionar corretamente a viatura na cena de atendimento e sinalizar adequadamente a viatura e a via.

A primeira medida, antes mesmo de avaliar o paciente, deve ser a avaliação da cena e de sua segurança.[2] Esta deve estar segura para a equipe, para o paciente e para os circundantes do local. Caso não esteja, a equipe deve tomar todas as providências para que isso aconteça, com recursos próprios ou solicitando apoio de outros serviços.

Também durante a avaliação da cena, devemos colher uma série de informações e detalhes, pois a cena fala por si mesma. A cena no atendimento pré-hospitalar é uma fonte de dados importante sobre o que aconteceu com o paciente. Devemos observar quantas vítimas estão envolvidas, quais são os recursos necessários para esse atendimento, se são necessárias outras ambulâncias (suporte básico ou suporte avançado) ou outros recursos (bombeiros, polícia, companhias de água, luz e gás, etc.), além de, em casos traumáticos, detalhes que nos revelem o mecanismo de trauma e, por consequência, possíveis lesões sofridas.[2]

Com a cena segura, podemos iniciar o atendimento diretamente aos pacientes. De forma geral esse atendimento é feito baseado em protocolos de atendimento. Estes tornam-se importantes já que podemos lidar com diversos tipos de agravos (clínicos, traumáticos, cirúrgicos, obstétricos, psiquiátricos, etc.). Assim, as equipes estarão preparadas para o adequado atendimento.

Os protocolos devem ser elaborados pelo próprio serviço, de acordo com diretrizes reconhecidas, mas voltados para a realidade a qual serão empregados. Podem também ser baseados em programas de treinamento internacionais reconhecidos, como BLS® – Basic Life Suport, ACLS® – Advanced Cardiologic Life Suport, PALS® – Pediatric Advanced Life Suport, PHTLS® – Prehospital Trauma Life Suport, ATLS® – Advanced Trauma Life Suport, entre outros.

O profissional deve apresentar-se, avaliar a vítima e realizar as intervenções necessárias e previstas em protocolos já mencionados, sempre dentro dos limites ético-profissionais. Ele deve estar sempre munido de EPI (equipamento de proteção individual), como luvas, óculos, máscara, durante todo o atendimento. O atendimento no local da cena deve ser realizado o mais breve possível. "Todo esforço deve ser realizado para abreviar a permanência no local do acidente."[19]

Também é papel da equipe apoiar, orientar e acalmar familiares e acompanhantes da vítima, função muitas vezes negligenciada pela gravidade do caso.

Após o atendimento, as equipes de rua comunicam-se com a Central de Operações, mais especificamente com a Regulação Médica, para a qual o caso deve ser reportado e discutido sobre o local mais adequado para a transferência e tratamento definitivo daquele paciente.

Cuidados durante o transporte

O deslocamento para o atendimento definitivo deve seguir as mesmas normas e cuidados que o deslocamento para o local da ocorrência. Deve ser rápido e também seguro.

Entretanto, por estarmos com um paciente dentro do veículo, alguns cuidados adicionais devem ser reforçados, como evitar freadas e acelerações bruscas, evitar mudanças desnecessárias de faixa de rolamento, situações essas que podem agravar o estado do paciente.[17]

Todos os integrantes da equipe e acompanhantes devem sempre estar com o cinto de segurança afivelado, bem como o paciente, utilizando cintos preso à maca. Por isso o número máximo de pessoas que podem ser transportadas corresponde ao número total de cintos disponíveis e em condições de uso.[18]

O paciente deve receber o suporte adequado para o caso e de acordo com os recursos disponíveis na ambulância. Assim devem ser mantidos se necessários, suporte de oxigênio (não invasivo como cateter, máscaras ou invasivo como intubação orotraqueal, cânulas supraglóticas e outros), acesso venoso, infusão de fluidos ou medicamentos, monitorização cardíaca, de saturação periférica, capnografia, dentre outros. A equipe deve manter observação e cuidados constantes da vítima, atendendo as intercorrências que possam ocorrer.

De modo geral o acompanhante permanece no banco da frente, ao lado do motorista, evitando assim atrapalhar a equipe no caso de necessidade de abordar o paciente ou realizar algum procedimento.

Transferência e tratamento definitivo

O local a ser encaminhado para o tratamento definitivo, definido em conjunto com a Regulação Médica, deve contar com todos os recursos necessários para o paciente e seu agravo atual.[2]

Após definirem o local, enquanto a equipe se dirige para lá, a Regulação Médica deve notificar a equipe que irá receber o paciente. Assim, recursos já podem ser mobilizados e é possível a pronta recepção do paciente em sua chegada.[19]

Essa etapa é fundamental para permitir a continuidade do atendimento. A equipe que receberá o paciente deve ser informada quanto ao tipo de ocorrência, as condições do paciente antes e após o atendimento pré-hospitalar, condutas e procedimentos realizados.

Terminada a transferência do paciente, a equipe deve prontamente limpar, repor, organizar e guardar todo o material utilizado, assim como limpar e organizar a ambulância para que esteja disponível para o acionamento em outra ocorrência. A Central de Operações deve ser comunicada de sua disponibilidade tão logo esteja liberada.[17]

Aspectos éticos

O atendimento pré-hospitalar é norteado por uma série de normatizações legais e éticas que serão abordadas em capítulo específico. Contudo gostaríamos de citar alguns pontos importantes referentes a esse tipo de atendimento que se diferenciam do atendimento intra-hospitalar.

Como foi comentado no início deste capítulo, o estabelecimento de uma relação médico-paciente é fundamental em qualquer atendimento, e no pré-hospitalar ela ocorre de forma rápida e intensa. O profissional deve estar preparado para estabelecer esse vínculo e usar isso em favor do paciente, buscando humanizar o atendimento, mesmo em situações de urgência, procurando confortar o paciente em meio a seu sofrimento. Também faz parte dessa relação familiares e acompanhantes, que devem receber informações e apoio da equipe conforme for possível.

Outro aspecto a ser levantado é o respeito da privacidade do paciente.[20] A equipe dever procurar manter o máximo possível de discrição ao coletar informações pessoais, antecedentes médicos, uso de substâncias ou fatores relacionados à ocorrência. Estas também não devem ser divulgadas a pessoas estranhas às equipes de suporte, como circundantes e até mesmo repórteres presentes, mantendo assim o respectivo sigilo. A mesma postura deve ser mantida ao examinar o paciente, fazendo-o de preferência em lugar protegido ou de forma parcial.[17,20]

A equipe também é responsável por elaborar ficha, com letra legível, desde o início do atendimento.[20] Devem constar anotações realizadas desde o despacho, com os dados da ocorrência, situação inicial da cena, quadro inicial do paciente, condutas realizadas, evolução do caso e dados das equipes que realizaram o atendimento e da equipe que o recebe. Uma cópia desta deve ser entregue à equipe de destino, pois faz parte do prontuário e deve ser armazenada como tal.

Conclusão

A Medicina pré-hospitalar permite o acesso rápido ao suporte médico, no local do agravo, intervindo prontamente com a finalidade de diminuir a morbimortalidade.

Entretanto, possui diversas características que a diferenciam de um atendimento realizado dentro de uma sala de emergência.

Todos que realizam esse tipo de suporte devem estar preparados para lidar com as mais diferentes situações e familiarizados com os recursos a serem utilizados, além das peculiaridades desse atendimento em si. Só assim será possível "agir com o máximo de zelo e o melhor de sua capacidade profissional".[20]

Referências

1. Minayo MCS, Deslandes SF. Análise da implantação do sistema de atendimento pré-hospitalar móvel em cinco capitais brasileiras. Cad. Saúde Pública. 24 (8); 1877-1886, 2008.
2. National Association of Emergency Medical Technicians (NAEMT). Atendimento pré-hospitalar ao traumatizado. PHTLS, 6ª ed. Rio de Janeiro, Elsevier, 2007.
3. Ministério da Saúde. Portaria MS/GM nº 2.048, 2002.
4. Ministério da Saúde. Portaria MS/GM nº 1.863, 2003.
5. Ministério da Saúde. Portaria MS/GM nº 1.864, 2003.
6. Pereira WAP, Lima MADS. A organização tecnológica do trabalho no atendimento pré-hospitalar à vítima de acidente de trânsito. Ciência, Cuidado Saúde. 2006; 5 (2):127-34.
7. Ladeira RM, Barreto SM. Fatores associados ao uso de serviço de atenção pré-hospitalar por vítimas de acidentes de trânsito. Cad. Saúde Pública. 2008; 24 (2):287-94.
8. Wuerz RC, Meador SA. Effects of prehospital medications on mortality and length of stay in congestive heart failure. Annals of Emergency Medicine. 1992; 21(6): 669-74.
9. Cristina JÁ, et al. Vivências de uma equipe multiprofissional de atendimento pré-hospitalar móvel em suporte avançado de vida na assistência ao adulto em situação de parada cardiorrespiratória. Ciencia y enfermeria. 2008; XIV (2): 97-105.
10. Lopes SLB, Fernandes RJ. Uma breve revisão do atendimento médico pré-hospitalar. Medicina, Ribeirão Preto. 1999; 32: 381-7.
11. Silva EAC, Tipple AFV, Souza JT, Brasil VV. Aspectos históricos da implantação de um serviço de atendimento pré-hospitalar. Rev. Eletr. Enf. [Internet]. 2010; 12(3):571-7.
12. Machado CV, Salvador FGF, O'Dwyer G. Serviço de Atendimento Móvel de Urgência: análise da política brasileira. Rev. Saúde Pública. 2011; 45 (3): 519-28.
13. Ministério da Saúde. Secretaria de Atenção à Saúde. Departamento de Atenção Especializada. Regulação médica das urgências. Ministério da Saúde, Secretaria de Atenção à Saúde, Departamento de Atenção Especializada, 2006.
14. National Highway Traffic Safety Administration, Office of Enforcement and Emergency Services. "Star of Life", Emergency Medical Care Symbol: Background, Specifications, and Criteria. U.S. Department of Transportation, 1995.
15. Ministério da Saúde. Portaria MS/GM nº 2.657, 2004.
16. Ministério da Saúde. Portaria MS nº 2.971, 2008.
17. Zeefried CR. Protocolos de atendimento pré-hospitalar: suporte avançado à vida. Secretaria Municipal da Saúde, 4ª ed. São Paulo, 2012.
18. Brasil. Presidência da República. Código de Trânsito Brasileiro. Lei nº 9.503, de 23 de setembro de 1997.
19. Colégio Americano de Cirurgiões – Comitê de Trauma. Suporte avançado de vida no trauma para médicos. ATLS – Manual do curso de alunos, 8ª ed. Chicago, American College of Surgeons, 2008.
20. Conselho Federal de Medicina. Resolução CFM nº 1.931, 2009.

CAPÍTULO 2

• Carlos Henrique Duarte Bahia • Ricardo Paes Sandre

Legislação e Normatizações da Medicina Pré-hospitalar

Introdução

Para falar de legislação e normatizações temos que primeiramente lembrar dos aspectos éticos, dos quais a base é a Declaração de Lisboa de 1989, que menciona a ética da urgência médica, em que devemos respeitar de forma absoluta a autonomia da pessoa humana, oferecer o máximo de benefício de saúde, produzir o menor prejuízo possível, com critérios de justiça, e que o médico deve tomar suas decisões com plena liberdade para poder aplicar esses princípios.

No Brasil, a "Lei-mãe" do pré-hospitalar é a Portaria 2.048 de 5 de novembro de 2002, que em seu Capítulo terceiro fala sobre atendimento pré-hospitalar fixo e pré-hospitalar móvel; mas não podemos deixar de mencionar a Resolução do COFEN 300/2005, que dispõe sobre a atuação do profissional de enfermagem no atendimento pré-hospitalar, tampouco da resolução do CFM 1.671, que dispõe sobre a regulamentação do atendimento pré-hospitalar e dá outras providências; nem do código de trânsito brasileiro, que estabelece regulamentações específicas para veículos de urgência, como também do Código Civil Brasileiro, que relata em vários capítulos sobre sigilo dos dados, culpa, negligência, imprudência, imperícia, responsabilidade penal, consentimento do paciente e vários outros aspectos de atendimento ao paciente.[1-4]

Neste capítulo, abordaremos um pouco de cada legislação citada de forma simples e de fácil discernimento.

Portarias e normatizações

Começaremos com a Portaria nº 2.048/GM de 5 de novembro de 2002, que no seu Capítulo terceiro regulamenta o pré-hospitalar fixo: versando sobre a assistência prestada, num primeiro nível de atenção, aos pacientes portadores de quadros agudos, de natureza clínica, traumática ou ainda psiquiátrica, que possa levar a sofrimento, sequelas ou mesmo à morte, provendo um atendimento e/ou transporte adequado a um serviço de saúde hierarquizado, regulado e integrante do sistema de Urgência e Emergência. Esse atendimento é prestado por um conjunto de unidades básicas de saúde, em que toda unidade de saúde fixa tem como responsabilidade e obrigatoriedade o atendimento/acolhimento das urgências.

Estruturação dos recursos físicos no pré-hospitalar fixo

Todas as unidades de atendimento pré-hospitalar fixo devem ter um espaço devidamente abastecido com medicamentos e materiais essenciais ao primeiro atendimento/estabilização.[1]

Fica estabelecido por essa portaria que alguns materiais e equipamentos devem, necessariamente, fazer parte do arsenal de qualquer unidade 24 horas, como: estetoscópio adulto/infantil, esfigmomanômetro adulto/infantil, otoscópio com espéculos adulto/infantil, oftalmoscópio, espelho laríngeo, bolsa autoinflável (ambú) adulto/infantil, desfibrilador com marca-passo externo, monitor cardíaco, oxímetro de pulso, eletrocardiógrafo, glicosímetro, aspirador de secreção, bomba de infusão com bateria e equipo universal, cilindro de oxigênio portátil e rede canalizada de gases ou torpedo de O_2 (de acordo com o porte da unidade), maca com rodas e grades, respirador mecânico adulto/infantil, foco cirúrgico portátil, foco cirúrgico com bateria, negatoscópios nos consultórios, serra de gesso, máscaras laríngeas e cânulas endotraqueais de vários tamanhos, cateteres de aspiração, adaptadores para cânulas, cateteres nasais, sondas para aspiração traqueal de vários tamanhos, luvas de procedimentos, máscara para ressuscitador adulto/infantil, ressuscitadores infantil e adulto com reservatório, cadarços para fixação de cânula, laringoscópio infantil/adulto com conjunto de lâminas, cânulas orofaríngeas adulto/infantil, jogos de pinças de retirada de corpos estranhos de nariz, ouvido e garganta, fios cirúrgicos, fios-guia para intubação, pinça de Magyll, bisturi (cabo e lâmina), material para cricotireoidostomia, drenos para tórax, pacotes de gaze estéril, pacote de compressa estéril, esparadrapo, material para punção de vários tamanhos incluindo agulhas metálicas e plásticas, agulhas especiais para punção óssea, garrote, equipos de macro e microgotas, cateteres específicos para dissecção de veias, tamanho adulto/infantil, tesoura, seringas de vários tamanhos, torneiras de 3 vias, frascos de solução salina, caixa completa de pequena cirurgia, frascos de drenagem de tórax, extensões para drenos torácicos, sondas vesicais, coletores de urina, espátulas de madeira, sondas nasogástricas, eletrodos descartáveis, equipamentos de proteção individual para equipe de atendimento, cobertor para conservação do calor do corpo, travesseiros e lençóis, pacote de roupas para pequena cirurgia, conjunto de colares cervicais (tamanho P, M e G), prancha longa para imobilização da vítima em caso de trauma, prancha curta para massagem cardíaca, gerador de energia elétrica compatível com o consumo da unidade, sistema de telefonia e de comunicação.[1]

Medicamentos

A seguir, a lista de medicamentos que devem estar disponíveis na unidade de urgência, contemplando medicamentos usados na primeira abordagem dos pacientes graves e também sintomáticos, antibióticos e anticonvulsivantes, uma vez que alguns pacientes poderão permanecer nessas unidades por um período de até 24 horas ou, excepcionalmente, por mais tempo se houver dificuldade para internação hospitalar:

Adrenalina, água destilada, amiodarona, amitriptilina, ampicilina, atropina, bicarbonato de sódio, biperideno, brometo de ipratrópio, bupivacaína, captopril, carbamazepina, carvão ativado, cefalexina, cefalotina, cetoprofeno, clister glicerinado, clordiazepóxido, cloridrato de clonidina, cloridrato de hidralazina, cloreto de potássio, cloreto de sódio, clorpromazina, clorafenicol, codeína, complexo B injetável, deslanosídeo, dexametasona, diazepam, diclofenaco de sódio, digoxina, dipirona, enalapril, escopolamina (hioscina), fenitoína, fenobarbital, fenoterolbromidrato, flumazenil, furosemida, gentamicina, glicose isotônica, glicose hipertônica, gluconato de cálcio, haloperidol, hidrocortisona, insulina, isossorbida, lidocaína, manitol, meperidina, metildopa, metilergometrina, metilprednisolona, metoclopramida, metropolol, midazolan, nifedipina, nistatina, nitroprussiato de sódio, óleo mineral, omeprazol, oxacilina, paracetamol, penicilina, prometazina, propranolol, ranitidina, ringer lactato, sais para reidratação oral, salbutamol, soro glicofisiológico, soro fisiológico, soro glicosado, sulfadiazina prata, sulfametoxazol + trimetoprim, sulfato de magnésio, tiamina (vitamina B1), tramadol, tobramicina colírio, verapamil, vitamina K. Além de todos esses aspectos relatados, as unidades não hospitalares de atendimento às urgências e emergências devem possuir retaguarda de maior complexidade previamente pactuada, com fluxo e mecanismos de transferência claros, mediados pela Central de Regulação, a fim de garantir o encaminhamento dos casos que extrapolem sua complexidade, garantindo o transporte par aos casos mais graves, através do serviço de atendimento pré-hospitalar.[1]

Atendimento pré-hospitalar móvel

Considera-se nível pré-hospitalar móvel na área de urgência o atendimento que procura chegar precocemente à vítima, após ter ocorrido um agravo à sua saúde (de natureza clínica, cirúrgica, traumática, inclusive as psiquiátricas), que possa levar a sofrimento, sequelas ou mesmo à morte, sendo necessário, portanto, prestar-lhe atendimento e/ou transporte adequado a um serviço de saúde devidamente hierarquizado e integrado ao Sistema Único de Saúde. Podemos chamá-lo de atendimento pré-hospitalar móvel primário quando o pedido de socorro for oriundo de um cidadão ou de atendimento pré-hospitalar móvel secundário quando a solicitação partir de um serviço de saúde, no qual o paciente já tenha recebido o primeiro atendimento necessário à estabilização do quadro de urgência apresentado, mas necessite ser conduzido a outro serviço de maior complexidade para a continuidade do tratamento.

O serviço de atendimento pré-hospitalar móvel deve ser entendido como uma atribuição da área da saúde, sendo vinculado a uma Central de Regulação, com equipe e frota de veículos compatíveis com as necessidades de saúde da população de um município ou uma região, podendo, portanto, extrapolar os limites municipais. Essa região de cobertura deve ser previamente definida, considerando-se aspectos demográficos, populacionais, territoriais, indicadores de saúde, oferta de serviços e fluxos habitualmente utilizados pela clientela. O serviço deve contar com a retaguarda da rede de serviços de saúde, devidamente regulada, disponibilizada conforme critérios de hierarquização e regionalização formalmente pactuados entre os gestores do sistema loco-regional. Para um adequado atendimento pré-hospitalar móvel, este deve estar vinculado a uma Central de Regulação de Urgências e Emergências. A central deve ser de fácil acesso ao público, por via telefônica, em sistema gratuito (192 como número nacional de urgências médicas ou outro número exclusivo da saúde, se o 192 não for tecnicamente possível), onde o médico regulador, após julgar cada caso, define a resposta mais adequada; seja um conselho médico, o envio de uma equipe de atendimento ao local da ocorrência ou ainda o acionamento de múltiplos meios. O número de acesso da saúde para socorros de urgência deve ser amplamente divulgado junto à comunidade.

Todos os pedidos de socorro médico que derem entrada por meio de outras centrais, como a da polícia militar (190), a do corpo de bombeiros (193) e quaisquer outras existentes, devem ser, imediatamente, retransmitidos à Central de Regulação por intermédio do sistema de comunicação, para que possam ser adequadamente regulados e atendidos. O atendimento no local é monitorado via rádio pelo médico regulador que orienta a equipe de intervenção quanto aos procedimentos necessários à condução do caso.

Deve existir uma rede de comunicação entre a central, as ambulâncias e todos os serviços que recebem os pacientes.

Os serviços de segurança e salvamento, sempre que houver demanda de atendimento de eventos com vítimas ou doentes, devem orientar-se pela decisão do médico regulador de urgências.

Podem ser estabelecidos protocolos de despacho imediato de seus recursos de atenção às urgências em situações excepcionais; mas, em nenhum caso, esses despachos podem ser feitos sem comunicação simultânea com o regulador e transferência do chamado de socorro para exercício da regulação médica.[1]

Equipe profissional

Os serviços de atendimento pré-hospitalar móvel devem contar com equipe de profissionais oriundos da área da saúde e não oriundos da área da saúde.

Considerando-se que as urgências não constituem especialidade médica ou de enfermagem e que nos cursos de graduação a atenção dada à área ainda é bastante insuficiente, entende-se que os profissionais que venham a atuar nos serviços de atendimento pré-hospitalar móvel (oriundos ou não da área de saúde) devam ter cursos de capacitação em atendimento pré-hospitalar ou o próprio serviço possuir um Núcleo de Ensino Permanente para capacitação contínua.

Equipe de profissionais da saúde

A equipe de profissionais da área da saúde deve ser composta de:

- **Coordenador do serviço:** profissional da área da saúde, com experiência e conhecimento comprovados na atividade de atendimento pré-hospitalar às urgências e de gerenciamento de serviços e sistemas;
- **Responsável técnico:** médico responsável pelas atividades médicas do serviço;
- **Responsável de enfermagem:** enfermeiro responsável pelas atividades de enfermagem;
- **Médicos reguladores:** médicos que, com base nas informações colhidas dos usuários, quando estes acionam a central de regulação, são os responsáveis pelo gerenciamento, definição e operacionalização dos meios disponíveis e necessários para responder a tais solicitações, utilizando-se de protocolos técnicos e da faculdade de arbitrar sobre os equipamentos de saúde do sistema necessários ao adequado atendimento do paciente;
- **Médicos intervencionistas:** médicos responsáveis pelo atendimento necessário para a reanimação e a estabilização do paciente, no local do evento e durante o transporte;
- **Enfermeiros assistenciais:** enfermeiros responsáveis pelo atendimento de enfermagem necessário para a reanimação e a estabilização do paciente, no local do evento e durante o transporte;
- **Técnicos de enfermagem:** atuação sob supervisão imediata do profissional enfermeiro.

Equipe de profissionais não oriundos da saúde

Telefonista – Auxiliar de regulação: profissional de nível básico, habilitado a prestar atendimento telefônico às solicitações de auxílio provenientes da população, nas centrais de regulação médica, devendo anotar dados básicos sobre o chamado (localização, identificação do solicitante, natureza da ocorrência) e prestar informações gerais. Sua atuação é supervisionada direta e permanentemente pelo médico regulador. Sua capacitação e sua atuação seguem os padrões previstos neste Regulamento.[1]

- **Rádio-operador:** profissional de nível básico habilitado a operar sistemas de radiocomunicação e realizar o controle operacional de uma frota de veículos de emergência, obedecendo aos padrões de capacitação previstos neste Regulamento.[1]

Condutor de veículos de urgência

- **Veículos terrestres:** profissional de nível básico, habilitado a conduzir veículos de urgência padronizados pelo código sanitário e pelo presente Regulamento como veículos terrestres, obedecendo aos padrões de capacitação e atuação previstos neste Regulamento.[1]
- **Veículos aéreos:** profissional habilitado à operação de aeronaves, segundo as normas e regulamentos vigentes do Comando da Aeronáutica/Código Brasileiro de Aeronáutica/Departamento de Aviação Civil, para atuação em ações de atendimento pré-hospitalar móvel e transporte inter-hospitalar sob a orientação do médico da aeronave, respeitando as prerrogativas legais de segurança de voo, obedecendo aos padrões de capacitação e atuação previstos neste Regulamento.
- **Veículos aquáticos:** profissional habilitado à operação de embarcações, segundo as normas e regulamentos vigentes no país, para atuação em ações de atendimento pré-hospitalar móvel e transporte inter-hospitalar sob a

orientação do médico da embarcação, respeitando as prerrogativas legais de segurança de navegação.[1]

- **Profissionais responsáveis pela segurança:** policiais militares, rodoviários ou outros profissionais, todos com nível médio, reconhecidos pelo gestor público da saúde para o desempenho dessas atividades, em serviços normatizados pelo SUS, regulados e orientados pelas Centrais Públicas de Regulação Médica das Urgências. Atuam na identificação de situações de risco, exercendo a proteção das vítimas e dos profissionais envolvidos no atendimento. Fazem resgate de vítimas de locais ou situações que impossibilitam o acesso da equipe de saúde. Podem realizar suporte básico de vida, com ações não invasivas, sob supervisão médica direta ou a distância, sempre que a vítima esteja em situação que impossibilite o acesso e o manuseio pela equipe de saúde, obedecendo aos padrões de capacitação e atuação previstos neste Regulamento.[1]

Definição dos veículos de atendimento pré-hospitalar móvel

Ambulâncias

Define-se ambulância como um veículo (terrestre, aéreo ou aquaviário) que se destine exclusivamente ao transporte de enfermos.

As dimensões e outras especificações do veículo terrestre deverão obedecer às normas da ABNT – NBR 14.561/2000, de julho de 2000.[1]

As ambulâncias são classificadas em:

Tipo A: Ambulância de transporte: veículo destinado ao transporte em decúbito horizontal de pacientes que não apresentam risco de vida, para remoções simples e de caráter eletivo.[1]

Tipo B: Ambulância de suporte básico: veículo destinado ao transporte inter-hospitalar de pacientes com risco de vida conhecido e ao atendimento pré-hospitalar de pacientes com risco de vida desconhecido, não classificado com potencial de necessitar de intervenção médica no local e/ou durante transporte até o serviço de destino.[1]

Tipo C: Ambulância de resgate: veículo de atendimento de urgências pré-hospitalares de pacientes vítimas de acidentes ou pacientes em locais de difícil acesso, com equipamentos de salvamento (terrestre, aquático e em alturas).[1]

Tipo D: Ambulância de suporte avançado: veículo destinado ao atendimento e transporte de pacientes de alto risco em emergências pré-hospitalares e/ou de transporte inter-hospitalar que necessitam de cuidados médicos intensivos. Deve contar com os equipamentos médicos necessários para essa função.[1]

Tipo E: Aeronave de transporte médico: aeronave de asa fixa ou rotativa utilizada para transporte inter-hospitalar de pacientes e aeronave de asa rotativa para ações de resgate, dotada de equipamentos médicos homologados pelo Departamento de Aviação Civil – DAC.[1]

Tipo F: Embarcação de transporte médico: veículo motorizado aquaviário, destinado ao transporte por via marítima ou fluvial. Deve possuir os equipamentos médicos necessários ao atendimento de pacientes conforme sua gravidade.[1]

Veículos de intervenção rápida

Estes veículos, também chamados de veículos leves, veículos rápidos ou veículos de ligação médica, são utilizados para transporte de médicos com equipamentos que possibilitam oferecer suporte avançado de vida nas ambulâncias dos tipos A, B, C e F.[1]

Outros veículos

Veículos habituais adaptados para transporte de pacientes de baixo risco, sentados (por exemplo, pacientes crônicos), que não se caracterizem como veículos tipo lotação (ônibus, peruas, etc.). Esse transporte só pode ser realizado com anuência médica.[1]

Definição dos materiais e equipamentos das ambulâncias

As ambulâncias deverão dispor, no mínimo, dos seguintes materiais e equipamentos ou similares com eficácia equivalente:

Ambulância de transporte (Tipo A):

Sinalizador óptico e acústico; equipamento de rádio-comunicação em contato permanente com a central reguladora; maca com rodas; suporte para soro e oxigênio medicinal.[1]

Ambulância de suporte básico (Tipo B):

Sinalizador óptico e acústico; equipamento de radiocomunicação fixo e móvel; maca articulada e com rodas; suporte para soro; instalação de rede de oxigênio com cilindro, válvula, manômetro em local de fácil visualização e régua com dupla saída; oxigênio com régua tripla (a) alimentação do respirador; b) fluxômetro e umidificador de oxigênio e c) aspirador tipo Venturi); manômetro e fluxômetro com máscara e chicote para oxigenação; cilindro de oxigênio portátil com válvula; maleta de urgência contendo: estetoscópio adulto e infantil, ressuscitador manual adulto/infantil, cânulas orofaríngeas de tamanhos variados, luvas descartáveis, tesoura reta com ponta romba, esparadrapo, esfigmomanômetro adulto/infantil, ataduras de 15 cm, compressas cirúrgicas estéreis, pacotes de gaze estéril, protetores para queimados ou eviscerados, cateteres para oxigenação e aspiração de vários tamanhos; maleta de parto contendo: luvas cirúrgicas, clamps umbilicais, estilete estéril para corte do cordão, saco plástico para placenta, cobertor, compressas cirúrgicas e gazes estéreis, braceletes de identificação; suporte para soro; prancha curta e longa para imobilização de coluna; talas para imobilização de membros e conjunto de colares cervicais; colete imobilizador dorsal; frascos de soro fisiológico e ringer lactato; bandagens triangulares; cobertores; coletes reflexivos para a tripulação; lanterna de mão; óculos, máscaras e aventais de proteção e maletas com medicações a serem definidas em protocolos, pelos serviços.

As ambulâncias de suporte básico que realizam também ações de salvamento deverão conter o material mínimo para salvamento terrestre, aquático e em alturas, maleta de ferramentas e extintor de pó químico seco de 0,8 kg, fitas e cones sinalizadores para isolamento de áreas, devendo contar, ainda com compartimento isolado para a sua guarda, garantindo um salão de atendimento às vítimas de, no mínimo, 8 metros cúbicos.[1]

Ambulância de resgate (Tipo C):

Sinalizador óptico e acústico; equipamento de radiocomunicação fixo e móvel; prancha curta e longa para imobilização de coluna; talas para imobilização de membros e conjunto de colares cervicais; colete imobilizador dorsal; frascos de soro fisiológico; bandagens triangulares; cobertores; coletes reflexivos para a tripulação; lanterna de mão; óculos, máscaras e aventais de proteção; material mínimo para salvamento terrestre, aquático e em alturas; maleta de ferramentas e extintor de pó químico seco de 0,8 kg; fitas e cones sinalizadores para isolamento de áreas.[1]

Quando realizarem também o suporte básico de vida, as ambulâncias de resgate deverão ter uma configuração que garanta um salão de atendimento às vítimas de, no mínimo, 8 metros cúbicos, além de compartimento isolado para a guarda de equipamentos de salvamento, e deverão estar equipadas com: maca articulada e com rodas; instalação de rede de oxigênio com cilindro, válvula, manômetro em local de fácil visualização e régua com dupla saída; oxigênio com régua tripla (a) alimentação do respirador; b) fluxômetro e umidificador de oxigênio e c) aspirador tipo Venturi); manômetro e fluxômetro com máscara e chicote para oxigenação; cilindro de oxigênio portátil com válvula; maleta de emergência contendo: estetoscópio adulto e infantil; ressuscitador manual adulto/infantil, luvas descartáveis; cânulas orofaríngeas de tamanhos variados; tesoura reta com ponta romba; esparadrapo; esfigmomanômetro adulto/infantil; ataduras de 15 cm; compressas cirúrgicas estéreis; pacotes de gaze estéril; protetores para queimados ou eviscerados; cateteres para oxigenação e aspiração de vários tamanhos; maleta de parto contendo: luvas cirúrgicas; clamps umbilicais; estilete estéril para corte do cordão; saco plástico para placenta; cobertor; compressas cirúrgicas e gazes estéreis; braceletes de identificação.[1]

Ambulância de suporte avançado (Tipo D):

Sinalizador óptico e acústico; equipamento de radiocomunicação fixo e móvel; maca com rodas e articulada; dois suportes de soro; cadeira de rodas dobrável; instalação de rede portátil de oxigênio como descrito no item anterior (é obrigatório que a quantidade de oxigênio permita ventilação mecânica por no mínimo duas horas); respirador mecânico de transporte; oxímetro não invasivo portátil; monitor cardioversor com bateria e instalação elétrica disponível (em caso de frota deverá haver disponibilidade de um monitor cardioversor com marca-passo externo não invasivo); bomba de infusão com bateria e equipo; maleta de vias aéreas contendo: máscaras laríngeas e cânulas endotraqueais de vários tamanhos; cateteres de aspiração; adaptadores para cânulas; cateteres nasais; seringa de 20 mL; ressuscitador manual adulto/infantil com reservatório; sondas para aspiração traqueal de vários tamanhos; luvas de procedimentos; máscara para ressuscitador adulto/infantil; lidocaína geleia e *spray*; cadarços para fixação de cânula; laringoscópio infantil/adulto com conjunto de lâminas; estetoscópio; esfigmomanômetro adulto/infantil; cânulas orofaríngeas adulto/infantil; fios-guia para intubação; pinça de Magyll; bisturi descartável; cânulas para traqueostomia; material para cricotireoidostomia; conjunto de drenagem torácica; maleta de acesso venoso contendo: tala para fixação de braço; luvas estéreis; recipiente de algodão com antisséptico; pacotes de gaze estéril; esparadrapo; material para punção de vários tamanhos incluindo agulhas metálicas, plásticas e agulhas especiais para punção óssea; garrote; equipos de macro e microgotas; cateteres específicos para dissecção de veias, tamanho adulto/infantil; tesoura, pinça de Kocher; cortadores de soro; lâminas de bisturi; seringas de vários tamanhos; torneiras de 3 vias; equipo de infusão de 3 vias; frascos de soro fisiológico, ringer lactato e soro glicosado; caixa completa de pequena cirurgia; maleta de parto como descrito nos itens anteriores; sondas vesicais; coletores de urina; protetores para eviscerados ou queimados; espátulas de madeira; sondas nasogástricas; eletrodos descartáveis; equipos para drogas fotossensíveis; equipo para bombas de infusão; circuito de respirador estéril de reserva; equipamentos de proteção à equipe de atendimento: óculos, máscaras e aventais; cobertor ou filme metálico para conservação do calor do corpo; campo cirúrgico fenestrado; almotolias com antisséptico; conjunto de colares cervicais; prancha longa para imobilização da coluna. Para o atendimento a neonatos, deverá haver pelo menos uma incubadora de transporte de recém-nascido com bateria e ligação à tomada do veículo (12 volts). A incubadora deve estar apoiada sobre carros com rodas devidamente fixadas quando dentro da ambulância e conter respirador e equipamentos adequados para recém-natos.[1]

Aeronave de transporte médico (Tipo E):

- Aeronaves de asas rotativas (helicópteros) para atendimento pré-hospitalar móvel primário:
  - **Conjunto aeromédico (homologado pelo Departamento de Aviação Civil – DAC):** maca ou incubadora; cilindro de ar comprimido e oxigênio com autonomia de pelo menos 2 horas; régua tripla para transporte; suporte para fixação de equipamentos médicos;
  - **Equipamentos médicos fixos:** respirador mecânico; monitor cardioversor com bateria; oxímetro portátil; bomba de infusão; prancha longa para imobilização de coluna;
  - **Equipamentos médicos móveis: maleta de vias aéreas contendo:** conjunto de cânulas orofaríngeas; cânulas endotraqueais de vários tamanhos; cateteres de aspiração; adaptadores para cânulas; cateteres nasais; seringa de 20 mL; ressuscitador manual adulto/infantil completo; sondas para aspiração traqueal de vários tamanhos; luvas de procedimentos; lidocaína geleia e *spray*; cadarços para fixação de cânula; laringoscópio adulto/infantil com conjunto de lâminas curvas e retas; estetoscópio; esfigmomanômetro adulto/infantil; fios; fios-guia para intubação; pinça de Magyll; bisturi descartável; cânulas para traqueostomia; material para cricotireoidostomia; conjunto de drenagem de tórax; maleta de acesso venoso contendo: tala para fixação de bra-

ço; luvas estéreis; recipiente de algodão com antisséptico; pacotes de gaze estéril; esparadrapo; material para punção de vários tamanhos, incluindo agulhas metálicas, plásticas e agulhas especiais para punção óssea; garrote; equipos de macro e microgotas; cateteres específicos para dissecção de veias tamanhos adulto/infantil; tesoura; pinça de Kocher; cortadores de soro; lâminas de bisturi; seringas de vários tamanhos; torneiras de 3 vias; equipo de infusão polivias; frascos de solução salina, ringer lactato e glicosada para infusão venosa; caixa de pequena cirurgia; maleta de parto contendo: luvas cirúrgicas; clamps umbilicais; estilete estéril para corte do cordão; saco plástico para placenta; absorvente higiênico grande; cobertor ou similar para envolver o recém-nascido; compressas cirúrgicas estéreis, pacotes de gaze estéril e braceletes de identificação; sondas vesicais; coletores de urina; protetores para eviscerados ou queimados; espátulas de madeira; sondas nasogástricas; eletrodos descartáveis; equipos para drogas fotossensíveis; equipos para bombas de infusão; circuito de respirador estéril de reserva; cobertor ou filme metálico para conservação do calor do corpo; campo cirúrgico fenestrado; almotolias com antisséptico; conjunto de colares cervicais; equipamentos de proteção à equipe de atendimento: óculos, máscaras, luvas.

- **Outros:** colete imobilizador dorsal; cilindro de oxigênio portátil com válvula; manômetro e fluxômetro com máscara e chicote para oxigenação; bandagens triangulares; talas para imobilização de membros; coletes reflexivos para a tripulação; lanterna de mão; equipamentos de proteção à equipe de atendimento: óculos, máscaras, luvas.[1]

- Aeronaves de ssas fixas (aviões) e aeronaves de asas rotativas (helicópteros) para atendimento pré-hospitalar móvel secundário ou transporte inter-hospitalar:
  - **Conjunto aeromédico (homologado pelo Departamento de Aviação Civil – DAC):** maca ou incubadora; cilindro de ar comprimido e oxigênio com autonomia de pelo menos 4 horas; régua tripla para transporte; suporte para fixação de equipamentos médicos.[1]
  - **Equipamentos médicos fixos:** respirador mecânico; monitor cardioversor com bateria com marca-passo externo não invasivo; oxímetro portátil; monitor de pressão não invasiva; bomba de infusão; prancha longa para imobilização de coluna; capnógrafo;
  - **Equipamentos médicos móveis:** maleta de vias aéreas contendo: cânulas endotraqueais de vários tamanhos; cateteres de aspiração; adaptadores para cânulas; cateteres nasais; seringa de 20 mL; ressuscitador manual adulto/infantil completo; sondas para aspiração traqueal de vários tamanhos; luvas de procedimentos; lidocaína geleia e *spray*; cadarços para fixação de cânula; laringoscópio adulto/infantil com conjunto de lâminas curvas e retas; estetoscópio; esfigmomanômetro adulto/infantil; cânulas orofaríngeas adulto/infantil; fios; fios-guia para intubação; pinça de Magyll; bisturi descartável; cânulas para traqueostomia; material para cricotireoidostomia; conjunto de drenagem de tórax; maleta de acesso venoso contendo: tala para fixação de braço, luvas estéreis, recipiente de algodão com antisséptico; pacotes de gaze estéril; esparadrapo; material para punção de vários tamanhos, incluin-

do agulhas metálicas, plásticas e agulhas especiais para punção óssea; garrote; equipos de macro e microgotas; cateteres específicos para dissecção de veias tamanhos adulto/infantil; tesoura, pinça de Kocher; cortadores de soro; lâminas de bisturi; seringas de vários tamanhos; torneiras de três vias; equipo de infusão polivias; frascos de solução salina, ringer lactato e glicosada para infusão venosa; caixa completa de pequena cirurgia; maleta de parto contendo: luvas cirúrgicas; clamps umbilicais; estilete estéril para corte do cordão; saco plástico para placenta, absorvente higiênico grande; cobertor ou similar para envolver o recém--nascido; compressas cirúrgicas estéreis; pacotes de gaze estéril e braceletes de identificação; sondas vesicais; coletores de urina; protetores para eviscerados ou queimados; espátulas de madeira; sondas nasogástricas; eletrodos descartáveis; equipos para drogas fotossensíveis; equipos para bombas de infusão; circuito de respirador estéril de reserva; cobertor ou filme metálico para conservação do calor do corpo; campo cirúrgico fenestrado; almotolias com antisséptico; conjunto de colares cervicais; equipamentos de proteção à equipe de atendimento: óculos, máscaras, luvas.[1]

Embarcação de transporte (Tipo F):

Este veículo motorizado aquaviário, destinado ao transporte por via marítima ou fluvial, poderá ser equipado como indicado para as ambulâncias de Tipo A, B, ou D, dependendo do tipo de assistência a ser prestada.[1]

Definição dos medicamentos das ambulâncias

Medicamentos obrigatórios que deverão constar nos veículos de suporte avançado, seja nos veículos terrestres, aquáticos, seja nas aeronaves ou naves de transporte médico (Classes D, E e F):[1]

- Lidocaína sem vasoconstritor; adrenalina, epinefrina, atropina; dopamina; aminofilina; dobutamina; hidrocortisona; glicose 50%;
- Soros: glicosado 5%; fisiológico 0,9%; ringer lactato;
- Psicotrópicos: hidantoína; meperidina; diazepan; midazolan;
- Medicamentos para analgesia e anestesia: fentanil, ketalar, quelecin;
- Outros: água destilada; metoclopramida; dipirona; hioscina; dinitrato de isossorbitol; furosemide; amiodarona; lanatosideo C.[1]

Tripulação

Considerando-se que as urgências não constituem especialidade médica ou de enfermagem e que nos cursos de graduação a atenção dada à área ainda é bastante insuficiente, entende-se que os profissionais que venham a atuar como tripulantes dos Serviços de atendimento pré-hospitalar móvel devam ser habilitados pelos Núcleos de Educação em Urgências, cuja criação é indicada pelo presente Regulamento, e cumpram o conteúdo curricular mínimo nele proposto.

- **Ambulância do Tipo A:** 2 profissionais, sendo um o motorista e o outro um técnico ou auxiliar de enfermagem.
- **Ambulância do Tipo B:** 2 profissionais, sendo um o motorista e um técnico ou auxiliar de enfermagem.
- **Ambulância do Tipo C:** 3 profissionais militares, policiais rodoviários, bombeiros militares, e/ou outros profissionais reconhecidos pelo gestor público, sendo um motorista e os outros dois profissionais com capacitação e certificação em salvamento e suporte básico de vida.
- **Ambulância do tipo D:** 3 profissionais, sendo um motorista, um enfermeiro e um médico.[1]
- **Aeronaves:** o atendimento feito por aeronaves deve ser sempre considera-

do como de suporte avançado de vida, em que:

- Para os casos de atendimento pré-hospitalar móvel primário não traumático e secundário, deve contar com o piloto, um médico, e um enfermeiro;
- Para o atendimento a urgências traumáticas em que sejam necessários procedimentos de salvamento, é indispensável a presença de profissional capacitado para tal.
- **Embarcações:** a equipe deve ser composta de 2 ou 3 profissionais, de acordo com o tipo de atendimento a ser realizado, contando com o condutor da embarcação e um auxiliar ou técnico de enfermagem em casos de suporte básico de vida, e um médico e um enfermeiro, em casos de suporte avançado de vida.[1]

Outras legislações do pré-hospitalar

As leis de trânsitos têm algumas especificações para os carros de emergências.

A ambulância pode transportar o mesmo número de pessoas que puderem colocar cinto de segurança; todas as pessoas em uma ambulância em movimento, devem estar com os cintos de segurança colocados.

A lei permite que uma ambulância trafegue com alguma prioridade sobre os outros veículos; são exceções que têm por objetivo facilitar o socorro de uma vítima, mas nem tudo é possível.

Veremos algumas exceções previstas na lei, lembrando que, quando não estão previstas, aplica-se a lei destinada a qualquer veículo ou motorista.[2]

Código de Trânsito Brasileiro lei 9.503/1997

Art. 29 O trânsito de veículos nas vias terrestres abertas à cirulação obedecerá às seguintes normas:

VII – Os veículos destinados a socorro de incêndio e salvamento, os de polícia, os de fiscalização e operação de trânsito e as ambulâncias, além de prioridade de trânsito, gozam de livre circulação, estacionamento e parada, quando em serviço de urgência e devidamente identificados por dispositivos regulamentares de alarme sonoro e iluminação vermelha intermitente, observadas as seguintes disposições:[2]

CTB-Art. 29 VII: c) o uso de dispositivos de alarme sonoro e de iluminação vermelha intermitente só poderá ocorrer quando da efetiva prestação de serviço de urgência;[2]

CTB-Art. 29; VII: d) a prioridade de passagem na via e no cruzamento deverá se dar com velocidade reduzida e com os devidos cuidados de segurança, obedecidas as demais normas deste Código;[2]

CTB-Art. 29; VII: a) quando os dispositivos estiverem acionados, indicando a proximidade dos veículos, todos os condutores deverão deixar livre a passagem pela faixa da esquerda, indo para a direita da via e parando, se necessário.[2]

Velocidade máxima

A lei não autoriza uma ambulância a ultrapassar o limite de velocidade da via. Os tripulantes têm falsa sensação de segurança, pensam que os outros motoristas vão respeitar, sair da frente, dar passagem, mas muitas vezes os outros motoristas se assustam e não sabem como proceder.[2]

Onde parar o veículo de emergência ao chegar ao local da ocorrência em via pública

Quando chegamos ao local da ocorrência devemos respeitar algumas regras:

O primeiro veículo de emergência a chegar estaciona antes do evento e sinaliza todo o evento (Figura 2.1).[5]

O segundo veículo de emergência a chegar estaciona depois do evento (Figura 2.2).

Para alertar outros motoristas, use luzes de emergência, além de cones ou outros recursos para garantir uma distância segura; eles precisam identificar a primeira sinalização com tempo para frear e reposicionar seu veículo com segurança; faça esforço para não obstruir a via, pois isso atrasa a chegada de outras equipes; estabeleça a distância para a primeira sinalização, usando a velocidade máxima permitida para a via como referência, conforme Tabela 2.1.[5]

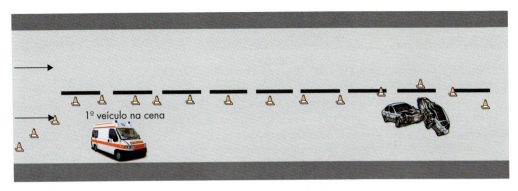

Figura 2.1 Sinalizações de cena em acidentes com 1º veículo na cena.

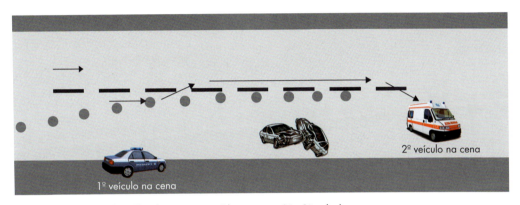

Figura 2.2 Sinalizações de cena em acidentes com 1º e 2º veículo na cena.

TABELA 2.1 Distância do acidente para início da sinalização.

Tipo de via	Velocidade máxima permitida	Distância para início da sinalização (pista seca)	Distância para início da sinalização (chuva, neblina, fumaça, à noite)
Vias locais	40 km/h	40 passos longos	80 passos longos
Avenidas	60 km/h	60 passos longos	120 passos longos
Vias de fluxo rápido	80 km/h	80 passos longos	160 passos longos
Rodovias	100 km/h	100 passos longos	200 passos longos

Referências

1. Ministério da Saúde, Portaria nº 2.048/GM em 5 de novembro de 2002.
2. Ministério dos Transportes. Lei nº 9.503 de 23 de setembro de 1997. Código de Trânsito Brasileiro.
3. Resolução nº 1.671, de 9 de julho de 2002. Dispõe sobre a regulamentação do atendimento pré-hospitalar e dá outras providências.
4. Conselho Federal de Enfermagem. Resolução nº 300 de 16 de março de 2005. Dispõe sobre a atuação do profissional de enfermagem no atendimento pré-hospitalar.
5. Noções de primeiros-socorros no trânsito. Departamento Nacional de Trânsito - DENATRAN, 2005.

CAPÍTULO 3

- Carlos Henrique Duarte Bahia • Frederico Brunno de Souza Miranda • Ricardo da Rocha Sales Oliveira

Regulação Médica no Atendimento Pré-hospitalar

A central de regulação médica constitui a porta de entrada do usuário do sistema de atendimento médico de urgência e emergência. Além da admissão do usuário no sistema, a central de regulação médica será responsável pelo acompanhamento integral do atendimento do usuário, seja por orientação médica, seja da liberação de viatura para atendimento e posteriormente contrarregulação, pela definição do destino final e pela conclusão do atendimento.

Todas essas etapas devem ser monitoradas pelo médico regulador, cuja intervenção será feita sempre que este julgar necessário a fim de melhorar a eficácia do atendimento.

A central de regulação médica é composta basicamente de TARM (Teleatendente da Regulação Médica), médico regulador e rádio-operador.

O TARM é o responsável pela coleta dos dados, como motivo do atendimento, nome do solicitante, nome e idade do paciente, além do endereço do local e telefone para contato.

O médico regulador assume a continuidade do atendimento, quando confirmará o motivo do chamado, fará a anamnese do caso, a estratificação do risco e determinará a prioridade a ser desempenhada. Em seguida, tomará a conduta de orientação médica ou liberação de viatura(s) e equipe(s) que julgar necessário.

A central de regulação constitui um observatório universal e privilegiado do Sistema Único de Saúde. Para desempenhar seu papel de forma ampla e eficaz, seus profissionais devem ter conhecimento e acesso a toda a rede de atendimento médico-hospitar, seja pública ou privada; e ainda contar com a coparticipação e apoio de serviços de segurança pública, polícia militar, polícia rodoviária federal e estadual, corpo de bombeiros, defesa civil, vigilância sanitária, assistentes sociais e portos e aeroportos dos quais possa necessitar em casos extremos. Devem ter conhecimento específico das unidades de saúde que compõem sua rede de atendimento, dos recursos disponíveis em cada uma e sua classificação hierárquica no atendimento do usuário. O médico regulador deve ter a sua disposição de forma atualizada o quadro qualitativo e quantitativo de profissionais e recursos disponíveis, tanto no SAMU ou corpo de bombeiros militar/SIATE como nas suas unidades de referência para garantir o adequado atendimento a cada caso admitido.

Etapas do atendimento médico na central de regulação:

- **1ª Etapa:** Consiste na confirmação do motivo de atendimento, coleta de dados para anamnese e adequada classificação de risco.

- **2ª Etapa:** Classificação de risco de vida e prioridade de atendimento: de acordo com a gravidade do caso, o médico deve realizar a adequada orientação médica e, se necessário, optar pela liberação da equipe para atendimento, disponibilizando unidades de suporte básico e/ou avançado, motolâncias, unidades aéreas (aviões ou helicóptero) ou unidades navais, quando estiverem disponíveis. Deverá sempre estar atento ao tempo resposta, utilizando assim as unidades mais próximas do local de atendimento sempre que estiverem disponíveis.

A liberação das unidades se dará acompanhada da estratificação de risco e prioridade a seguir:

- Nível 1 ou código vermelho é a prioridade máxima, onde o tempo resposta deve ser o mais rápido possível.
- Nível 2 ou código amarelo é a prioridade moderada, onde o tempo resposta é importante, mas podemos ir com mais cautela.
- Nível 3 ou código verde é a prioridade baixa, onde a vítima esta estável e geralmente já com assistência médica.
- Nível 4 ou código azul é a prioridade mínima, onde nem sempre enviamos viaturas ou um transporte simples, ou uma orientação.

3ª **Etapa:** Contrarregulação: o médico regulador tomará conhecimento de dados mais abrangentes e confiáveis sobre o paciente. Essa interação com a equipe remota é essencial para definir e orientar a melhor conduta. O médico regulador deve conhecer e confiar na sua equipe, garantindo a cumplicidade necessária nesse tipo de atendimento.

4ª **Etapa:** Destino do paciente: considerando as necessidades e a gravidade de cada caso e os recursos profissionais e estruturais disponíveis em sua Rede de referência, o médico regulador decidirá o local de destino para o paciente, devendo sempre se comunicar com a unidade de destino a fim de informar e agilizar o atendimento requerido.

5ª **Etapa:** A equipe remota informará a conclusão da ocorrência. Em casos esporádicos, o redirecionamento do paciente poderá ser solicitado, se assim for mais adequado, ou até a recusa do paciente pela unidade de destino. Nesses casos, será necessário a interação direta do médico regulador com o responsável pela recusa ou redirecionamento do paciente.

Muitas vezes o atendimento ao paciente se faz em nível secundário, quando em solicitação direta de uma unidade de saúde pertencente à rede assistencial, seja com o intuito de remoção para uma unidade de saúde de maior complexidade ou para a realização de exames complementares, ou condutas terapêuticas, como hemodiálise, ou parecer de especialista que sejam necessários para o paciente.

Mesmo nesses casos todas as etapas de atendimento devem ser realizadas a fim de evitar complicações pela ausência ou divergência dos dados clínicos fornecidos.

Considerações ético-legais

É importante lembrar que todos os profissionais envolvidos são responsáveis pelo paciente durante todo o atendimento e/ou transporte; principalmente em casos de transporte de pacientes cuja coleta e transmissão de dados clínicos devem ser feitas com exatidão e responsabilidade, podendo incorrer em problemas éticos e legais.

A regulação médica faz parte da telemedicina, um campo recente e que se encontra em franca expansão. Suas bases éticas e legais ainda se encontram em formação, porém a telemedicina não poderá sobrepor ou substituir a medicina convencional, onde a relação médico-paciente se estabelece por contato direto.

Deve então o profissional médico e não médico atentar-se aos preceitos ético-legais que norteiam essa relação, conservar o máximo respeito e dedicação ao paciente, preservar os dados clínicos em prontuário médico eletrônico e físico, fichas de atendimento e demais documentos necessários e garantir sob as mesmas condições convencionais o direito ao sigilo médico-paciente.

A prática da telemedicina exige maior atenção e responsabilidade por se tratar de uma prática na qual nem todas as etapas são realizadas sob supervisão direta do médico, que depende da qualidade e veracidade das informações fornecidas pelo solicitante leigo ou médico e pela equipe remota a qual deverá conhecer e confiar.

O Conselho Federal de Medicina trata das centrais de regulação de atendimento pré-hospitalar, através das Resoluções Cremesc Nº 28/97 e CFM Nº 1.529/98. Tanto o Conselho Regional de Medicina do Estado de Santa Catarina quanto o Conselho Federal de Medicina (CFM) manifestaram-se sobre a responsabilidade profissional na transmissão de informações.

O Ministério da Saúde, através da Portaria Nº 824/99, também corroborou o mesmo entendimento.

Atentando-se para a ainda escassa fonte de diretrizes regulatórias referente ao tema, orienta-se seguir alguns preceitos estabelecidos na Declaração de TelAviv, adotada pela 51ª Assembleia Geral da Associação Médica Mundial, realizada em outubro de 1999, em Israel, sob o título "Responsabilidades e Normas Éticas na Utilização da Telemedicina", que contempla algumas das necessidades sentidas pelos Conselhos Federal e Regionais de Medicina no tocante à regulamentação do assunto.

Coloco aqui alguns capítulos que acho mais relevantes da Declaração de TelAviv:

10. Numa emergência em que se utilize a telemedicina, a opinião do médico pode se basear em informação incompleta, porém, nesses casos, a urgência clínica da situação será o fator determinante para se empregar uma opinião ou um tratamento. Nesta situação excepcional, o médico é legalmente responsável por suas decisões.

11. O médico tem liberdade e completa independência de decidir se utiliza ou recomenda a telemedicina para seu paciente. A decisão de utilizar ou recusar a telemedicina deve basear-se somente no benefício do paciente.

12. Quando utilizar a telemedicina diretamente com o paciente, o médico assume a responsabilidade do caso em questão. Isto inclui diagnóstico, opinião, tratamento e intervenções médicas diretas.

16. Em algumas situações, o paciente assume a responsabilidade da coleta e a transmissão de dados ao médico, como nos casos de televigilância. É obrigação do médico assegurar que o paciente tenha uma formação apropriada dos procedimentos necessários, que é fisicamente capaz e que entende bem a importância de sua responsabilidade no processo. O mesmo princípio se deve aplicar a um membro da família ou a outra pessoa que ajude o paciente a utilizar a telemedicina.

17. As regras correntes do consentimento e confidencialidade do paciente também se aplicam às situações da telemedicina. A informação sobre o paciente só pode ser transmitida ao médico ou a outro profissional de saúde se isso for permitido pelo paciente com seu consentimento esclarecido. A informação transmitida deve ser pertinente ao problema em questão. Devido aos riscos de filtração de informações inerentes a certos tipos de comunicação eletrônica, o médico tem a obrigação de assegurar que sejam aplicadas todas as normas de medidas de segurança estabelecidas para proteger a confidencialidade do paciente. Qualidade da atenção e segurança na telemedicina

20. O médico que exerce a medicina a distância, sem ver o paciente, deve avaliar cuidadosamente a informação que recebe. O médico só pode dar opiniões e recomendações ou tomar decisões médicas se a qualidade da informação recebida é suficiente e pertinente para o cerne da questão.

A prática da regulação médica pela telemedicina é recente e conta com diversos vieses que devem receber toda a atenção possível do médico e dos Conselhos profissionais. O médico regulador deve exercer a medicina com zelo e autonomia, não devendo aceitar que interferências de qualquer natureza alterem seu julgamento. Exige capacitação e atualização constante e para tanto deve ser valorizada e alvo de investimentos através das políticas públicas de saúde.

Referências

1. Brasil. Ministério da Saúde. Secretaria de Atenção à Saúde. Departamento de Atenção Especializada. Regulação Médica das Urgências. Brasília. Editora do Ministério da Saúde, 2006. (Série Normas e Manuais Técnicos).
2. Portaria n° 2.048/GM, de 5 de novembro de 2002.
3. Declaração de TelAviv, adotada pela 51ª Assembleia Geral da Associação Médica Mundial, realizada em outubro de 1999, em Israel.
4. Manual de Rotinas SAMU 192 Goiânia – GO. Ano de referência: 2014.

CAPÍTULO 4

- Alberto Starzewski Junior

Segurança da Equipe e Segurança de Cena

A atuação em ambientes fora do âmbito hospitalar, de diversos tipos, em diferentes circunstâncias e na maioria das vezes desconhecidos para a equipe oferece um risco em potencial que varia de pequeno a grande. O próprio paciente também pode estar exposto a esse risco assim como as pessoas a seu redor. Não podemos esquecer que a própria atuação pré-hospitalar possui riscos inerentes em si. Esses são riscos como de qualquer atividade médica (riscos de contaminação) e riscos próprios, como físicos (calor, frio, ruído, vibração), ergonômicos (por trabalho em espaço reduzido) e risco de acidentes (pelo deslocamento da ambulância).

A maior parte desses riscos, bem como o ambiente, não está sob nosso controle. Assim sendo, o profissional que atua nesse campo deve conhecer todos eles e tomar medidas para preveni-los.

Por se tratar de conhecimentos específicos e de conteúdo muito amplo, não serão abordados neste capítulo os riscos e os procedimentos referentes ao transporte aeromédico, socorro por embarcações ou motocicletas.

Riscos relacionados com a medicina pré-hospitalar

Em um ambiente hospitalar, estamos em um local conhecido e planejado para o atendimento de um paciente. Idealmente temos bom espaço, limpo, iluminado e seguro para realizá-lo, tudo está em seu devido lugar e com fácil acesso. Podemos contar com uma série de recursos e equipamentos, rede de gases, aspiradores, medicamentos e ampla equipe (na maioria das vezes até com outros médicos). O mesmo não ocorre com o atendimento pré-hospitalar. Isso, além de dificultar, expõem o profissional a uma série de riscos. Devemos ter claro que nesse caso o ambiente não está sob nosso controle previamente.

No intuito de prevenir acidentes ou minimizar as consequências no caso de que estes venham a ocorrer, a equipe de atuação pré-hospitalar deve conhecer bem as ameaças e armadilhas a qual pode ser submetida.

Podemos dividir os riscos em três momentos de acordo com o atendimento (ver capítulo específico): no deslocamento para o chamado, na cena e durante o transporte (deslocamento para tratamento definitivo).

No deslocamento para o chamado temos os riscos físicos (calor ou frio e ruído externos e da própria sirene e vibrações), o risco de colisão da ambulância com outros veículos ou em estruturas fixas (poste, muro, casas), além do risco de capotamento.

Na cena, temos diversos riscos envolvidos.

Em primeiro lugar, o risco biológico de contaminação por sangue ou secreções dos pacientes, além de acidentes com materiais perfurocortantes infectados. Soma-se aqui também o risco de contaminação por águas no caso de vítimas de quedas em córregos, esgotos ou enchentes.

Temos o risco de agressão física devido a hostilidades. Estas podem, ocorrer por causa da violência urbana (atendimento em locais remotos, desertos ou violentos) ou mesmo por familiares extremamente ansiosos.

A equipe deve estar atenta à presença de animais na cena. Animais domésticos podem tornar-se agressivos na presença de estranhos ou quando seu dono sofre alguma manipulação. No caso de atendimento em zonas rurais ou na mata, devemos considerar a existência de animais não domésticos ou peçonhentos.

Cenas de trauma podem apresentar estruturas e objetos soltos, danificados ou pendurados, que podem se soltar, quebrar ou desprender-se sobre a equipe. Da mesma forma ferimentos podem ser ocasionados por estruturas danificadas, ferragens e outros.

Nos casos de desabamentos e explosões, novos eventos podem ocorrer, envolvendo todos os presentes. Assim como cenas de incêndios, que podem não estar totalmente controladas, levando a queimaduras graves, intoxicação por fumaça ou explosões.

Qualquer atendimento realizado em vias públicas expõe os profissionais a riscos referentes ao fluxo de veículos, como o de atropelamentos.

A presença de estruturas elétricas danificadas, cabos soltos na cena ou vítimas de queimaduras elétricas que podem ainda estar ligas à rede expõe a equipe ao risco de eletrocussão.

Nos casos de acidentes envolvendo produtos perigosos (explosivos, gases, inflamáveis, oxidantes, corrosivos, tóxicos, infectantes ou radioativos) temos a possibilidade de intoxicação ou contaminação. Os veículos que transportam esses materiais devem exibir painel de segurança e rótulo de risco, conforme Figura 4.1.[1,2] Dessa forma, podemos fazer a identificação do produto em questão e do risco apresentado.

Não podemos deixar de mencionar o risco de queda durante o atendimento, que pode ser maior de acordo com os fatores agravantes.

Os fatores agravantes são situações que podem aumentar os riscos acima e até intensificar suas consequências. São eles: terreno irregular ou com inclinação elevada, ocorrência de chuva, ventos, sol intenso, baixa luminosidade, existência de escadas, falta de higiene ou sujeira importante no local, alto nível de estresse da situação, tumultos sociais. Além destes, podemos acrescentar os equipamentos e mochilas a serem carregados pela equipe.

Durante o transporte, no deslocamento para tratamento definitivo, temos novamente os riscos físicos, o de colisão e o de capotamento. Nessa fase podemos incluir também, devido à presença do paciente na ambulância, o risco de contaminação por sangue, secreções ou acidentes com materiais perfurocortantes infectados e riscos ergonômicos pelo atendimento realizado em espaço reduzido e fechado.

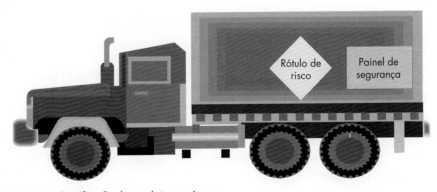

Figura 4.1 Identificação de produtos perigosos.

Segurança da equipe

Diante dos riscos descritos acima, os profissionais do pré-hospitalar devem tomar medidas preventivas visando à sua segurança.

1 – Riscos relacionados com o deslocamento da ambulância

Qualquer veículo está sujeito a acidentes, entretanto os veículos de emergência expõem-se mais, já que muitas vezes trafegam em velocidade superior ao fluxo de veículos da via ou avançam sinal vermelho do semáforo em algumas ocasiões.

Por isso a equipe deve zelar por sua segurança e cabe principalmente ao motorista conduzir o veículo dentro das regras de trânsito previstas no Código de Trânsito Brasileiro, com as ressalvas para os veículos de emergência.[3] É fundamental que o motorista possua habilitação em categoria correspondente, seja aprovado em cursos especializados, conheça o veículo e seu funcionamento, além de conhecer o sistema viário e as principais referências da região.[3,4]

Temos que ter em mente uma regra clara em que sempre a segurança da equipe e dos cidadãos é prioritária.[3] Mesmo dirigindo-se para uma emergência, para um salvamento ou transportando um paciente grave não podemos colocar em risco a vida dos integrantes da equipe ou de cidadãos em vias públicas, sejam eles pedestres ou outros motoristas.

O Código de Trânsito Brasileiro prevê que "os veículos destinados a socorro de incêndio e salvamento, os de polícia, os de fiscalização e operação de trânsito e as ambulâncias, além de prioridade de trânsito, gozam de livre circulação, estacionamento e parada, quando em serviço de urgência".[4] Assim sendo, apenas ao dirigir-se para o chamado, na cena e transportando um paciente essas regras se aplicam. No entanto essa prioridade não permite colocar a vida de outras pessoas em risco. Em razão disso algumas disposições devem ser observadas e reforçadas:[3,4]

- **Uso do cinto de segurança:** todos os passageiros (integrantes da equipe e acompanhantes) devem utilizar cintos de segurança, inclusive o paciente na maca, com cintos presos à ela. Assim o número máximo permitido de passageiros deve ser igual ao número de cintos de segurança disponíveis e em condições de uso;
- **Dispositivos sonoros e de iluminação da ambulância:** somente devem ser utilizados na efetiva prestação de serviço de urgência. Da mesma forma que não devem ser utilizados irregularmente, não se pode deixar de manter ligado o sistema de iluminação vermelha intermitente, nas situações de atendimento de emergência, com o veículo parado;
- **Velocidade de condução:** mesmo em efetiva prestação de serviços de urgência, o veículo de emergência não tem direito a ultrapassar a velocidade permitida pela via. Os limites de velocidade são calculados baseados no tipo de via, condições naturais, fluxo e características de trânsito. Ao serem ultrapassados graves consequências poderão ocorrer. Esta é uma regra clara em que colocamos na frente de tudo a segurança da equipe e de outros cidadãos;
- **Ultrapassagem:** solicitar e ultrapassar é um privilégio do veículo de emergência no trânsito. O Código prevê que deve sempre ser feito pela esquerda. Para isso, quando os dispositivos estiverem acionados, indicando a proximidade destes, todos os condutores deverão deixar livre a passagem pela faixa da esquerda, indo para a direita da via e parando, se necessário. Devido à falta de informação da população e à conduta irregular de muitos motoristas de veículos de emergência, essa regra não é seguida e estes são obrigados a conduzir no espaço entre as faixas de rolamento ou alternando entre elas, expondo todos a riscos de colisões até atropelamentos;
- **Ultrapassagem de semáforo vermelho:** quando estritamente necessário e desde que estejam garantidas todas as

condições de segurança para si mesmo e para os outros, a prioridade de passagem no cruzamento deverá se dar com velocidade reduzida e com os devidos cuidados de segurança. Se possível, e na presença destes, devemos solicitar apoio de policiais ou agentes de trânsito para isso;

- **Trafegar na contramão:** aplica-se aqui a mesma regra quanto ao respeito ao limite de velocidade, não sendo permitido. Essa conduta predispõe a acidentes e coloca em risco a equipe, circundantes e outros condutores;
- **Estacionamento em local proibido:** como mencionado acima, "as ambulâncias, além de prioridade de trânsito, gozam de livre circulação, estacionamento e parada, quando em serviço de urgência".[4] Assim lhes é permitido estacionar em local proibido, desde que não exponha a equipe ou outras pessoas a riscos.

No intuito de aumentar a segurança da cena e evitar acidentes para as equipes que estão prestando o socorro no local, algumas regras devem ser observadas para o estacionamento dos veículos:[3]

- Se o veículo for o primeiro a chegar na cena, deve ser estacionado antes do evento, sinalizar e isolar o local, como explicaremos a seguir. Se a cena já estiver sinalizada, o veículo deverá estacionar após o evento. Essa regra pode modificar-se de acordo com o sentido de vento e existência de produtos perigosos na cena, como será abordado mais adiante;
- A ambulância deve ser parada no sentido da via, com os sinais luminosos ligados e a uma distância segura (determinada pela existência de vazamento de óleo, de combustível, gases, fumaça, fogo, produtos perigosos, cabos de eletricidade, estruturas danificadas, etc.). Essa regra pode modificar-se de acordo com o sentido de vento e existência de produtos perigosos na cena, como será abordado mais adiante;
- A sinalização deve ser feita com cones ou similares, iniciando de uma distância correta para a velocidade máxima permitida da via, calculadas com base no espaço necessário para a frenagem dos veículos e o tempo de reação do motorista. Assim, quanto maior a velocidade, maior deverá ser a distância para iniciar a sinalização. Na prática, corresponde em metros à velocidade máxima permitida no local. Consideramos que um passo longo de um adulto corresponde a aproximadamente um metro.[5] Assim em vias urbanas de trânsito rápido iniciamos a colocação de cones a oitenta passos a partir do acidente, vias arteriais a sessenta passos, coletoras a quarenta e vias locais à trinta. Em vias rurais, nas rodovias a cento e dez passos e estradas a sessenta.[4] A distância deve ser dobrada em casos de chuva, neblina ou fumaça, bem com como à noite. Além de aumentar a distância, à noite, a sinalização deverá ser feita com materiais luminosos. Outra ressalva importante é que a sinalização deve iniciar-se após curvas ou no topo de uma elevação, quando não há visibilidade para os veículos que estão subindo, e não a partir do local do acidente.

2 – Riscos biológicos de contaminação

Define-se como biossegurança o conjunto de normas e procedimentos destinados à manutenção da saúde em atividades que oferecem risco de se contrair doenças.[3] Esses procedimentos devem ser adotados durante todos os momentos em que estamos lidando com os pacientes. Podemos dividi-los em precauções-padrão e práticas seguras.[3]

Temos como precauções-padrão básicas o uso de equipamentos de proteção individual (EPI). Estes constituem-se basicamente de luvas de procedimento, óculos de proteção e máscara. O próprio uniforme completo, com faixas refletivas e o calçado apropriado, constitui-se de um EPI.[3,6]

Com relação às práticas seguras, devemos mencionar que os integrantes da equipe devem sempre manter as unhas aparadas, curtas e limpas, não utilizar adornos em excesso de número e de tamanho (correntes, pulseiras, anéis e brincos) e, caso se aplique, manter os cabelos presos.

Faz parte das práticas seguras recolher todo o lixo produzido no atendimento (luvas, gazes, etc.) em saco branco leitoso (próprio para lixo infectante) e materiais perfurocortantes em coletor destinado para tal. Estes serão, ao término da ocorrência, devidamente descartados em local apropriado.[7] Jamais devemos descartar esses itens em lixo comum.

Terminados os procedimentos, devemos lavar cuidadosamente as mãos e antebraços com água e sabão e secar. Na impossibilidade de lavar as mãos, utilizar álcool gel. No caso do uniforme estar sujo ou úmido por fluidos corporais da vítima, ele deve ser trocado.

É de responsabilidade da equipe e faz parte de sua segurança realizar a limpeza e desinfecção da ambulância e de materiais e equipamentos utilizados.

Apesar de serem medidas simples, diversos estudos mostram comportamentos de risco como o não uso de EPI, vestimenta incompleta, descarte inapropriado de perfurocortante, reencape de agulhas e elevadas taxas de ocorrência de acidentes.[8,9,10,11] Sendo assim, todos devem conhecer o protocolo do serviço para o caso de acidentes.

Na ocorrência desses acidentes ou mesmo de respingos biológicos acidentais, deve-se lavar imediatamente o local com sabão e água corrente ou soro fisiológico. Em mucosas, usar água ou soro fisiológico. O fato deve ser imediatamente comunicado à Central de Operações. Ao chegar ao hospital de destino, medidas devem ser tomadas, como a coleta de sangue da vítima (fonte contaminante) em tubo seco (salientamos que se possível é necessário sua permissão e assinatura de termo de consentimento) e do profissional que se contaminou. Sorologias serão realizadas a partir das quais condutas em relação à profilaxia serão tomadas.[3,12,13] Qualquer acidente de trabalho com exposição a material biológico é de notificação compulsória.[14]

3 – Riscos físicos

Os riscos físicos aparentemente inofensivos podem a longo prazo e por exposição repetitiva levar a lesões importantes à equipe.

Um dos principais riscos físicos é o ruído, sendo o ruído de tráfego considerado um dos principais responsáveis pela poluição sonora.[15] Além de perda auditiva, uma variedade de alterações pode ser determinada pelo excesso de ruído ocupacional: transtornos cardiovasculares, hipertensão arterial, transtornos digestivos, comportamentais, neurológicos, vestibulares, alterações de sono e na comunicação.[15,16,17]

Com relação à vibração, efeito pouco conhecido, temos alterações musculoesqueléticas, oftalmológicas, transtornos digestivos e vestibulares.[15,18,19] Alterações de temperatura (calor e frio) podem levar à desidratação, problemas dermatológicos e alterações neurológicas.[19]

Assim sendo, medidas devem ser tomadas na prevenção desses riscos. No caso do ruído, o uso de protetores auditivos e trafegar com os vidros fechados (desde que medidas para prevenção de exposição ao calor sejam tomadas). Exclui-se do uso de protetores auditivos o condutor, que tem como medida apenas o isolamento parcial dado pelos vidros. Com relação à vibração, a única medida que podemos tomar no intuito de reduzi-la parcialmente é a manutenção adequada do sistema de suspensão do veículo. No caso de calor e frio, sistemas de controle de temperatura interna do veículo, como ar-condicionado. Devemos lembrar que bermudas e mangas curtas não devem ser utilizadas, pois como já abordado o uniforme faz parte de um EPI. Outro ponto a ser levantado é que não se deve usar sistemas de refrigeração da ambulância com paciente embarcado, pois devemos prevenir a hipotermia (casos traumáticos, por exemplo).[20]

4 – Riscos ergonômicos

O atendimento, quando realizado no interior da ambulância, predispõe a posturas incorretas e antiergonômicas. Isso, a longo prazo, leva principalmente à fadiga e a lesões osteomusculares.

Nesse tipo de atendimento a equipe ainda não pode realizar medidas corretivas, devido à falta de regulagem de altura da maca e espaço interno, ficando a cargo de futuras pesquisas para novos *layouts* do interior dos veículos.

Medidas paliativas podem ser adotadas para a atenuação do risco, como a realização de ginástica laboral e alongamento pré e pós-plantão.

Ainda podemos citar os riscos ocasionados pelo estresse psicológico aos quais é submetida toda a equipe, com condições e ritmos de trabalho extenuantes, trabalhos em turnos, trabalho em período noturno, rotinas exigentes, questões éticas, convívio com sofrimento e morte, imprevisibilidade e carga horária de trabalho excessivo.[21] As consequências iniciais são as sensações de exaustão, esgotamento, sobrecarga física e mental.[22] Isso pode evoluir até a perda de motivação e alto grau de insatisfação, levando à síndrome de Burnout, uma síndrome de exaustão emocional, despersonalização e reduzida realização.[23]

A abordagem não deve ser ignorada pela chefia responsável e pode ser realizada de diversas formas e com programas específicos de manejo de estresse ocupacional.

Segurança de cena

A avaliação da cena deve ser a primeira prioridade para todos os casos, assim que chegamos em um chamado. Devido a existência dos diversos riscos durante a realização do atendimento, como já amplamente descrito, o profissional que não souber ou não realizar a avaliação correta da cena arrisca sua vida e a de terceiros.

Essa avaliação corresponde à identificação rápida dos diferentes fatores relacionados com a ocorrência que possam ameaçar a segurança da equipe, da vítima e dos circundantes, para os quais se exige a tomada de rápidas ações para seu controle.[3]

Um fato preocupante na assistência pré-hospitalar é a visão em túnel. Esta corresponde à constrição do campo visual, que resulta na perda da visão periférica, como se olhássemos através de um túnel e não conseguíssemos ver nada do que existe ao redor. A metáfora aplica-se quando estamos preocupados com algo ou focando apenas no problema, não vendo as circunstâncias e fatores que o envolve. Assim, a equipe ao chegar ao local da cena foca toda sua atenção à vítima a ser socorrida e não se preocupa com o ambiente, esquecendo os procedimentos relativos à sua segurança.

Ao chegar em qualquer ocorrência devemos nos posicionar em local seguro e próximo. No caso de rede elétrica envolvida, o local para se posicionar é após os postes que ainda estiverem intactos. Na presença de produtos perigosos ou fumaça, devemos considerar a direção do vento (consequentemente da fumaça) se posicionando com o vento batendo às costas do profissional, não direcionando a fumaça ou vapores para a equipe; também consideramos o sentido do escoamento de produtos posicionando-se na direção contrária a esse sentido. Se houver fogo e fumaça na cena, além da direção do vento, estabelecemos uma distância de pelo menos 35 metros para se posicionar.[1,2,3]

Depois, procedemos com os três passos para avaliar a segurança da cena:[3]

1 – Qual é a situação?

Em primeiro lugar devemos verificar a situação da cena, seu estado atual. Já no deslocamento, levamos em consideração as informações passadas pela Central de Operações e por outras equipes presentes no local.

Na chegada, devemos observar a situação geral, a presença de outras equipes ou serviços e os fatores de risco. Observar principalmente: hostilidades, animais, objetos soltos, estruturas danificadas, desabamentos, fogo, fumaça, fluxo de veículos, fios elétricos, produtos perigosos, inundação, acesso difícil, fluidos corporais, número de vítimas, entre outros.

2 – Como pode evoluir?

Devemos considerar o potencial da cena, sua possível evolução, alterando a situação nos próximos minutos e horas.

Devemos ficar atentos a possíveis tumultos que podem se formar ou agitação, surgimento ou soltura de animais, queda ou ruptura de objetos ou estruturas, ocorrência de novos desabamentos ou tremores, novos incêndios ou explosões, novos vazamentos de produtos perigosos, aumento do número de vítimas, etc.

3 – Como controlar?

O profissional deve decidir se tem treinamento, materiais e condições para torna-lá segura.

Também deve considerar o acionamento de outras equipes, outros recursos e/ou apoio especializado, como bombeiros, polícia, agentes de trânsito, companhias de água, luz e gás, defesa civil e outros. Esses acionamentos devem ser solicitados por meio da Central de Operações.

O profissional jamais deve tentar uma ação de salvamento ou abordagem da cena a menos que seja treinado para tal e possua os recursos necessários.[6]

O atendimento às vítimas deve se iniciar apenas após o estabelecimento de uma cena segura. Em caso de risco não possível de ser controlado, o atendimento deve ser adiado até a chegada de equipes que possam controlar a cena, aguardando em zona segura. Os socorristas não podem arriscar sua segurança para não se tornar mais uma vítima.[3]

Essa avaliação deve ser constante e permanente, devendo as equipes manter-se em prontidão já que os fatores podem alterar-se com facilidade e rapidez.

Conclusão

A tabela (Tabela 4.1) abaixo resume os principais riscos da atividade pré-hospitalar e as medidas a serem tomadas pelos profissionais.

Os riscos da atividade pré-hospitalar se iniciam desde o despacho da equipe até seu retorno à base, passando muitas vezes pela realização de atendimentos em cenas inseguras e instáveis. Zelar pela segurança da equipe também é zelar pela segurança do paciente, já que o socorrista não poderá socorrer se vier a tornar-se mais uma vítima.

TABELA 4.1 Riscos da atividade pré-hospitalar e as medidas a serem tomadas.

Riscos da atividade pré-hospitalar	Medidas a serem tomadas
No deslocamento para o chamado	
Colisão	Respeito às normas de condução de veículos de emergência, conforme Código de Trânsito Brasileiro
Capotamento	
Físicos (calor, frio, ruídos ou vibrações)	Protetores auditivos, vidros fechados e manutenção do veículo (suspensão e ar condicionado)
Na cena	
Contaminação (biológica)	Uso de EPI e práticas seguras
Agressão física por hostilidade	Solicitar apoio policial (ao descolar-se para o chamado ou na cena)
Ataques por animais (domésticos ou não domésticos)	Abordar corretamente a ocorrência, realizado os procedimentos para tornar a cena segura (segurança de cena):
Queda de objetos soltos	
Ferimentos	1. Qual é a situação?
Desabamento	2. Como pode evoluir?
Explosão	3. Como controlar?
Incêndio	
Atropelamento	
Eletrocussão	
Contaminação ou intoxicação por produtos perigosos	
Queda	

(Continua)

TABELA 4.1 Riscos da atividade pré-hospitalar e as medidas a serem tomadas.

(Continuação)

Riscos da atividade pré-hospitalar	Medidas a serem tomadas
Durante o transporte (deslocamento para tratamento definitivo)	
Colisão	Respeito às normas de condução de veículos de emergência, conforme Código de Trânsito Brasileiro
Capotamento	
Físicos (calor, frio, ruídos ou vibrações)	Protetores auditivos, vidros fechados e manutenção do veículo (suspensão e ar condicionado se o caso do paciente permitir)
Contaminação	Uso de EPI e práticas seguras
Ergonômicos	Ginástica laboral e alongamento pré e pós plantão

Referências

1. Departamento de Estradas e Rodagem. Secretaria dos Transportes. Manual de Produtos Perigosos. Governo do Estado de São Paulo.
2. ABIQUIM, Departamento Técnico, Comissão de Transportes. Manual para atendimento a emergências com produtos perigosos, 5ª ed. São Paulo, 2008.
3. Zeefried CR. Protocolos de atendimento pré-hospitalar: suporte avançado à vida. Secretaria Municipal da Saúde, 4ª ed. São Paulo, 2012.
4. Brasil. Presidência da República. Código de Trânsito Brasileiro. Lei nº 9.503, de 23 de setembro de 1997.
5. ABRAMET. Noções de primeiros-socorros no trânsito. São Paulo, 2005.
6. National Association of Emergency Medical Technicians (NAEMT). Atendimento pré-hospitalar ao traumatizado. PHTLS, 6ª ed. Rio de Janeiro, Elsevier, 2007.
7. Ministério da Saúde. Agência Nacional de Vigilância Sanitária. Manual de gerenciamento de resíduos de serviços de saúde. Brasília, 2006.
8. Tipple AFV, et al. Acidente com material biológico no atendimento pré-hospitalar móvel: realidade para trabalhadores da saúde e não saúde. Rev Bras Enferm. 2013; 66(3): 378-84.
9. Oliveira AC, Lopes ACS, Paiva MHRS. Occupational accidents due to exposure to biological material in the multidisciplinary team of the emergency service. Rev Esc Enferm USP. 2009; 43 (3): 677-83.
10. Boal WL, Leiss JK, Ratcliffe JM, Sousa S, Lyden JT, Li J, et al. The National Study to Prevent Blood Exposure in Paramedics: rates of exposure to blood. Int Arch Occup Environ Health. 2010; 83: 191-9.
11. Harris SA, Nicolai LA. Occupational exposures in emergency medical service providers and knowledge of and compliance with universal precautions. Am J Infect Control. 2010; 38(2): 86-94.
12. Paiva MHRS, Oliveira AC. Fatores determinantes e condutas pós-acidente com material biológico entre profissionais do atendimento pré-hospitalar. Rev Bras Enferm. 2011; 64(2): 268-73.
13. Pimenta FR et al. Atendimento e seguimento clínico especializado de profissionais de enfermagem acidentados com material biológico. Ver Esc Enferm USP. 2013, 47(1): 198-204.
14. Ministério da Saúde. Portaria nº 104, de 25 de janeiro de 2011.
15. Silva GLL, Gomez MVSG, Zaher VL. Perfil audiológico de motoristas de ambulância de dois hospitais na cidade de São Paulo – Brasil. Arq Int Otorrinolaringol/Intl Arch Otorhinolaryngol. 2006; 10 (2): 132-40.

16. Corrêa Filho et al. Perda auditiva induzida por ruído e hipertensão em condutores de ônibus. Revista de Saúde Pública. 2002; 36(6): 693-701.
17. Souza NRM, Silva NAS. Exames admissionais e aposentadorias precoces em motoristas de ônibus: influência da hipertensão arterial. Revista da SOCERJ. 2005; 18(2): 154-39.
18. Neri M, Soares WL, Soares C. Condições de saúde no setor de transporte rodoviário de cargas e de passageiros: um estudo baseado na Pesquisa Nacional por Amostra de Domicílios. Caderno de Saúde Pública. 2005; 21(4): 1107-23.
19. Vieira SI. Medicina básica do trabalho. Ed. Genesis, 2ª ed. Curitiba, 1994.
20. Colégio Americano de Cirurgiões – Comitê de Trauma. Suporte Avançado de Vida no Trauma para Médicos. ATLS – Manual do Curso de Alunos, 8ª ed. Chicago, American College of Surgeons, 2008.
21. Cabral APT, et al. O estresse e as doenças psicossomáticas. Revista de psicofisiologia. 1997, 1(1): 1-22.
22. LIMA FD et al. Síndrome de Burnout em residentes da Universidade Federal de Uberlândia – 2004. Rev Bras Educ Med. 2007; 31(2): 137-46.
23. Schaufeli WB, Buunk BP. Burnout: an overview of 25 years of research an theorizing. In: Schabracq MJ, Winnusbst JAM, Cooper CL. The handbook of work and health psychology. New York. 2003; p. 383-425.

CAPÍTULO 5

• Ricardo Del Manto • Gisele Cristina Cecilio Del Manto

Controle e Acesso às Vias Aéreas no Ambiente Pré-hospitalar

Introdução

O crescimento da mortalidade por trauma é atualmente um fenômeno mundial que atinge tanto países desenvolvidos quanto em desenvolvimento. Alguns fatores que contribuem para esse quadro relacionam-se especialmente à vida urbana, ao ritmo econômico acelerado e às complexas relações sociais.

As lesões traumáticas têm impacto na sociedade, tanto para as vítimas como para os familiares, ocorrendo, além de danos físicos e emocionais, prejuízos materiais e financeiros que se estendem por todo o período de recuperação e reabilitação.

A sistematização do atendimento conforme a sequência do "ABCDE" permite abordar as lesões de uma maneira rápida e eficaz, sem que lesões graves sejam negligenciadas, e dessa forma possam melhorar as possibilidades de sobrevida do doente. O socorrista deve ter um perfeito entendimento desses princípios de tratamento, além de considerar que as lesões traumáticas matam em uma sequência temporal previsível: obstrução de via aérea leva mais rapidamente ao óbito do que os problemas respiratórios, que por sua vez levam mais rapidamente à morte que as hemorragias, que matam mais rapidamente que os problemas neurológicos, que matam mais rapidamente que as fraturas e a hipotermia.

No atendimento ao traumatizado, o tempo é fator decisivo, não sendo possível, muitas vezes, realizarmos uma investigação clínica pormenorizada antes de tratarmos algumas lesões potencialmente fatais (por exemplo, realizar a imobilização de uma fratura antes de descomprimirmos um pneumotórax hipertensivo). A sistematização diminui a incidência das mortes evitáveis e do "segundo trauma" (agravamento das lesões já existentes ou a produção de novas lesões devido a tratamento inadequado).

O atendimento inicial está baseado em alguns princípios básicos que incluem: tratar a lesão com maior risco de morte, não causar mais lesão, não perder tempo com procedimentos que possam ser realizados em ambiente hospitalar, trabalhar em equipe, lembrar que todos exercem um papel importante no atendimento e, por último, tratar TODA vítima GRAVE de trauma como se estivesse hipoxêmica e hipovolêmica, até que se prove o contrário.

A garantia da segurança da cena é condição fundamental para que o atendimento possa ser realizado. A utilização de cones, a verificação da possibilidade de explosões, incêndios e vazamento de produtos perigosos, entre outras situações de risco, devem ser sempre afastadas. Se não houver uma cena segura, não deverá haver exposição desnecessária dos profissionais de APH.

Devemos lembrar que todos os socorristas que entrarem em contato com o doente deverão se proteger contra doenças transmissíveis. Entre as doenças transmissíveis, destacam-se as hepatites e a síndrome da imunodeficiência adquirida (SIDA). O CDC (Centers for Disease Control e Prevention) e outras agências de saúde recomendam fortemente o uso de precauções padrão (máscara, óculos de proteção, luvas, roupas impermeáveis, aventais) quando em contato com fluidos orgânicos.

Preparo do material e equipamento

A equipe de atendimento pré-hospitalar (APH) deverá checar rotineiramente o material e equipamento da ambulância e das mochilas de atendimento. A utilização do *checklist* facilita a rápida conferência de todo o material necessário para o atendimento. Revisões frequentes dos itens que compõem o *checklist* devem ser realizadas.

O material necessário para o acesso à via aérea é composto de: laringoscópio com lâminas retas e curvas, fio-guia, tubos endotraqueais de diversos tamanhos, dispositivo bolsa-valva-máscara com reservatório, sondas de aspiração traqueal, sondas nasogástricas, seringas, cadarço, pilhas reserva, abaixador de língua, cânula oro e nasofaríngea, pinça Magill, estetoscópio e dispositivos para via aérea difícil.

Avaliação da via aérea

É fundamental que o socorrista tenha em mente que a manutenção da permeabilidade da via aérea, da ventilação e da oxigenação é fator decisivo para a redução da lesão cerebral, bem como a possibilidade de melhor prognóstico em vítimas de trauma.

A avaliação inicial do politraumatizado pode ser realizada rapidamente. Devemos considerar: o nível de consciência, o posicionamento do doente, a presença de sons na via aérea e a inspeção torácica.

a) **Nível de consciência e posicionamento:** os pacientes vítimas de trauma são imobilizados com colar cervical e prancha longa em posição supina. Na presença de traumas faciais com sangramento, e nos pacientes obesos, pode haver obstrução da via aérea devido à imobilização em prancha rígida. Em vítimas com alteração do "*status* neurológico" decorrente da ingestão de álcool, hipoxemia, uso de drogas, devido ao trauma e hipoxemia, pode haver a obstrução da via aérea por queda de base da língua.

b) **Sons na via aérea:** a presença de estridores pode revelar o comprometimento da permeabilidade da via aérea, sendo prioritário o pronto reestabelecimento de sua patência, quer seja com manobras básicas acompanhada da inserção de dispositivos acessórios, quer seja no estabelecimento de uma via aérea definitiva ou avançada.

c) **Verificação torácica:** uma rápida inspeção deve incluir a profundidade da ventilação (padrão de respiração superficial ou profundo de respiração), a frequência (taquipneia ou bradpneia), a simetria torácica e a utilização de musculatura acessória (músculos intercostais, fúrcula e batimento de asa de nariz).

Parâmetros a serem observados e achados indesejáveis na avaliação das vias aéreas

O socorrista deve identificar algumas condições que podem predizer um acesso difícil à via aérea. Dentre eles destacamos: o comprimento dos incisivos superiores, a visibilidade da úvula, a presença de retrognatia e prognatia, a conformação do palato, a complacência do espaço mandibular, a distância tireomentoniana (menor que 3 dedos), o comprimento e a largura do pescoço e a dificuldade de extensão do movimento da cabeça e do pescoço. Nenhum desses parâmetros propedêuticos utilizados isoladamente tem valor preditivo positivo para via aérea difícil.

A ventilação eficaz é fator determinante para a reversão da hipoxemia. Alguns pacientes podem exibir algum grau de dificuldade para serem ventilados com dispositivo bolsa-valva-máscara. Nesse grupo podemos incluir os pacientes com mais de 55 anos, IMC > 26 kg/m^2, presença de barba, histórico de roncos e ausência de dentes.

TABELA 5.1 Regra mnemônica por meio da palavra *Lemon*.

Itens	Características
L – *Look externally*	• Obesidade mórbida; • Barba; • Dentes protrusos; • Trauma facial ou cervical; • Língua grande.
E – *Evaluate 332 rule*	• Pelo menos a distância de **3 dedos** de abertura da boca entre os incisivos superiores e inferiores; • Distância de **3 dedos** entre a extremidade inferior do queixo e o osso hioide; • Distância de **2 dedos** entre o osso hioide e a cartilagem tireoide.
M – *Mallampatti scale*	• Classe I: palato mole, pilares, úvula e tonsilas palatinas visíveis; • Classe II: palato mole, pilares e úvula visíveis; • Classe III: palato mole e base da úvula visíveis; • Classe IV: palato mole parcialmente visível.
Q – *Obstrution*	• Trauma laríngeo; • Queimadura; • Corpo estranho; • Edema de tecidos.
N – *Neck mobility*	• Extensão, flexão cervical; • Colar cervical.

A fim de facilitar a memorização dos aspectos que devem ser avaliados em pacientes sujeitos à intubação orotraqueal e que devem ser ventilados com dispositivo bolsa-valva-máscara, foi criada uma regra mnemônica com origem na língua inglesa, que pode ser descrita pela palavra *lemon*.

Tratamento

O socorrista deve inspecionar a cavidade oral do paciente com o objetivo de manter a via aérea patente. Dessa forma, a aspiração de sangue e secreções, a retirada mecânica de corpos estranhos e a oxigenação nos intervalos das aspirações devem ser realizadas prontamente. A manutenção da estabilização da coluna cervical deve ser realizada durante todo o atendimento.

Os sinais do guaxinim (hematoma periorbitário uni ou bilateral), a presença de saída de líquor/sangue da cavidade nasal, ou do conduto auditivo externo, ou a presença de hematoma na região mastóidea (sinal de Battle) devem alertar o socorrista da possibilidade da presença de fratura de base de crânio. A utilização de sondas rígidas de aspiração minimiza a possibilidade de complicações iatrogênicas nesses traumas.

O oxigênio suplementar deve ser sempre ofertado às vítimas de trauma, sendo que os dispositivos de alto fluxo e alta concentração são considerados métodos de escolha. A máscara facial que não permita a reinalação com reservatório pode ser considerada a melhor opção. Um alto fluxo de oxigênio (10 a 15 L/min) deve ser mantido durante todo o atendimento às vítimas de trauma.

A realização de procedimentos invasivos na via aérea, como a intubação, ou a introdução de dispositivos avançados (dispositivos supragloticos, por exemplo), deve levar em conta a experiência profissional e o conhecimento da técnica, a distância a um centro de trauma (no caso de atendimento pré-hospitalar) e a gravidade da vítima. Por vezes, a permeabilização da via aérea com manobras essenciais (aspiração e oxigenação), a manutenção da oxigenação com o dispositivo bolsa-valva-máscara, a contenção da hemorragia e melhora hemodinâmica e a reversão da hipotermia podem evitar a realização de um procedimento desnecessário que pode estar acompanhado de várias complicações.

No doente inconsciente pode haver a queda da base da língua, com consequente obstrução da hipofaringe. A queda da base da língua é a causa mais comum de obstrução da via aérea. Nessa situação o socorrista deve executar as manobras básicas de desobstrução que objetivam o afastamento da língua com um movimento de anteriorização da mandíbula. As manobras básicas a serem realizadas são a *tração da mandíbula* e a *elevação do mento*.

Na *tração da mandíbula* o socorrista posiciona o polegar sobre cada zigomático e, com o 2º e 3º quirodáctilos posicionados no ângulo da mandíbula, a eleva no sentido anterior (Figura 5.1).

Na *elevação do mento* um dos socorristas mantém a estabilização da coluna cervical, enquanto outro realiza a preensão do mento e dos incisivos inferiores, realizando uma tração anterior. Pode haver uma mobilização da coluna cervical durante a tração do queixo e da mandíbula, e, desta forma, julgamos que essa manobra não deva ser realizada por provedores inexperientes.

Após a realização das manobras essenciais é necessária a utilização de acessórios básicos que mantenham a via aérea permeável. Esses acessórios são a *cânula nasofaríngea* e a *cânula orofaríngea*.

A *cânula nasofaríngea* é um tubo flexível de látex ou silicone, com aproximadamente 15 cm de comprimento (Figura 5.2), que pode ser utilizada em vítimas conscientes a fim de manter a permeabilidade da via aérea. Possui vários tamanhos, e a escolha da cânula adequada envolve a distância entre a cóana nasal ao lóbulo da orelha. Antes de realizarmos a sua inserção, devemos examinar as fossas nasais a fim de afastarmos a possibilidade de obstrução e sangramento. A utilização de vasoconstritores e de um lubrificante hidrossolúvel (Figura 5.3)

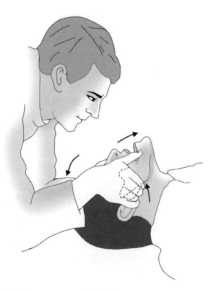
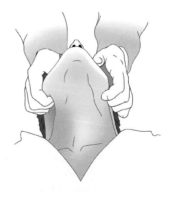

Figura 5.1 Manobra de elevação da mandíbula em vítimas de trauma.
Fonte: Ressuscitação cardiopulmonar: uma abordagem multidisciplinar. Editora Atheneu, 2006.

Controle e Acesso às Vias Aéreas no Ambiente Pré-hospitalar

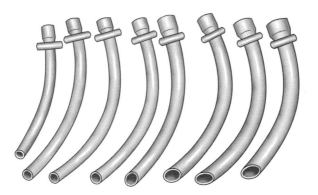

Figura 5.2 Cânulas nasofaríngeas.

facilitará seu correto posicionamento. Após a introdução da cânula na coana nasal, o direcionamento da cânula deve ser posterior em direção à orelha (Figura 5.4). Nas vítimas com suspeita de fratura de base de crânio está contraindicada a utilização da cânula.

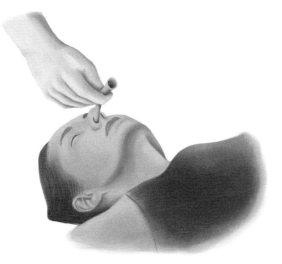

Figura 5.3 Posicionamento da cânula.
Fonte: Sociedade Argentina de Emergências.

A *cânula orofaríngea* ou *cânula de Guedel* é outro dispositivo básico de via aérea, e deve ser utilizado nos pacientes inconscientes que são incapazes de manter a via aérea patente. As cânulas podem ser de plástico ou de borracha e a sua função é evitar a queda da base da língua

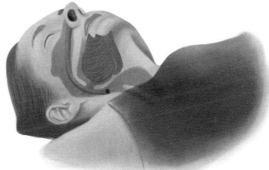

Figura 5.4 Posicionamento final da cânula nasofaríngea.
Fonte: Sociedade Argentina de Emergências.

em direção à hipofaringe. São disponíveis em tamanhos adulto e infantil, de numeração de 0 a 5. O tamanho correto da cânula pode ser medido através da distância da rima labial ao lóbulo da orelha, com a concavidade do dispositivo voltada para cima. A inserção pode ser realizada diretamente com a concavidade voltada para baixo, com o auxílio de um abaixador de língua, ou com a concavidade voltada para cima seguida de uma rotação de 180° conforme ilustrado na Figura 5.5.

Após a utilização dos dispositivos básicos, o paciente deve ser reavaliado frequentemente, e algumas questões devem ser consideradas quanto à utilização de uma via aérea definitiva ou avançada.

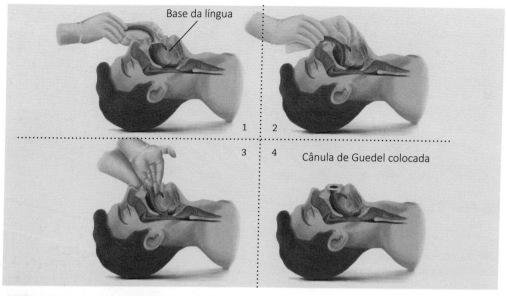

Figura 5.5 Inserção da cânula orofaríngea.
Fonte: Centro de Terapia Intensiva do Hospital Miguel Couto, Dr. David Szpilman, 2010.

No atendimento pré-hospitalar o tempo é um fator decisivo. O "Período de Ouro" (tempo decorrido entre o evento ao recebimento do tratamento definitivo) é um fator determinante de morte ou sequelas irreversíveis, e estudos recomendam que esse tempo não deva exceder a uma hora. Dessa forma, o tempo máximo de permanência na unidade de atendimento pré-hospitalar na cena deva ser de 10 minutos. Procedimentos considerados fúteis devem ser evitados, e a inserção de dispositivos venosos pode ser realizada durante o deslocamento ao centro de trauma. Se a ventilação com o dispositivo bolsa-valva-máscara estiver sendo efetivo, e o hospital de destino estiver próximo, o socorrista deve pesar a necessidade da inserção de dispositivos de via aérea avançados.

O ambiente hospitalar é um ambiente mais seguro e dispõe de mais recursos humanos (médicos socorristas, anestesistas, intensivistas, enfermeiros, fisioterapeutas) e materiais (equipamentos de via aérea básica/difícil, medicações, ventiladores mecânicos microprocessados, salas cirúrgicas, etc.), o que torna o estabelecimento da via aérea definitiva uma condição *sine qua non* para a realização de um bom atendimento a uma vítima grave de trauma.

Intubação traqueal

A via aérea pode ser considerada definitiva quando há a presença de um tubo endotraqueal, dotado de um dispositivo de balonete insuflado, conectado a uma fonte enriquecedora de oxigênio (dispositivo bolsa-valva-máscara ou ventilador mecânico) e devidamente fixado.

Os dispositivos supraglóticos, como a máscara laríngea, o combitube, o tubo laríngeo, ficam posicionados no cricofaríngeo através da insuflação de seus *cuffs*, não sendo considerados dispositivos de via aérea definitiva por não serem constituídos de tubos endotraqueais.

A intubação traqueal é considerada o método de escolha para se conseguir o máximo controle da via aérea. A intubação deve ser realizada por profissional devidamente treinado e capacitado, devido à possibilidade de um grande número de complicações do procedimento.

As indicações de intubação incluem: presença de ventilação ou oxigenação inadequada, perda dos mecanismos protetores da laringe, pacientes que apresentam alterações do nível de consciência com ECG < 8 e incapacidade de permeabilização de via aérea com as manobras básicas.

As complicações incluem: a hipóxia prolongada com possibilidade de parada cardiorrespiratória; broncoaspiração; lesão esofágica, traqueal e de pregas vocais; lesões cervicais que inicialmente não apresentavam comprometimento neurológico e após técnica inadequada de imobilização da coluna evoluíram com dano neurológico; lesão dentária; paresia e paralisia de prega vocal; disfonia; disfagia e estenose laríngea.

O grau de dificuldade de intubação pode ser avaliado pela mobilidade do pescoço, a limitação da abertura da boca (distância interdentária deve ser > 35 mm), pelo tamanho da língua, pela presença de micrognatia e pela distância tireomentoniana. Existem duas classificações que podem ser utilizadas para a avaliação do grau de dificuldade a ser encontrado pelo socorrista: a *classificação de Mallampati* e a *classificação de Cormack e Lehane*.

A avaliação segundo a *técnica de Mallampati* é realizada com o paciente sentado, com a língua protruída ao máximo, e classifica a visibilização das estruturas da orofaringe em níveis (classe) de 1 a 4. Quanto maior for o nível encontrado, maior o grau de dificuldade em realizar o procedimento. Nas vítimas de trauma que se encontram imobilizadas em prancha longa, com colar cervical, essa técnica não pode ser corretamente realizada.

A avaliação de *Cormack e Lehane* é realizada através da laringoscopia, podendo ser dividida em quatro níveis, como demonstra a Figura 5.7

A intubação endotraqueal leva a poderoso estímulo a resposta simpática, levando à intensa taquicardia e à hipertensão arterial. Pode ocorrer um incremento do índice cardíaco e do consumo de oxigênio pelo miocárdio, o que pode ser prejudicial nos pacientes hipoxêmicos.

Atualmente, uma grande variedade de agentes farmacológicos pode ser utilizada para a realização do procedimento. A escolha do agente dependerá principalmente do estado hemodinâmico do paciente, mas outros fatores devem ser considerados, como a experiência do socorrista, a possibilidade de reações alérgicas, os efeitos secundários e a disponibilidade do fármaco no serviço.

A intubação farmacologicamente assistida prevê a utilização de um opioide para promover

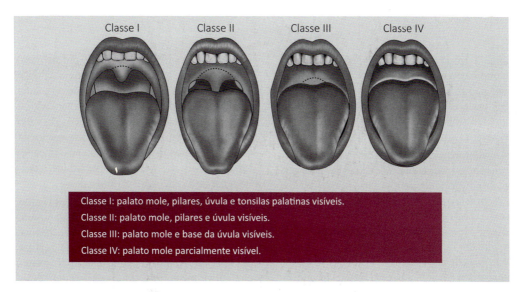

Figura 5.6 Classificação de Mallampati.
Fonte: Curso de Simulação de Medicina de Urgência e Emergência (SIMURGEM).
Guimarães H P. Editora Atheneu, 2009.

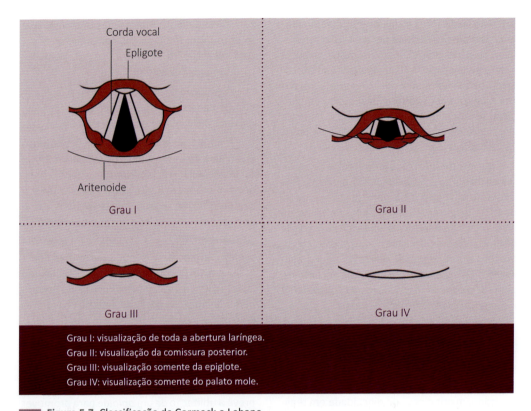

Figura 5.7 Classificação de Cormack e Lehane.
Fonte: Curso de Simulação de Medicina de Urgência e Emergência (SIMURGEM). Guimarães H P. Editora Atheneu, 2009.

uma analgesia adequada, um sedativo (benzodiazepínico ou barbitúrico), e se necessário, caso não se identifiquem sinais de via aérea difícil, pode ser considerada a administração de um bloqueador muscular de ação curta, o que caracteriza uma intubação de sequência rápida.

A intubação pode ser *orotraqueal, nasotraqueal*, ou, dependendo da posição do doente, *face a face*. Independentemente da técnica, o socorrista deve ter a preocupação em manter a cabeça na posição neutra sem mobilização da coluna cervical. Considera-se intubação difícil aquela em que se necessite mais do que três tentativas de laringoscopia direta por profissional experiente, sem sucesso. Nesse caso, devemos optar por métodos alternativos.

A intubação orotraqueal das vítimas de trauma apresenta um grau de maior dificuldade ao socorrista, porque a "facilitação" do procedimento através do posicionamento da vítima na posição olfativa (anteriorização e extensão da coluna cervical) não pode ser realizada. O colar cervical poderá ser retirado para a introdução do tubo endotraqueal, desde que um segundo socorrista execute a estabilização manual da coluna cervical. As técnicas de intubação nasotraqueal e orotraqueal serão discutidas ao longo desse manual.

A abordagem "face a face" é descrita como um método alternativo de acesso à via aérea, no qual o socorrista não poderá se posicionar junto à cabeça do paciente a fim de realizar uma laringoscopia convencional, por exemplo, em vítimas presas em ferragens, em locais confinados. Nessa situação o médico aborda o paciente frente a frente, ou face a face. O laringoscópio é seguro pela mão direita, o tubo, na mão esquerda, e a lâmina do laringoscópio progride lentamente pelo dorso da língua, até que esteja posicionada na valécula ou tenha "pescado" a epiglote. Nesse momento é realizada a inserção cuidadosa do tubo, e, da mesma forma da intubação convencional, será verificado seu posicionamento adequado.

Técnicas alternativas

Se houver insucesso com as técnicas convencionais, devemos inicialmente solicitar ajuda, buscar realizar outras manobras e utilizar, se disponível no serviço, outros dispositivos de acesso às via aéreas, por exemplo, o introdutor de tubo traqueal, a máscara laríngea, o tubo laríngeo e o combitube. No caso de profissionais mais experientes, outra opção é a utilização de uma via aérea cirúrgica.

A manobra mais importante para melhorar a visualização da glote na laringoscopia direta é a manipulação externa da laringe. Inicialmente o socorrista com sua mão direita realiza uma compressão na cartilagem tireoide para trás, para cima e para a direita (BURP – Backward, Upward, Right Pressure). Dessa forma poderemos facilitar a intubação traqueal com melhor visibilização da glote.

Os *guias* são dispositivos introduzidos na traqueia que podem orientar a introdução de tubos endotraqueais. Os dispositivos possuem cerca de 50 cm a 60 cm de comprimento, e na extremidade distal possuem uma deflexão, semelhante a um "taco de hóquei" angulado a 30º, que servirá como um guia para a passagem do tubo endotraqueal. A técnica consiste em realizarmos a laringoscopia de maneira convencional, de forma que a ponta angulada alcance "às cegas" a fenda glótica. O socorrista pode sentir o "trepidar" da passagem do guia junto aos anéis traqueais. Outra forma de confirmar o posicionamento do dispositivo é a interrupção na marca dos 30 cm ao longo do guia. Posteriormente o guia será "vestido" pelo tubo endotraqueal, e uma progressão cuidadosa será realizada até que o tubo ultrapasse a fenda glótica. Por vezes pode ser necessária uma leve rotação do conjunto guia-tubo quando o bisel alcança a glote. Finalmente, retira-se o guia e realiza-se a confirmação da posição do tubo.

A *máscara laríngea* (ML) tem a forma de um tubo semicurvo, que se inicia em um conector padrão de 15 mm e termina em uma máscara com suporte periférico inflável, cujo objetivo é vedar a entrada da laringe. Possui como vantagem o seu custo reduzido e requer do socorrista um nível de dificuldade e habilidade baixa. A desvantagem da ML é que, por não se tratar de uma via aérea definitiva, não protege o paciente dos riscos de uma broncoaspiração. Pode ser considerado um método inicial de "resgate" à via aérea.

As Figuras 5.8 e 5.9 ilustram os passos a serem seguidos para a colocação da máscara laríngea. Inicialmente (Figura 5.8), contra uma superfície rígida, retiramos todo o ar da máscara. A parte posterior da máscara deve ser lubrificada com um gel hidrossolúvel. O socorrista segura a ML como se fosse uma caneta, com o dedo indicador posicionado na transição do *cuff* com o tubo. Cuidadosamente ela é introduzida pela cavidade oral contra o palato (Figura 5.9 A e B), até que encontre a resistência do cricofaríngeo. De acordo com as orientações do

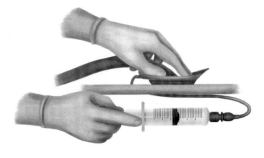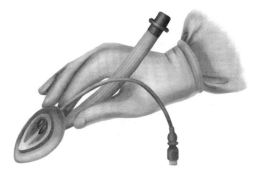

Figura 5.8 Técnica de inserção da máscara laríngea.
Fonte: *Principles of airway management*. 4 th ed. New York: Springer; 2010.

Medicina de Emergência Pré-Hospitalar

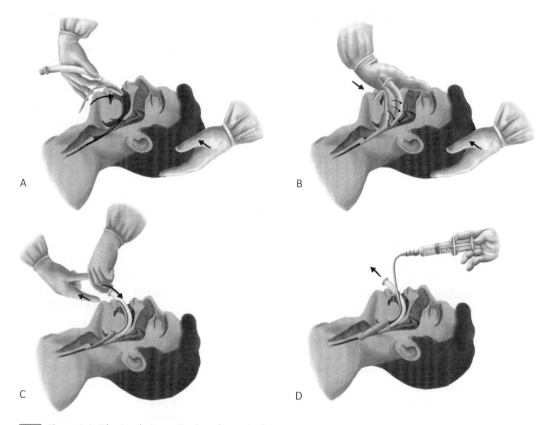

Figura 5.9 Técnica de inserção da máscara laríngea.
Fonte: *Principles of airway management*. 4 th ed. New York: Springer; 2010.

fabricante, utiliza-se uma seringa para insuflar o *cuff* (Figura 5.9 C e D). Verifica-se o posicionamento correto do dispositivo, e posteriormente realiza-se sua fixação.

O *Tubo Laríngeo* (TL) consiste num tubo semelhante ao traqueal, porém mais curto e dotado de dois balonetes: um proximal de maior volume o qual se posiciona no cricofaríngeo, e outro distal esofágico. Também é considerado um dispositivo supraglótico, e, da mesma forma que a máscara laríngea, não protege contra os riscos de uma aspiração. O TL pode ser dotado de uma via de aspiração gástrica que permite a introdução de uma sonda de pequeno calibre, cujo objetivo é diminuir a possibilidade de broncoaspiração.

O *combitube* é um tubo de duplo lúmen com dois balonetes (distal-esofágico e proximal infraglótico). Um dos tubos termina em fundo cego, com perfurações laterais. O outro ramo tem sua extremidade aberta de forma similar a um tubo traqueal. Possui dois tamanhos: 37 F e 41 F, sendo utilizados, respectivamente, para pacientes de 1,4 m a 1,8 m e para pacientes maiores que 1,8 m. É introduzido às cegas, e seu posicionamento geralmente é esofágico. As principais desvantagens desse método são o alto custo e a necessidade de manutenção de altas pressões de enchimento em seus balonetes, com possibilidade de dor, lacerações e hematomas na mucosa orofaríngea. Atualmente está sendo pouco utilizado, sendo substituído pelo tubo laríngeo.

A última opção para o acesso à via aérea é o método cirúrgico. A cricotireoidostomia cirúrgica e percutânea constituem métodos invasivos de acesso à via aérea. Podem ser utilizadas de forma rápida no departamento de emergência, centro cirúrgico ou ambiente pré-hospitalar. São utilizadas quando há uma falha na utilização dos métodos convencionais e, dessa forma, nunca devem ser escolhidos como método inicial de controle da via aérea. O objetivo desses procedimentos é a criação de uma abertura na traqueia para permitir a ventilação e a oxigenação.

A cricotireoidostomia pode ser definida como um método cirúrgico de abordagem da via aérea através da membrana cricotireoidea, utilizando-se um tubo com *cuff* (tubo endotraqueal ou de traqueostomia) ou de uma agulha revestida por um trocater.

Podemos classificar a cricotireoidostomia em:

- Cricotireoidostomia cirúrgica;
- Cricotireoidostomia por punção.

O ponto de maior elasticidade da proeminência laríngea e de menor rigidez é a membrana cricotireoidea que, situada imediatamente abaixo da cartilagem tireoide serve de sítio anatômico para o acesso à via aérea na emergência. A membrana cricotireoidea pode ser localizada abaixo da proeminência laríngea, na linha mediana do pescoço. Essa membrana, também denominada elástica, cricovocal ou cone elástico, começa na borda superior da cartilagem cricoide, prende-se na borda inferior da cartilagem tireoide e se continua pela face interna dessa cartilagem até as cordas vocais, onde se funde com o ligamento vocal. Da borda superior da cartilagem cricoide até a borda inferior da cartilagem tireoide, essa membrana participa da laringe, separando-a das outras estruturas existentes no pescoço. Dessa forma, a parede anterolateral da infraglote é formada pelo terço inferior da cartilagem tireoide, pela membrana cricotireoidea e pela única cartilagem em forma de anel, ou seja, a cricoide (Figura 5.10).

A identificação precisa das estruturas é imprescindível para que se possa obter com sucesso o acesso emergencial à via aérea. Ne-

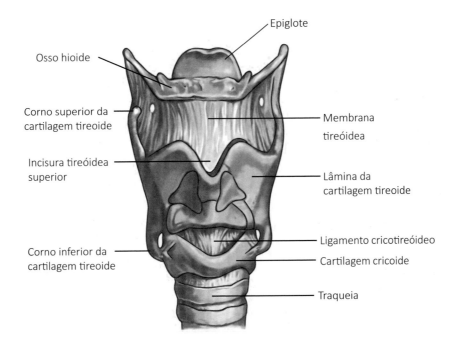

Figura 5.10 Anatomia da região cervical.
Fonte: Guia Prático de UTI da AMIB, 2008.

cessariamente devemos identificar as seguintes referências anatômicas: osso hioide, espaço tireóideo, a cartilagem tireoide e a proeminência laríngea ("pomo de Adão") e a membrana cricotireóidea. Embora a membrana cricotireóidea seja bem superficial, algumas situações podem dificultar sua identificação, como edema, enfisema subcutâneo e a presença de hematomas.

A *cricotireoidostomia cirúrgica* envolve uma abertura cirúrgica na membrana cricotireóidea. Técnicas eficientes de intubação traqueal deveriam minimizar a sua utilização.

Indicações

- Trauma facial extenso
- Incapacidade de controle de via aérea com manobras menos invasivas
- Hemorragia intrabrônquica persistente

Contraindicações

- Lesões laringotraqueais
- Crianças menores de 10 anos
- Doença laríngea de origem traumática ou infecciosa
- Inexperiência do socorrista

Técnica

1. Preparo da região cervical: a situação ideal prevê uma assepsia e antissepsia adequada da região a ser abordada, e a correta identificação dos pontos anatômicos
2. Imobilização da laringe: se não houver uma imobilização adequada da laringe provavelmente haverá falha na cricotireoidostomia. A imobilização é realizada utilizando-se o polegar, o segundo e o terceiro dedos da mão dominante do socorrista. O polegar e o terceiro dedo imobilizam a laringe, e o indicador aponta o local correto a ser realizada a incisão cirúrgica (Figura 5.11).
3. Abordagem na pele: incisão vertical mediana na pele com bisturi de aproximadamente 3 cm.
4. Identificar novamente a membrana cricotireoidea.
5. Abordagem na membrana cricotireoidea: incisão transversal de aproximadamente 1 cm a 1,5 cm, a ser realizada no terço inferior da membrana, de forma a evitar a lesão inadvertida da artéria e a veia cricotireóidea superior. Nesse momento, se tivermos disponível no serviço, poderemos

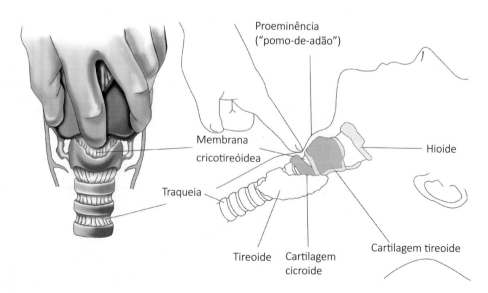

Figura 5.11 Imobilização adequada da laringe e identificação da membrana cricotireóidea.
Fonte: Scordamaglio, PR. Guia Prático de Acesso às Vias Aéreas. Editora Atheneu, 2012.

utilizar um gancho carineal, ou deveremos realizar a preensão da membrana através de um "kelly curvo" (Figura 5.12).

6. Colocação do tubo: deve ser realizada a inserção de um tubo com balonete (tubo endotraqueal ou cânula de traqueostomia) de calibre proporcional à abertura da membrana.

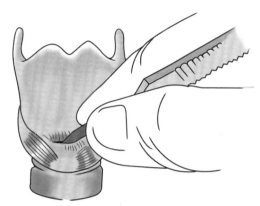

Figura 5.12 Incisão transversa na membrana cricotireóidea.
Fonte: Scordamaglio PR; et al., 2014.

7. Fixação do dispositivo e conexão com uma fonte enriquecedora de oxigênio.

Complicações precoces

- Asfixia
- Hemorragia
- Aspiração
- Falso trajeto
- Lesões das estruturas cervicais e vasculares
- Perfurações esofágicas
- Lesões das cordas vocais
- Enfisema subcutâneo e mediastinal
- Pneumotórax

Complicações tardias

- Estenose subglótica
- Aspiração
- Disfagia

- Fístula traqueoesofágica
- Disfonia
- Infecção
- Traqueomalácia

Cricotireoidostomia por punção

Podemos considerar o procedimento como de fácil execução, e diferentemente do procedimento cirúrgico, requer um mínimo treinamento para sua realização. Atualmente, existem vários *kits* disponíveis no mercado, e são conhecidas duas técnicas básicas para sua realização.

Técnica de Seldinger

Realiza-se uma punção inicial com agulha calibrosa, e posteriormente passa-se o guia pelo interior da agulha. É realizada uma incisão na pele com bisturi de modo a permitir a passagem de um dilatador mais calibroso. A sonda cricotireoidostomia é "vestida" por um dilatador e um fio guia. Por fim, retira-se o conjunto dilatador e o fio-guia permanecendo a sonda de cricotireoidostomia. Realizamos a fixação e a conexão com uma fonte de oxigênio. Essa técnica é similar à utilizada para a realização de traqueostomia percutânea à beira do leito com o auxílio da broncoscopia.

Técnica com agulha

Realiza-se cuidadosamente uma punção no sentido distal na membrana cricotireóidea (Figura 5.13A) com o conjunto trocater-cateter de cricotireoidostomia-seringa. A partir do momento que se consegue aspirar "ar" no êmbolo da seringa, confirma-se a posição correta do conjunto (Figura 5.13B). Nesse momento, retira-se o trocater com a progressão da sonda de cricotireoidostomia. Realiza-se a fixação e a conexão com uma fonte enriquecedora de oxigênio (Figura 5.13C).

Ventilação transtraqueal a jato

Realiza-se a punção da membrana cricotireoidea com cateter. Posteriormente, se acopla ao cateter uma fonte enriquecedora de oxigênio a alta pressão (Manujet R) com cerca de 50 PSI, ou a jatos de alta frequência.

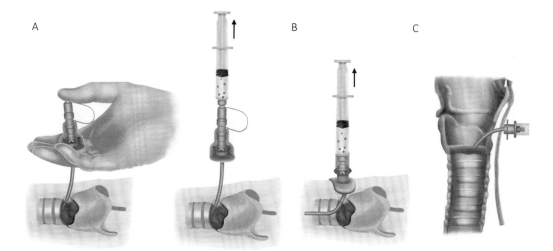

Figura 5.13 Punção da membrana cricotireóidea com agulha.
Fonte: www.viaaereadificil.com.br

Essa técnica permite a oxigenação emergencial até que outro dispositivo de via aérea seja empregado. O aprisionamento de ar leva à hipercapnia devido à impossibilidade de uma expiração adequada. Podemos utilizar a VTTJ por cerca de 30 minutos de forma segura.

Vantagens da cricotireoidostomia por punção:

- Acesso fácil e rápido
- Equipamento simples
- Curva de aprendizado rápida
- Ausência de incisões

Indicações

- Falha das outras técnicas

Contraindicações

- Falta de habilidade do socorrista
- Falta de equipamento
- Sucesso com outros métodos

Complicações

- Hipercapnia
- Lesão de estruturas adjacentes (esôfago, laringe, tireoide e sistema vascular)

Referências

1. Suporte Avançado de Vida no Trauma para Médicos, ATLS – Manual do Curso de Alunos, 8ª ed. Chicago, American College of Surgeons, 2008.
2. Atendimento pré-hospitalar ao traumatizado PHTLS, 7ª ed, Editora Elsevier.
3. Scordamaglio PR, Manto R, Guimarães HP. Guia Prático de Acesso às Vias Aéreas. 1. ed. São Paulo: Editora Atheneu. 2014; (1):182.
4. Mota LAA, Carvalho GB, Brito VA. Complicações laríngeas por intubação orotraqueal: revisão da literatura. Int. Arch Otorhinolaryngol. 2012; (16): 2.
5. Barrios J, Mesa A. Manual Clínico da Via Aérea Respiratória. São Paulo: Artes Médicas, 2004.
6. Practice Guideline Management of Difficult Airway: a report by the American Society of Anesthesiologists. Task Force on Management of Difficult Airway. Anesthesiology. 2003; 98(5): 1269-77.

7. Szpilman D. Protocolos de rotina do Centro de Terapia Intensiva do Hospital Miguel Couto, 2010.
8. Esses BA, Jafek W. Cricothyroidotomy: A decade of experience in Denver. Ann Oto Rhinol Laringol. 1987; 96: 519-24.
9. Bughetti GAM, Mamede RCM. Anatomia para Cricotireoidostomia. Rev Bras Cirurgia de Cabeça e Pescoço 2005; (34)1.
10. Ravussin P, Freeman J. A new transtracheal catheter for ventilation and ressuscitation. Can Anaesth Soc. 1985: 32-60.
11. American College of Surgeons Committee on Trauma: airway management and ventilation. In advanced trauma life support for doctors, student course manual, 7ª ed., Chicago, 2004, ACS.

CAPÍTULO 6

• Dennison Moreira da Silva • Leonardo Vieira Santos Moraes • Renata Alvarenga Nunes

Imobilização na Atividade Pré-hospitalar

Introdução

O trauma musculoesquelético é um problema de saúde pública emergente cujos fatores etiológicos variam conforme as características conjunturais e sociais de cada região, atingindo indivíduos de ambos os sexos e de diferentes faixas etárias e condição socioeconômica.

Traumas nos membros determinam lesões como contusões, lacerações, ferimentos, entorses, luxações e fraturas, sendo todas associadas a algum grau de hemorragia. Tais injúrias resultam em diferentes níveis de dor e comprometimento físico, funcional e/ou estético, podendo gerar impactos psicossociais ao indivíduo e seus familiares, além de gerar custos elevados aos sistemas de assistência à saúde e à previdência social, devido à deficiência física temporária ou definitiva.

As lesões musculoesqueléticas demandam atenção, observação e reavaliação contínua do estado neurovascular do membro acometido. De modo geral, não estão relacionadas a um risco imediato de óbito. Contudo, o acometimento de outros sistemas está associado ao aumento de sua morbimortalidade no decorrer da evolução do quadro clínico. É o que ocorre, por exemplo, quando há o envolvimento de órgãos internos ao tronco, bem como nos casos de choque hemorrágico associados a múltiplas fraturas.

No que tange ao atendimento pré-hospitalar, um dos fatores mais importantes para o prognóstico do trauma musculoesquelético é o tempo transcorrido do evento até o atendimento pela equipe de resgate. Além disso, é fundamental o estabelecimento de uma relação profissional com atenção especial à vítima, visando firmar o devido socorro e transporte à assistência médica intra-hospitalar.

Nesse contexto, as imobilizações são realizadas dentro do tempo das avaliações e como suporte básico à vida da vítima de trauma, possibilitando um melhor controle da dor e da hemorragia, com o transporte até a avaliação especializada.

O presente capítulo abordará o uso de imobilizações como medida auxiliar na avaliação inicial e sequencial, incluindo os aspectos anatômicos envolvidos no seu emprego e o reconhecimento das principais lesões musculoesqueléticas e das lesões que agravam o estado inicial da vítima com risco de vida.

Fisiologia do sistema musculoesquelético

O tecido ósseo é uma forma especializada de tecido conjuntivo constituído por células e por uma matriz extracelular composta de uma parte orgânica e uma parte mineral.

Os ossos são responsáveis pela sustentação do corpo, pela proteção dos órgãos adjacentes, além de apresentarem função hematopoiética. Possuem alta resistência à carga axial e uma particularidade de baixa resistência à carga rotacional, embora apresentem deformação às cargas impostas.

Cada osso tem seu formato e particularidades. Eles estão unidos uns aos outros pelas articulações. Além de permear o contato entre os segmentos ósseos, essa junção está relacionada ao seu movimento específico. A superfície articular é revestida por tecido cartilaginoso e a articulação é estabilizada através da ligação da resistente cápsula articular e por ligamentos restritores de amplitude de movimentos. Ressalta-se que todos esses tecidos possuem capacidade regenerativa, exceto o tecido cartilaginoso.

Os ossos, músculos, tendões, ligamentos e cartilagens possuem uma relação importante com a fisiologia do íon de cálcio, o qual também é o fator IV da cascata de coagulação. Nessa organização, o que promove o movimento da estrutura é o tecido muscular e tendíneo, assim que recebem uma ordenação de comando do tecido nervoso e suas unidades funcionais.

Uma particularidade existe para que haja o deslocamento do esqueleto, definida pela força de tensão da musculatura e integridade de tendões, cápsula articular e osso. Diante de alteração funcional, como no caso do trauma, há o rompimento dessa dinâmica. A partir desse momento, há uma quebra na integridade da saúde do indivíduo, resultando em deficiência física temporária ou até permanente, dependendo de readaptação funcional.

Imobilização

A imobilização no atendimento pré-hospitalar requer identificação do segmento afetado pelas forças deformantes no momento do trauma. Inicialmente, é realizado o realinhamento do membro e, então, aplica-se a técnica e material adequados.

Os materiais utilizados são resistentes e ajustáveis, facilitando seu emprego no ambiente pré-hospitalar diante das variações de faixa etária e diferenças biofísicas dos indivíduos. Por serem radiotransparentes, as imobilizações não oferecem barreiras ao exame radiológico feito no ambiente hospitalar. São constituídas por colar cervical ajustável, talas moldáveis em diferentes tamanhos, tirantes, ataduras, prancha longa e rígida.

A imobilização tem por regra limitar os movimentos no segmento do foco do trauma. Para isso, precisa envolver uma articulação proximal e uma distal ao foco, seja no caso de trauma único ou de politraumatismo (Quadro 6.1). Pode ser feita com as talas ajustáveis por tirantes ou ataduras. O emprego da prancha longa e rígida (Figura 6.1) é realizado por meio das técnicas de rolamento ou de içamento, e sua contenção é feita por tirantes reguláveis de oito pontas (tipo aranha). O colar cervical (Figura 6.2) é ajustado à vítima e adiciona-se o contentor lateral de cabeça, evitando-se o rolamento lateral. Em casos de suspeita de lesão de coluna torácica e lombar, o uso do colete tipo KED (Figura 6.3) é mantido desde a fase de resgate.

QUADRO 6.1 Relação da imobilização utilizada de acordo com o tipo de fratura.

Fraturas	Imobilizações
Escápula, clavícula, úmero proximal, diáfise de úmero	Toracobraquial
Úmero distal, olécrano, cabeça de rádio, outras fraturas do cotovelo, antebraço	Axilopalmar
Rádio distal, ossos do carpo, fraturas da mão	Antebraquiopalmar
Acetábulo, colo, transtrocanteriana, diáfise fêmur, fêmur distal	Pelvepodálica
Patela, tíbia proximal, diáfise de tíbia, tíbia distal	Inguinopodálica
Tornozelo, ossos do pé	Bota

Imobilização na Atividade Pré-hospitalar

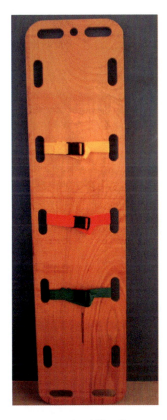

Figura 6.1 Prancha rígida para transporte e imobilização.
Fonte: acervo do autor.

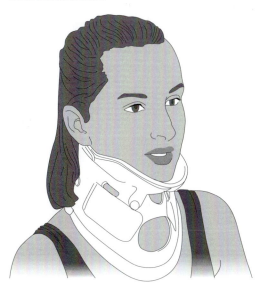

Figura 6.2 Colar cervical para imobilização.

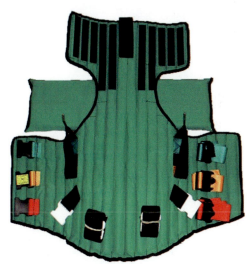

Figura 6.3 O KED (Kendrick Extrication Device) ou Dispositivo de Extricação de Kendrick.

CAPÍTULO 6   53

Nos casos de luxação articular em que não é possível redução, é feita uma imobilização em posição aceitável e o transporte até o ambiente hospitalar. Recomenda-se que não seja feita tentativa de redução por profissionais sem o conhecimento técnico devido ou sem realização de exame complementar e anestesia, de modo a evitar a interposição intra-articular de partes moles e/ou fragmentos, como as fraturas iatrogênicas e lesões cartilaginosas.

A imobilização envolve o adequado emprego das manobras de realinhamento do membro, principalmente nos quadros associados à fratura óssea que apresentam alteração da tensão de seus tecidos. É necessária atenção especial antes e após o emprego dessas manobras de realinhamento, avaliando o estado neurovascular do membro, uma vez que elas podem produzir compressão de vasos e/ou nervos. Tais manobras não são barreira nos casos de fraturas ósseas expostas, pois nesses casos haverá emprego especializado médico cirúrgico das técnicas de limpeza exaustiva do membro, debridamento cirúrgico dos tecidos desvitalizados e estabilização cirúrgica do foco de fratura, obtendo o conceito de controle do dano no trauma.

Avaliação inicial no trauma e o uso da imobilização

O atendimento pré-hospitalar deve ser realizado por profissional habilitado e compreender um curto espaço de tempo. Nesse contexto, a avaliação inicial no atendimento à vítima de trauma deve ser realizada em todos os casos, independentemente do ambiente e das condições encontradas. Deve-se determinar e tratar as afecções que coloquem a vida em risco, ordenando as prioridades de reanimação ("ABCDE da vida" no trauma). Esse enfoque primário do atendimento à vítima é feito como um todo e de forma continuada, sem ignorar as lesões musculoesqueléticas.

As hemorragias advindas das lesões musculoesqueléticas requerem o emprego da compressão direta no respectivo foco e realização de imobilização adequada do segmento afetado, contribuindo com a diminuição de movimento no foco e tamponamento das lesões nos tecidos.

Entre os quadros de potencial risco de hemorragia maciça, destacam-se as fraturas e luxações do anel pélvico, fraturas expostas de ossos longos, fraturas de múltiplos ossos, associação à lesão vascular e amputações traumáticas (Quadro 6.2).

QUADRO 6.2 Lesões que causam risco direto à vida.

Lesão	Implicações	Tratamento
Fratura-luxação do anel pélvico (Figura 6.4) (trauma de alta energia)	• Lesão plexo venoso pélvico, raramente associado sistema arterial ilíaco interno • Choque hemorrágico Classe IV • Descarga força de compressão lateral e/ou axial.	• Manobra de tração e compressão e imobilização em contensão • Tratamento cirúrgico imediato
Lesão arterial grave (ferimentos penetrantes extremidades ou fragmentos ósseos transfixando vasos ou estiramento vaso)	• Assimetria amplitude pulsos extremidades	• Compressão direta, se possível usar garrote • Tratamento cirúrgico emergência
Rabdomiólise (síndrome esmagamento muscular)	• Lesão massa muscular volumosa • Evolução isquemia muscular, morte celular e liberação mioglobina • Elevação níveis enzima CPK, associação Insuficiência Renal Aguda (IRA) e Coagulação Intravascular Disseminada (CIVD).	• Tratamento suporte, terapia intensiva e debridamento cirúrgico

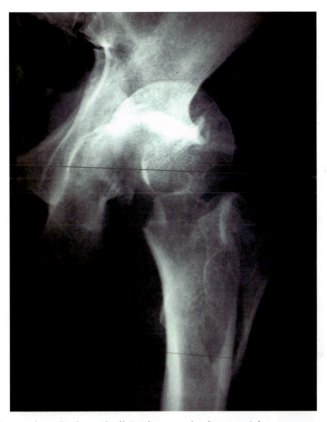

Figura 6.4 Fratura-luxação do anel pélvico (trauma de alta energia).

Avaliação secundária no trauma

A identificação do mecanismo de trauma e as possíveis lesões apresentadas e associadas ao quadro são imperativas, juntamente com o correto manuseio e o emprego de imobilizações específicas no atendimento e transporte de vítimas de trauma.

No atendimento secundário, é importante que seja feita a inspeção meticulosa, com registro da história, apresentação e evolução do caso, assim como dos meios empregados para o resgate da vítima, das condições da cena de trauma, do estado de saúde prévio ao evento e das patologias associadas. A exposição completa da vítima é essencial no exame físico (Quadro 6.3).

A inspeção feita pelo profissional habilitado deve ser rápida e completa, com ênfase na presença de alterações na perfusão ou cutâneas, edema, deformidades do segmento e articular, ferimentos, presença de hemorragia ativa, sangramento com presença de gotículas de gordura e até mesmo foco de exposição óssea. Achado de discrepância de comprimento dos membros sugere a presença de luxação articular. Já a alteração ou a ausência de movimentos no segmento afetado auxilia na definição de comprometimento ósseo, articular, neurológico e vascular (Quadro 6.4).

A palpação completa na exposição da vítima define as alterações produzidas durante o evento do trauma, como resposta às forças deformantes. O contorno irregular das estruturas ósseas com desvio rotacional do segmento distal à fratura, encurtamento, crepitação e deformidade angular levam ao diagnóstico de fratura.

As alterações de sensibilidade e motora, de acordo com os níveis dos dermátomos sensitivos e motores, traduzem lesões neurológicas presentes e vasculares em evolução.

QUADRO 6.3 Prioridades no atendimento.

Avaliação primária	Lesões associadas ao risco iminente à vida
Avaliação secundária	Lesões associadas ao risco da integridade do membro
Reavaliação continuada	Revisão sistemática que evita lesões despercebidas e os quadros que poderão agravar a evolução clínica

QUADRO 6.4 Lesões que comprometem o membro.

Fratura exposta	• Contaminação osso ambiente externo • Infecção e alteração cicatrização • Curativo estéril, compressão direta, realinhamento membro e imobilização devida • Tratamento cirúrgico debridamento, estabilização da fratura e antibioticoterapia venosa com profilaxia antitetânica
Amputação traumática	• Perda segmento – relação deficiência física • Compressão direta, avaliar uso torniquete • Reanimação intensiva e tratamento cirúrgico
Fraturas segmentares (articulação do membro flutuante)	• Ombro, cotovelo, joelho • Fratura um segmento proximal e um distal a uma articulação (mesmo membro) • Alto nível comprometimento vascular e neurológico • Tratamento cirúrgico imediato
Síndrome compartimental	• Isquemia por aumento conteúdo compartimento • Causas: compressivo, esmagamento, alteração permeabilidade capilar, queimaduras, exercício físico excessivo • Dor, empastamento, assimetria compartimentos, dor ao estiramento passivo, discrepância sensibilidade • Tratamento cirúrgico imediato – fasciotomia ampla e precoce • Sequelas: distrofia simpático-reflexa

A palpação de empastamento (edema duro) de grupos musculares que ocasionam dor ao seu estiramento passivo é de relação direta com alterações de conteúdo e continente, dentro das fáscias que são resistentes. O edema da musculatura que comprime a circulação venosa diagnostica a síndrome compartimental, que pode ter um desfecho dramático devido às sequelas produzidas (Figura 6.5).

Os grandes descolamentos de pele em relação à fáscia muscular são responsáveis por grandes coleções líquidas que podem gerar infecção, além de ter relação direta com a circulação desse segmento de pele, evoluindo com necrose tecidual.

O exame das articulações, feito de maneira a se testar a mobilidade articular normal, busca a presença de instabilidade associada a lesões de cápsula e ligamentos estabilizadores da articulação.

Na avaliação da circulação, os pulsos das extremidades dos membros devem ser palpados e comparados em sua amplitude. Além disso, deve ser avaliada a perfusão capilar distal

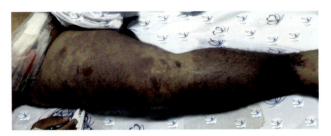

Figura 6.5 Síndrome compartimental de membro inferior.
Fonte: acervo do autor.

ao foco de fraturas, considerando que o seu comprometimento está relacionado à queda da amplitude do pulso arterial. A presença conjunta desses sinais está associada ao quadro de choque hemorrágico.

Lesões musculoesqueléticas: fraturas e luxações

Fratura da clavícula

A clavícula é um osso na face anterior do ombro, que tem no seu terço médio o local mais comum de fratura. As forças musculares causam o desvio da fratura do terço médio da clavícula (Figura 6.6), sendo que a vítima apresenta quadro de dificuldade para suportar o peso do braço. Ao se examinar um paciente com suspeita de fratura de clavícula, é preciso avaliar lesões associadas, como: lesão do plexo braquial, pneumotórax, fraturas de escápula e costelas ipsilaterais e lesões vasculares. Para esse tipo de fratura, utiliza-se imobilização do tipo toracobraquial (Figura 6.7).

Luxação traumática do ombro

A instabilidade articular do ombro é uma patologia de alta frequência e diversas apresentações, com relatos desde a Grécia antiga. O ombro é articulação com grande amplitude de movimento. Diante de eventos traumáticos, ocorre a luxação da cabeça umeral em relação à cavidade glenoidal da escápula. De acordo com a força resultante, pode haver desvio anterior (com maior incidência), inferior e posterior (relacionado a acidentes por choque elétrico). Pode envolver as articulações acromioclavicular e esternoclavicular (nos casos de trauma torácico). Seu reconhecimento e a devida imobilização são importantes para o transporte da vítima ao serviço médico especializado. A redução incruenta

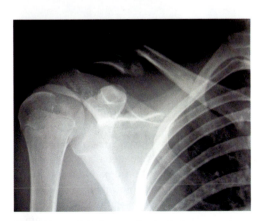

Figura 6.6 Fratura de clavícula.
Fonte: acervo do autor.

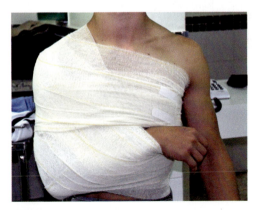

Figura 6.7 Imobilização toracobraquial.
Fonte: acervo do autor.

é desencorajada, devido à possibilidade de imperícia nessa manobra, ocasionando fraturas do tipo iatrogênicas. Nos casos de luxação traumática do ombro, também é empregada imobilização do tipo tóracobraquial (Figura 6.7).

Fratura do úmero

Os desvios das fraturas do úmero são causados pelas forças musculares que atuam sobre os fragmentos ósseos. Tais deformidades dependem do nível em que ocorre a fratura (Figura 6.8). A diáfise do úmero consiste na área localizada entre a borda superior da inserção do peitoral maior e a crista supracondilar (Figura 6.9).

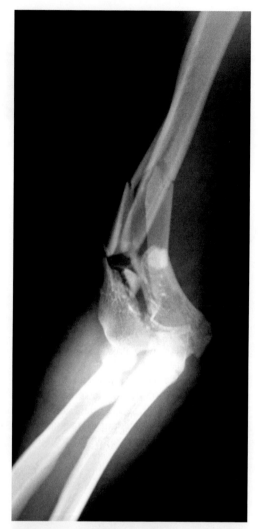

Figura 6.9 Fratura do úmero.
Fonte: acervo do autor.

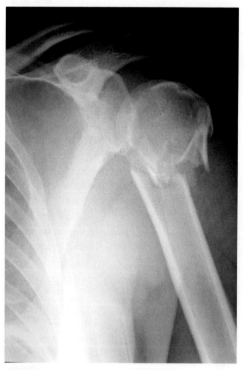

Figura 6.8 Fratura do úmero.
Fonte: acervo do autor.

O úmero é envolto por vários músculos compreendidos em dois compartimentos, sendo que no compartimento posterior passa o nervo radial, entre a cabeça longa e lateral do tríceps, o qual pode ser lesado pelos fragmentos da fratura. O diagnóstico da lesão do nervo radial é feito pesquisando a inervação sensitiva do nervo radial e a ausência da extensão do punho e dos dedos (mão caída ou mão em gota). No atendimento pré-hospitalar, pode-se realizar o alinhamento da fratura com uma pequena tração nos côndilos umerais seguida de uma imobilização tóracobraquial (Figura 6.7) ou de uma tração por gravidade (Figura 6.10). Sempre que for realizada a manipulação e o alinhamento da fratura é preciso examinar o nervo radial para não causar lesão do nervo radial com a manipulação.

Imobilização na Atividade Pré-hospitalar

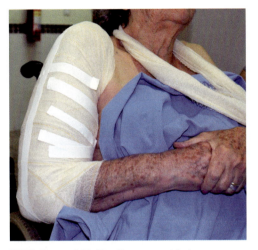

Figura 6.10 Tração por gravidade.
Fonte: acervo do autor.

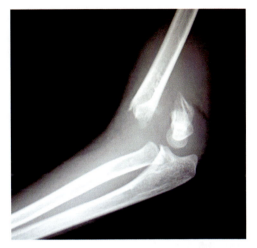

Figura 6.11 Fratura do úmero distal.
Fonte: acervo do autor.

Fratura do cotovelo

O cotovelo é a articulação intermediária do membro superior que auxilia o ombro a levar a mão a qualquer região do corpo e a afastá-la do tronco. Pela articulação do cotovelo passa várias estruturas neurovasculares importantes, como o nervo mediano, o ulnar, o radial e o musculocutâneo e as artérias braquial, radial e ulnar. Por isso, em casos de fraturas de cotovelo, é importante realizar testes para avaliação do sistema neurovascular do membro superior e manter um alinhamento do cotovelo para redução do risco de compressão dessas estruturas. As fraturas do cotovelo compreendem: fratura de úmero distal, fratura de olécrano, fratura de cabeça de rádio, fratura de epicôndilo medial e lateral, fratura de capitelo e tróclea. Entre essas lesões, a fratura de úmero distal é uma das mais importantes, devido ao risco maior de lesão neurovascular e síndrome compartimental (Figura 6.11). No atendimento pré-hospitalar, o importante é sempre manter um alinhamento da fratura de cotovelo e realizar uma imobilização axilopalmar (Figura 6.12) com o cotovelo em flexão de 70° (quando a região estiver muito edemaciada, como

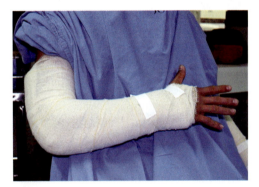

Figura 6.12 Imobilização axilopalmar.
Fonte: acervo do autor.

nas fraturas supraintercondilianas do úmero) ou de 90° (se o cotovelo não estiver muito edemaciado, como nas fraturas de olécrano e cabeça de rádio).

Fratura do antebraço

As fraturas do antebraço podem ser isoladas ou associadas a lesões da articulação radioulnar distal e da articulação radioulnar proximal (Figura 6.13). No atendimento pré-hospitalar, é importante realizar o alinhamento da fratura com leve tração e contratração, realizando uma imobilização axilopalmar (Figura 6.12).

CAPÍTULO 6

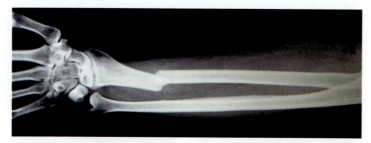

Figura 6.13 Fratura do antebraço.
Fonte: acervo do autor.

Fratura do punho

O diagnóstico é feito com a investigação da história do trauma, diante de presença de deformidade do punho e edema, podendo haver hipoestesia do nervo mediano, crepitação e comprometimento funcional do punho (Figura 6.14). No atendimento pré-hospitalar, é importante realizar o alinhamento do punho com leve tração, seguido de imobilização antebraquiopalmar (Figura 6.15).

Fratura-luxação da pelve

As fraturas do anel pélvico (Figura 6.4) são mais frequentemente diagnosticadas e sua incidência é maior nas unidades de atendimento hospitalar, devido à melhoria na qualidade de atendimento pré-hospitalar e ao aumento da proteção contra traumas cranianos e torácicos nos veículos, que aumentavam a mortalidade. Requer tratamento por equipe multidisciplinar, priorizando-se, de forma hierarquizada, as lesões com risco imediato à vida. Apresenta alta taxa de mortalidade, variando de 10% a 15% entre os casos de lesões fechadas e chegando a 50% para as expostas. Diante disso, é imprescindível o rápido diagnóstico e a realização do suporte avançado à vida, bem como o uso de imobilização em compressão medial da pelve. O uso do dispositivo tipo calça compressiva (PASG) é preterido, devido à complicação de síndrome compartimental.

Fratura do acetábulo

De relação direta com traumas de alta energia e ao descumprimento das leis de trânsito, as fraturas do acetábulo têm incidência maior em indivíduos abaixo de 40 anos de idade. São lesões traumáticas da região de articulação entre a cabeça femoral e a cavidade cotiloide na pelve, o acetábulo, que recebe as forças de deformação resultantes do trauma exercidas pela cabeça femoral (como um martelo), ocasionando fragmentação e desvios (Figura 6.16). Possui relação direta com quadros associados à fratura e à luxação, com probabilidade de lesão neurovascular. Os casos de fratura do acetábulo requerem o emprego de imobilização do tipo pelvepodálica

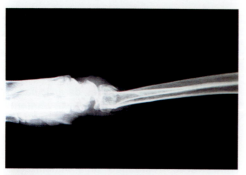

Figura 6.14 Comprometimento funcional do punho pós-fratura.
Fonte: acervo do autor.

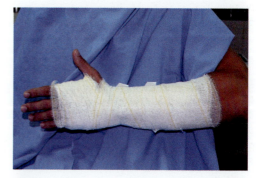

Figura 6.15 Imobilização antebraquiopalmar.
Fonte: acervo do autor.

Imobilização na Atividade Pré-hospitalar

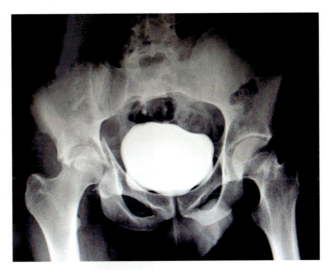

Figura 6.16 Trauma na cabeça do fêmur.
Fonte: acervo do autor.

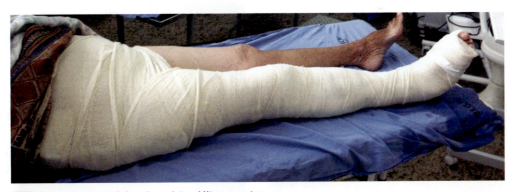

Figura 6.17 Imobilização pelvipodálica ou spica.
Fonte: acervo do autor.

ou spica (Figura 6.17), envolvendo a região lombar e todo o membro inferior. Apresentam alto índice de complicações com danos à cartilagem articular ou à vascularização da cabeça femoral (osteoartrose secundária ao trauma).

Luxação traumática do quadril

O quadril é articulação estável, de suporte de carga e resistente, que requer alta energia para que seja luxada, como acidentes de trânsito e queda de altura (Figura 6.18). A luxação traumática do quadril apresenta alta incidência em indivíduos jovens. Em mais de 90% dos casos, está associada com lesões do tipo intra-

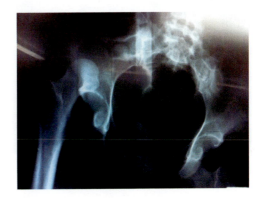

Figura 6.18 Lesão do quadril.
Fonte: acervo do autor.

-abdominal, torácica, fraturas de ossos longos e lesões do joelho (luxação, lesões ligamentares e fraturas). No atendimento pré-hospitalar, é importante atentar-se às lesões neurológicas. Nas luxações do tipo posterior, pode haver o comprometimento do nervo ciático em sua porção fibular externa em torno de 19% dos casos. Já as luxações anteriores estão associadas ao acometimento dos nervos femoral e cutâneo lateral da coxa (sensitivo), assim como da artéria e veia ilíaca externa. Com relação ao atendimento pré-hospitalar, é importante realizar a imobilização e o transporte da melhor maneira possível.

Fratura do fêmur

A fratura do fêmur tem relação direta com trauma de alta energia. De acordo com as forças deformantes sobre o fêmur, pode haver acometimento da região da cabeça, colo (Figura 6.19), transtrocanteriana (Figura 6.20), subtrocanteriana, diáfise (Figura 6.21), supra e intercondilar. Os desvios ocorrem conforme esses níveis de fratura e os grupos musculares acometidos. Possui apresentações diferentes de acordo com a faixa etária do indivíduo, pela diferença da qualidade óssea. Apesar da alta morbidade, tem baixa mortalidade, com complicações precoces associadas à função pulmonar (embolia gordurosa, fenômenos tromboembólicos), san-

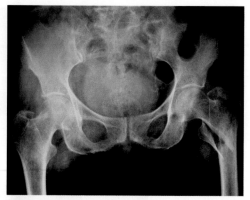

Figura 6.20 Fratura transtrocanteriana.
Fonte: acervo do autor.

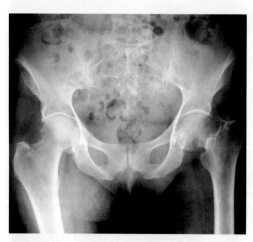

Figura 6.19 Fratura do colo do fêmur.
Fonte: acervo do autor.

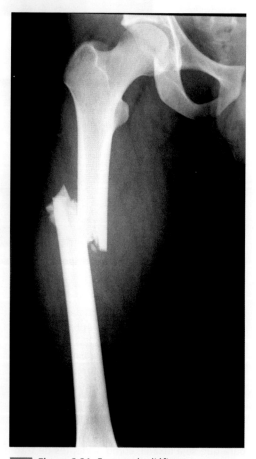

Figura 6.21 Fratura da diáfise.
Fonte: acervo do autor.

gramentos vultosos (choque hemorrágico Classe II – unilateral e III a IV – bilateral) e síndrome compartimental. O emprego de imobilizações envolvendo a região lombar e o membro inferior completo, tipo spica (Figura 6.17), é indicado no atendimento pré-hospitalar.

Fratura da perna

A fratura dos ossos da perna é uma das mais frequentes entre os ossos longos. Está relacionada a trauma de alta energia (particularmente acidentes de trânsito e entre os motociclistas), apresentando maior incidência em indivíduos jovens e do sexo masculino. São mais frequentes as fraturas da diáfise (Figura 6.22), seguidas pelo planalto tibial (Figura 6.23) e o pilão tibial. No caso do comprometimento da tíbia, por sua apresentação subcutânea, há uma maior propensão a fraturas expostas e a menor cobertura muscular leva a um déficit de vascularização, o que resulta em alta taxa de complicações com quadro infeccioso e retardo de consolidação da fratura. Quando em associação a um quadro de síndrome compartimental, apresenta-se inicialmente com turgência muscular, evoluindo para o empastamento, alteração sensitiva e depois

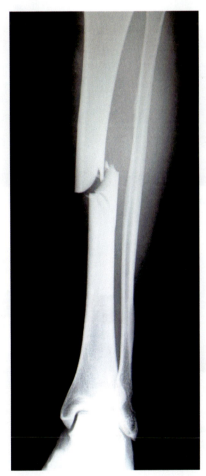

Figura 6.22 Fratura da diáfise.
Fonte: acervo do autor.

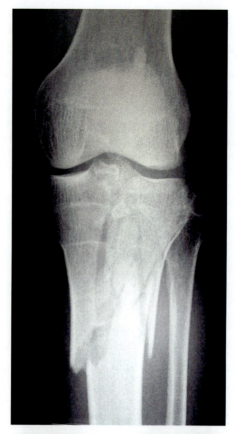

Figura 6.23 Fratura do planalto tibial.
Fonte: acervo do autor.

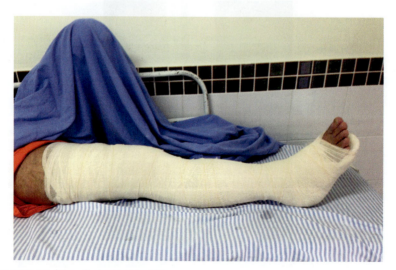

Figura 6.24 Imobilização inguinopodálica.
Fonte: acervo do autor.

motora, devido ao retardo do retorno venoso. Isso requer diagnóstico preciso e intervenção cirúrgica imediata com fasciotomia descompressiva (idealmente preventiva), evitando-se maior complicação de distrofia simpático-reflexa. O uso de imobilização do tipo inguinopodálica (Figura 6.24) é indicado no atendimento pré-hospitalar.

Fratura do tornozelo

São fraturas complexas, geralmente decorrentes de trauma indireto e rotacional, com relação à posição da força resultante sobre o pé. Pode haver instabilidade articular e lesões ligamentares associadas, resultando em luxação ou subluxação (Figura 6.25). Nos casos de luxação, pode haver exposição óssea ou área de

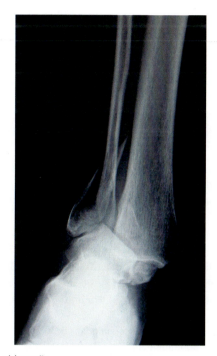

Figura 6.25 Luxação e subluxação.
Fonte: acervo do autor.

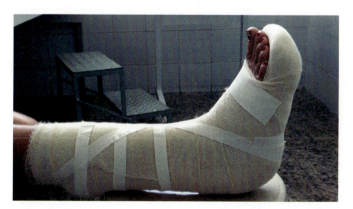

Figura 6.26 Tala tipo bota.
Fonte: acervo do autor.

sofrimento vascular cutâneo. Para fratura e/ou luxação no tornozelo está indicada a redução incruenta com realinhamento e imobilização do membro com tala tipo bota (Figura 6.26). Desse modo, há baixa incidência de iatrogenia, obtendo-se uma forma aceitável de condução do caso ao ambiente hospitalar, com redução do grau de comprometimento articular e cutâneo.

Fratura-luxação do pé

Está associada a fraturas de alta energia, podendo acometer a porção posterior, o calcâneo. Apresenta relação com trauma contra o pé, coexistindo lesões associadas à coluna (10%) e outras fraturas (26%). Na porção de articulação com a tíbia pode haver o comprometimento do tálus, com fraturas e sequelas resultantes de necrose vascular, como em casos de traumas que envolvam apoio sobre pedais de veículos. Nos casos de politraumatismo, frequentemente não há o diagnóstico de fratura e luxação da articulação tarsometatarsiana do pé (Lisfranc), uma vez que é dada maior atenção ao quadro geral. O atendimento pré-hospitalar requer o emprego de imobilização tipo bota e atenção com relação à associação com quadro de síndrome compartimental.

Referências

1. Suporte Avançado de Vida no Trauma para Médicos – Manual do curso para alunos. Colégio Americano de Cirurgiões – Comitê de Trauma, 8ª ed., Copyright, 2008.
2. Atendimento pré-hospitalar ao traumatizado – básico e avançado. Tradução da 6ª ed., Editora Elsevier, 2007.
3. Rockwood & Green. Fraturas em adultos, 7ª ed., Editora Manole, 2013.
4. Canale ST. Cirurgia ortopédica de Campbel, 10ª ed., Editora Manole, 2006.
5. Manual de Trauma Ortopédico. Sociedade Brasileira de Ortopedia e Traumatologia, 2011.
6. Rockwood Jr CA, Matsen AF, Wirth MA, Lippitt SB. The Shoulder, 4ª edição; Oct 2008; 333-80.
7. Carrera EF. Fraturas do úmero. In: Reis FB (org.): Fraturas. Campinas, SP: Autores Associados. 2000: 105-14.
8. Zacchilli MA, Owens BD. Epidemiology of shoulder dislocations presenting to emergency departments in the United States. J Bone Joint Surg Am. 2010 Mar; 92(3): 542-9.
9. Giordano V, Amaral NP, Franklin CE, Pallottino A, Albuquerque RP, Giordano M. Functional outcome after operative treatment of displaced fractures of the acetabulum: a 12-month to 5-year follow-up investigation. Eur J Trauma Emerg Surg. 2007; 33: 520-7.
10. Pires RES, Fernandes HJA, Belloti JC, Balbachevsky D, Faloppa F, Reis FB. Como são tratadas as fraturas diafisárias fechadas do fêmur no Brasil? Estudo transversal. Acta Ortopédica Brasileira. 2006; 14(3): 165-9.
11. Browner BD, Jupiter JB, Levine AM, Trafton PG. Traumatismos do sistema musculoesquelético. 2ª ed. Manole, 2003.
12. Paccola CAJ. Fraturas expostas. Revista Brasileira de Ortopedia e Traumatologia. Agosto 2001.
13. Rüedi TP, Buckley RE, Moran CG, et al. Princípios AO do tratamento de fraturas. 2ª ed. Volume 1: Artmed, 2009.
14. Pardini AG, De Souza JMG. Clínica ortopédica – O cotovelo. Belo Horizonte: MEDSI. Março 2002; (3/1).
15. Pardini AG, De Souza JMG. Clínica ortopédica – Atualização em cirurgia do ombro. Belo Horizonte: MEDSI. Março 2000; (1/1).
16. Benegas E, Malavolta EA, Ferreira Neto AA. et al. Fraturas da diáfise do úmero. Rev Bras Ortop. 2010; 45(1): 12-6.

CAPÍTULO 7

- José Fernando Bastos Folgosi • Nara Costa Dutra

Atendimento Inicial ao Trauma

A sistematização do atendimento inicial a vítimas de traumas trouxe importantes avanços na condução desses pacientes. Diante de um politraumatizado, separar as medidas diagnósticas das terapêuticas com frequência é impraticável. A restrição do tempo, imposta pela gravidade das lesões, impede a utilização de recursos propedêuticos sofisticados. Muitas vezes, as indicações e os procedimentos terapêuticos são baseados no exame clínico inicial. Apesar da complexidade do quadro, o politraumatizado deve ser encarado como portador de uma entidade patológica única. Deve ser atendido, examinado e tratado de forma global.

A complexidade e a multiplicidade das lesões, somadas à necessidade de iniciar rapidamente o atendimento do politraumatizado, predispõem a um atendimento caótico. É importante que se estabeleçam prioridades de avaliação e tratamento no atendimento inicial desses pacientes, baseadas nas lesões que impedem as funções vitais. O ministério da saúde informa que anualmente entre 35.000 e 40.000 pessoas morrem por acidentes de trânsito. Essas taxas têm se mantido resistentes a um declínio se comparado a outros países. A faixa etária mais comprometida é o adulto jovem, o que representa um fator social importante, além de altos gastos hospitalares em serviços públicos ou conveniados.

O atendimento pré-hospitalar é fator determinante da evolução dos casos de acidente. Traumas sofridos em acidentes afetam todos os aspectos do corpo humano. Faz-se necessário um bom atendimento inicial para obtenção de sucesso no intra-hospitalar. O atendimento se inicia com a verificação da cena do acontecimento. É de fundamental importância avaliar as condições do ocorrido e prever de início as ações a serem feitas e a abordagem inicial, lembrando que a segurança da equipe que presta atendimento é fundamental. Outro fator relevante é entender o mecanismo pelo qual a injúria foi promovida para se antecipar, se possível, a prováveis lesões decorridas dos mecanismos (lesões que podem não chamar a atenção imediatamente, mas que devem ser lembradas por terem mecanismos que ocasionarão em curto prazo a desestabilização da vítima) e iniciar o atendimento.

A avaliação da cena pode ser feita em cinco etapas:

1. Avaliação do local da ocorrência

    Segurança do local, isolamento da área, segurança dos profissionais que atuarão na cena, segurança de curiosos. Este é o momento de solicitar, se necessário, intervenção de outros profissionais para atuarem com os bombeiros e os policiais militares.

2. A avaliação da cinemática

    Dará informações sugestivas das forças de colisão. Das lesões acarretadas pelo trauma, muitas podem ser diagnosticadas pelo estudo da cinemática. Durante essa avaliação é importante conhecer a história do acidente. A história do trauma tem três fases:

- **Pré-impacto:** são os eventos que precedem o acidente como ingestão de álcool e drogas, doenças preexistentes e saúde do paciente.
- **Impacto:** tipo de colisão (atropelamento, queda, colisão) e a energia trocada.
- **Pós-impacto:** estudada pela análise da troca de energia entre as vítimas e os mecanismos envolvidos. É muito importante avaliar os mecanismos das lesões por movimento. Alguns mecanismos já são identificados quando o socorrista se aproxima da cena:

  - Desaceleração horizontal repentina;
  - Penetração de projétil;
  - Desaceleração vertical.

A cinemática do trauma se baseia na aplicação de leis básicas da física, como:

- **Lei da transformação da energia:** A energia não é criada nem destruída, ela é modificada.
- **Primeira Lei de Newton:** Um corpo em movimento ou repouso permanece nesse estado até que uma força externa atue sobre ele.
- **Segunda Lei de Newton:** A força é igual à massa do objeto multiplicada por sua aceleração.
- **Energia cinética:** É a energia em movimento. É igual à metade da massa multiplicada pela velocidade elevada ao quadrado. Com todos esses conhecimentos, o socorrista deve atuar sobre as lesões e prever danos graves decorridos de impactos sofridos pelos corpos.

3. A bioproteção

    Fator importante na cena. Entende-se como bioproteção os métodos e equipamentos que a equipe usará e dispõe para a intervenção. Mecanismos de segurança para profissionais durante a atuação. Durante a aproximação da vítima o socorrista deve ter em mente a sua própria segurança e lembrar que os equipamentos de segurança individuais são obrigatórios. Há necessidade de cuidado com sangue e secreções e também com contatos com contaminações externas como água, esgoto, roupas e superfícies contaminadas.

4. Apoio

    Verificar a necessidade de apoio operacional, se será feito por profissionais treinados ou será necessária a ajuda de voluntários e o que esperar desses voluntários.

5. A triagem

    Última etapa na avaliação da cena. Não menos importante, deve ser realizada de forma rápida e sistematizada. Verifica a quantidade de vítimas e a prioridade de atendimento. Informa a destinação de cada vítima em caso de acidentes com múltiplas vítimas. Consegue de forma rápida identificar vítimas que estão em perigo de vida e informa aos centros receptores o estado clínico da vítima, fazendo uma projeção para o seu atendimento.

    Uma vez avaliado o local, a cena e a quantidade de vítimas, inicia-se o atendimento individual. A vítima será então avaliada de forma rápida para que os primeiros atendimentos sejam feitos. Faz-se uma avaliação primária seguida de uma avaliação secundária e encaminhamento dos pacientes a centros de referência.

Avaliação primária da vítima

A avaliação primária é de suma importância porque determinará as principais condutas que serão tomadas com a vítima. A avaliação é sistemática, rápida e determinante de lesões. O objetivo básico é agir sobre as lesões que determinam risco de vida. Primordial e necessário é manter a oxigenação, a oferta de O_2 e a utilização desse O_2 pelo organismo. O exame deve ser automático e estabelecer as prioridades à medida que acontece o exame na vítima. A lógica do socorrista é identificação → lesão → ação → restabelecimento da fisiologia normal.

O primeiro contato já deve estabelecer respostas sobre a circulação, a respiração e a resposta neurológica. Ao examinar a vítima, sinais precoces e fáceis são logo identificados, como o pulso, a cor, a presença de sangramentos visíveis e a resposta verbal. Esses sinais são prioritários e norteiam medidas imediatas.

Atendimento Inicial ao Trauma

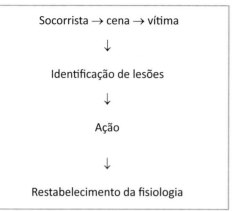

A resposta verbal indica se a respiração está presente bem como se existem alterações neurológicas, mostra a permeabilidade das vias aéreas, se a ventilação é forçada ou normal e pode determinar o nível de consciência e atividade mental.

Ao final dessa avaliação, o socorrista terá a classificação da gravidade das lesões e condição geral da vítima, identificando a principal lesão ou a condição do doente que precisará ser atendido de imediato. Com isso ele determinará as primeiras ações, a necessidade ou não de recursos adicionais, suporte avançado ou não, lembrando que o principal objetivo é **diminuir tempo na cena**.

Uma vez estabelecido o controle inicial do paciente, pode-se sistematizar o exame primário.

Vias aéreas

Verificar imediatamente a permeabilidade das vias aéreas. Caso estejam obstruídas (comprometidas), fazer desobstrução inicial com levantamento de queixo e tração de mandíbula, retirada de sangue, secreções ou corpos estranhos. Avaliar, verificar e, se necessário, já iniciar o uso de cânulas orofaríngeas, nasofaríngeos, ou entubação traqueal.

Aqui é necessário fazer observação quanto à enorme dificuldade de permeabilização de vias aéreas e movimentação da coluna cervical. Pacientes vítimas de traumas necessitam imobilização do pescoço para proteção quanto a lesões de coluna cervical. Movimentos bruscos para controle de vias aéreas podem lesar ou agravar lesões de coluna já existentes. O pescoço deve ser mantido em posição neutra de forma manual até o controle das vias aéreas. Quando se assegura a via aérea ocorre imobilização da coluna cervical e todo o corpo deve ser alinhado e imobilizado.

Ventilação

Uma vez via aérea pérvia, o tórax deve ser palpado, observado e auscultado. Lesões torácicas podem deteriorar o estado do paciente ou serem responsáveis pela piora clínica da vítima.

Lesões comuns em traumas torácicos:

- Pneumotórax;
- Afundamento de caixa;
- Fratura de costelas;
- Lesões raquimedular;
- Traumas cerebrais;
- Contusão pulmonar;
- Pneumotórax aberto;
- Hemotórax;
- Contusão cardíaca;
- Ruptura de aorta, brônquios e traqueia.

A avaliação da ventilação informa sobre a oxigenação e a recuperação correta da frequência respiratória. A oxigenação inadequada leva a comprometimento sistêmico. Devemos assegurar que o ar respirado tenha ao menos FiO_2 de 85%. A frequência respiratória pode determinar o tipo de atendimento à vítima.

O padrão respiratório é avaliado pelo batimento de asa de nariz, tiragem supraclavicular, tiragem intercostal, respiração abdominal, assimetria da caixa torácica.

Atualmente a assimetria de pulso está incluída nessa avaliação imediata e primária. Ela fornece a SpO_2 e a FC. A saturação de oxigênio globina arterial é um bom parâmetro, quando é menor que 90% relaciona-se a grave comprometimento da oxigenação tecidual.

Circulação

A avaliação geral do estado circulatório é feito através de dados obtidos com o pulso, a cor da pele e o enchimento capilar. A presença de hemorragia é determinante de condutas imediatas. O controle da hemorragia é necessário

Atendimento das vias aéreas com base na frequência de ventilação espontânea

Frequência ventilatória (vent/min)	Atendimento
Lenta (< 12)	Ventilação assistida ou total com oxigênio > 0,85 (fio 2 > 0,85)
Normal (12-20)	Considerar oxigênio
Rápida (20-30)	Administração de O_2 > 0,85
Muito rápida (> 30)	Ventilação assistida

porque nenhuma conduta valerá a pena se a hemorragia não estiver controlada, o que aumenta drasticamente a chance de morte do paciente.

A frequência e a amplitude do pulso são indicativos relativos da pressão sistólica (se o pulso radical está ausente, a pressão sistólica é menor que 80 mmHg), a cor pálida da pele e o enchimento capilar são sugestivos de perdas sanguíneas mais intensas (um enchimento capilar maior que 3 segundos caracteriza normalmente certo grau de hipovolemia).

Diante de quadro de hemorragia, as condutas devem ser imediatas com pressão direta em pontos sangrentos e curativos compressivos. Os pontos de pressão são diretamente ligados às artérias superiores dos membros.

Pontos de pressão:

- **Artéria braquial:** impede fluxo ao antebraço.
- **Artéria axilar:** impede fluxo a lesões mais proximais de membros superiores.
- **Artéria poplítea:** impede fluxo para a perna.
- **Artéria femoral:** impede fluxo a membros inferiores.
- O uso de torniquete tem indicação discutível, recomenda-se em casos extremamente necessários, e quando há falha de recursos anteriores, o uso de torniquetes com períodos de alívio ou não.

Avaliação neurológica

Realizada no exame imediato, baseia-se no nível de consciência (sigla AVDN), no tamanho das pupilas, na reação pupilar e na Escala de Coma de Glasgow (Tabela 7.1).

TABELA 7.1 Tabela de avaliação de consciência.

A	Alerta;
V	Responde a estímulo verbal;
D	Responde a dor;
N	Não responde.

O acrônimo AVDN é mais rápido de ser colocado em prática, porém propicia informações menos exatas. Somente a Escala de Coma de Glasgow que é realizada no pré e no intra-hospitalar será capaz de propiciar informações mais exatas.

Tem um único fator negativo: a escala é grande e difícil de memorizar, exigindo uma repetição constante para bons resultados.

Crucial é a análise das pupilas. O socorrista deve identificar a igualdade de resposta e o tamanho pupilar. Lembrar que uma parte da população tem anisocoria como sua condição normal (neste caso as pupilas reagem de forma igual ao estímulo luminoso). Pupilas que reagem a estímulo luminoso de forma diferente e apresentam tamanhos diferentes podem indicar aumento de pressão intracraniana ou pressão do terceiro nervo intracraniano, causado por edema cerebral ou hematoma intracraniano. Lembrar de excluir os traumas diretos

Atendimento Inicial ao Trauma

que podem lesar o olho e com isso apresentar tamanhos pupilares diferentes.

A essa avaliação primária segue-se a avaliação secundária da vítima. Nessa avaliação

A	Alergia
M	Medicamentos de uso habitual
P	Passado médico
L	Líquidos e alimentos ingeridos
A	Ambiente relacionado ao trauma

O trauma é classificado em dois grupos – fechado e penetrante.

1. **Trauma fechado ou contuso:** colisões, quedas normalmente relacionadas ao trabalho. Nos acidentes automobilísticos, informações sobre: uso de cinto de segurança, deformação do volante, ejeção da vítima do veículo. Informações podem prever o aumento da incidência de lesões graves.

2. **Trauma penetrante:** armas de fogo, arma branca, objetos perfurantes. Informações sobre tipo de projétil, calibre, distância do disparo são dados importantes.

3. **Queimaduras:** isoladas ou acompanhadas por trauma fechado ou penetrante e a presença de lesões por inalação são todos dados importantes para o tratamento desses pacientes.

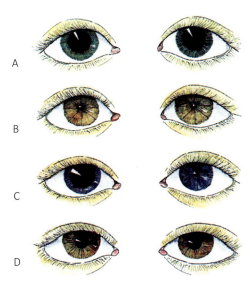

Figura 7.1 Aspectos da avaliação pupilar.
Fonte: acervo do autor.

estão incluídos exames minuciosos de todos os órgãos, bem como os exames complementares. Pode ser realizada na cena da ocorrência, mas se realizada já no centro de referência será mais bem executada e complementada com exames de imagem e laboratório.

Exame secundário

Só deve iniciar o exame secundário quando estiver completado o exame primário (ABCDE), iniciado a reanimação e revisto o ABCDE.

O exame secundário é realizado no sentido da cabeça ao dedo do pé. Nesse exame deve estar incluída a escala de Glasgow. O resumo do exame secundário é "tubos e dedos em todos os orifícios".

Breve história com dados importantes deve ser pesquisada em pacientes traumatizados.

Para memorizar utilizamos a sigla AMPLA.

Exame físico

- **Cabeça:** toda a cabeça e couro cabeludo devem ser palpados para descobrir lacerações, fraturas ou contusões. Cuidado com os olhos, presença de lentes, lesões penetrantes. Exame de acuidade visual e tamanho da pupila deve ser realizado.

- **Face:** os pacientes com traumatismos maxilofaciais podem ter seu tratamento postergado sem riscos, desde que não estejam associados à obstrução de vias aéreas.

- **Coluna cervical:** todos os pacientes com trauma craniano e maxilofacial devem ser considerados como potenciais de lesão da coluna cervical, até que se possa excluir a lesão após radiografias.

Devemos fazer exame de inspeção, palpação e ausculta do pescoço.

CAPÍTULO 7

71

As carótidas devem ser palpadas e auscultadas. A presença de sopros e frêmitos levanta suspeita de lesão carotídea. Deve-se ter cuidado extremo com a retirada de capacete de motociclistas em suspeita de lesão cervical.

Fendas penetrantes que ultrapassam a platisma representam indicação de exploração cirúrgica

- **Tórax:** a inspeção da face anterior e posterior é imprescindível para identificar lesões como pneumotórax aberto, segmentos instáveis, contusões e hemorragias de parede torácica. A palpação deve incluir clavícula, esterno e todas as costelas. A ausculta por vezes é prejudicada pelos ruídos ambientais. Bulhas cardíacas abafadas e pressão de pulso diminuída indicam tamponamento cardíaco, que também é suspeitado, junto com pneumotórax hipertensivo, quando há distensão das veias do pescoço.
- **Abdome:** o diagnóstico específico do órgão lesado não é tão importante, quanto à identificação da lesão e à indicação de correção cirúrgica. O exame abdominal deve ser repetido várias vezes, pois os achados abdominais podem mudar. Pacientes com hipotensão inexplicável, lesões neurológicas, alterações do sensório por álcool e drogas com exame abdominal duvidoso são candidatos à lavagem peritoneal.
- **Períneo/reto/vagina:** devem ser examinados à procura de contusões, hematomas, lacerações e sangramento uretral. O toque retal é parte importante do exame secundário, bem como nas mulheres o toque vaginal é mandatório.
- **Sistema musculoesquelético:** inspeção para observar contusões e desvios. À palpação, pesquisar dor nos ossos e crepitação ajuda a identificar fraturas ocultas. Compressão das cristas ilíacas anteriores e da sínfise púbica pode sugerir fratura pélvica. Atentar fortemente para palpação de pulso periférico e síndrome compartimental.
- **Sistema nervoso:** a aferição da Escala de Coma de Glasgow facilita a identificação precoce das alterações no estado neurológico do paciente. Nos pacientes com lesões neurológicas é necessário um parecer precoce do neurocirurgião.

O paciente deve ser reavaliado constantemente para assegurar que fatos novos não passem despercebidos.

O alívio da dor é parte importante no manuseio do paciente. O uso de opiáceos frequentemente é necessário, o que é um complicador dos exames subsequentes.

A monitorizaçao contínua dos sinais vitais e débito urinário é parte importante da conduta. O débito urinário desejável no adulto é de 50 mL/h. Nas crianças com mais de 1 ano devemos manter o débito urinário de 1 mL/kg/h. Uma vez que o paciente seja estabilizado do ponto de vista hemodinâmico, ou atingir o mínimo de condições clínicas para sua transferência. A transferência do paciente deve ser para um hospital que tenha condições e recursos para resolver suas necessidades.

O tratamento definitivo pode ser para outro hospital ou para setor que possa dar continuidade a seu tratamento (centro cirúrgico).

Vias aéreas no trauma

A importância do controle precoce da via aérea reside na possibilidade de oxigenar e ventilar adequadamente o paciente, para garantir boa oferta de oxigênio aos tecidos. A técnica ideal seria aquela que, de forma bem simples, permitisse ventilação eficiente, com mínimo risco de insuflação gástrica, sem efeitos cardiovasculares, em pacientes hipovolêmicos ou com trauma craniencefálico (TCE), e garantisse a estabilidade da coluna cervical. A entubação traqueal ainda é considerada a técnica padrão (*gold standard*, do inglês), embora, muitas vezes, seja de difícil execução no extra-hospitalar. A ventilação sob *bolsa-válvula-máscara*, empregando-se as cânulas orofaríngeas (Guedel) ou nasofaríngeas, pode ser mais bem realizada com a ajuda de um segundo auxiliar, mas possui a possibilidade de insuflação gástrica e aspiração. O *combitubo* é um tubo de

Atendimento Inicial ao Trauma

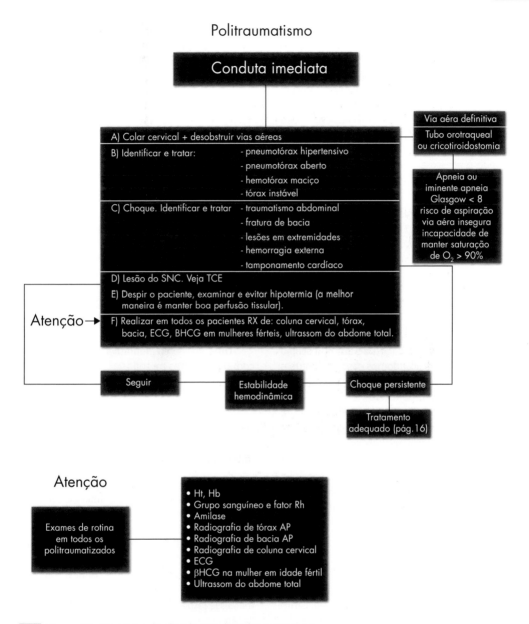

Figura 7.2 Algoritmo de abordagem do politraumatismo.

dupla via, desenhado para ventilar os pulmões, quer o tubo penetre na traqueia ou no esôfago. É introduzido, às cegas, pela boca e posiciona-se no esôfago (90% dos casos) ou na traqueia. Uma das luzes é uma sonda de entubação tradicional, a outra, um tubo obturador esofágico, fechado na extremidade distal e com múltiplas perfurações situadas acima do balonete distal.

O balonete distal, uma vez insuflado, fixa-se ou sobre o esôfago ou sobre a traqueia. Um balonete proximal maior de 100 mL oclui as cavidades nasais e orais, quando insuflado. Está contraindicado nos traumas orofaríngeo ou esofágico graves. A *máscara laríngea* (ML) permite ventilação rápida e eficiente com um único operador, com menos fadiga das mãos e menor risco de insuflação gástrica se comparada aos dispositivos de bolsa-válvula-máscara. A ML não protege completamente a via aérea do risco de aspiração. A frequência de mau posicionamento da ML é bastante variável, porém representa uma técnica bem mais simples para pessoas menos habilitadas a realizarem entubação orotraqueal. A ML pode ser empregada, principalmente, em casos de encarceramento, quando o acesso ao paciente é limitado. Pode ser introduzida sem necessidade de flexão da cabeça e pescoço.

A máscara laríngea (ML) pode oferecer algumas vantagens nos TCE e traumatismos penetrantes do globo ocular, nos quais a elevação da PIC e PIO, em resposta à laringoscopia e à entubação traqueal, bem como a tosse e o *bucking*, contribuem para a lesão cerebral secundária ou perda definitiva da visão. Um novo modelo de ML, a aramada (Fastr®), possui um formato especialmente desenvolvido para permitir a passagem de um tubo endotraqueal ou de um fibroscópio em seu interior, auxiliando nos casos de entubação difícil. Os *estiletes luminosos* (Trachlight®) por transiluminação de tecidos moles permitem ao operador referenciar-se pelo orifício da glote e ultrapassá-lo sem laringoscopia e sem mobilização da coluna cervical, introduzindo-se um tubo previamente montado sobre um guia.

Indicações da máscara laríngea: dispositivo para usar quando não for fazer a intubação traqueal e o paciente não puder ser ventilado com máscara associada a balão dotado de válvula unidirecional.

Contraindicações: possibilidade de fazer intubação traqueal, treinamento insuficiente.

Complicações: aspiração, a maioria dos modelos não previne aspiração pulmonar. Laringoespasmo é ainda uma complicação possível.

Uma via aérea definitiva implica uma sonda endotraqueal com balonete (*cuff*) insuflado, conectada a um sistema de ventilação assistida, com mistura enriquecida de oxigênio, e mantida em posição por meio de fixação apropriado.

A decisão de instalar uma via aérea definitiva é baseada em achados clínicos e fundamenta-se em:

A. Apneia.
B. Impossibilidade de manter uma via aérea permeável por outros métodos.
C. Proteção das vias aéreas inferiores contra aspiração de sangue ou vômito.
D. Comprometimento iminente ou potencial das vias aéreas, por exemplo, lesão por inalação, fraturas faciais e convulsões persistentes.
E. Trauma crâniencefálico necessitando de auxílio ventilatório.
F. Incapacidade de manter oxigenação adequada com uso de máscara de oxigênio.

Os métodos utilizados com maior frequência são a intubação orotraqueal e a nasotraqueal. A presença, em potencial, de lesão da coluna cervical é uma das grandes preocupações no paciente traumatizado que necessita de uma via aérea.

Uma via aérea definitiva pode ser obtida com os seguintes métodos:

- Intubação orotraqueal
- Intubação nasotraqueal
- Cricotireoidostomia cirúrgica

Intubação orotraqueal

Para o paciente inconsciente, que sofreu traumatismo fechado, e que, antecipadamente se sabe, vai necessitar de uma via aérea definitiva, deve-se estabelecer a urgência necessária para obtenção da via aérea. Se não houver necessidade imediata, deve-se, então, providenciar uma radiografia da coluna cervical. Quando a radiografia de perfil da coluna cervical for normal, esse fato assegura a exequibilidade de intubação orotraqueal. Entretanto, uma radiografia normal da coluna cervical, em perfil, não exclui a existência de lesão da coluna cervical. Por isso, a imobilização da coluna deve ser mantida e o procedimento deve ser realizado por duas pessoas, a que vai realizar o procedimento, e outra, que irá manter a estabilização manual da cabeça e da coluna cervical, que deverá estar protegida também pelo colar cervical.

Após a inserção do tubo traqueal o balonete deve ser inflado e a ventilação assistida iniciada. A colocação correta do tubo traqueal é sugerida, porém não confirmada, pela ausculta de ruídos respiratórios em ambos os campos pulmonares e pela inexistência de borborigmos no epigástrio. A presença de ruídos gargarejantes no epigástrio durante a insuflação é sugestiva de intubação esofagiana e exige recolocação do tubo. A medida do dióxido de carbono expirado final, pelo método calorimétrico, é eficaz para a determinação do posicionamento intratraqueal do tubo, porém não é disponibilizado para utilização rotineira em nosso meio.

O tubo deve ser adequadamente fixado, depois que houver certeza de que se encontra em posição correta. Se o paciente tiver que ser mobilizado, deve-se reavaliar o posicionamento do tubo, para certificar-se que está correto.

Técnica de intubação orotraqueal

1. Ventilar e oxigenar o paciente com Ambú/máscara conectado a uma fonte de O_2 a 15 L/m. Certificar-se que um aspirador rígido estará prontamente disponível caso seja necessário.
2. Testar o balonete do tubo traqueal.
3. Um assistente deve imobilizar manualmente o pescoço e a cabeça, que não devem ser movimentados sob nenhuma hipótese durante o procedimento.
4. Segurar o laringoscópio com a mão esquerda.
5. Inserir o laringoscópio no lado direito da boca do paciente, deslocando a língua para a esquerda.
6. Examinar a glote e:
    - Utilizando lâmina curva, a extremidade distal da lâmina deve avançar até a valécula, quando então todo conjunto do laringoscópio será tracionado para cima, sem alavanca. Esse movimento levantará a epiglote expondo as cordas vocais.
    - Utilizando lâmina reta, a extremidade distal desta deve avançar diretamente até a epiglote, que será levantada pela lâmina, sem alavanca, expondo as cordas vocais.
7. Inserir delicadamente o tubo na traqueia sem aplicar pressão sobre os dentes e as partes moles da boca.
8. Insuflar o balonete do tubo com volume de ar suficiente para conseguir uma vedação adequada. Não hiperinsufle o balonete.
9. Observar visualmente a expansão pulmonar com a ventilação.
10. Auscultar o tórax e o abdome com estetoscópio para conferir a posição do tubo.
11. Fixar o tubo. Se o paciente for transportado, a posição do tubo deve ser reavaliada. Se a intubação endotraqueal não for conseguida num prazo de 30 segundos, ou no tempo que o médico que executa o procedimento consegue manter-se sem respirar, interromper a tentativa e ventilar o paciente com ambu e máscara antes de tentar novamente.

Complicações da intubação orotraqueal

- Intubação esofágica, levando à hipóxia e à morte.
- Intubação seletiva, normalmente do brônquio-fonte direito, resultando em ventilação seletiva, colapso pulmonar contralateral e pneumotórax.
- Incapacia via aérea resultando em hemorragia e possível aspiração.
- Fratura ou arrancamento de dentes (causados por movimento de alavanca).
- Rotura ou vazamento do balonete do tubo, resultando em perda da vedação durante a ventilação.
- Lesão da coluna cervical por movimentação da cabeça durante o procedimento, convertendo uma possível lesão sem déficit neurológico em uma lesão com déficit neurológico.
- Indução ao vômito, levando a aspiração, hipóxia e morte.
- Luxação da mandíbula.
- Laceração de partes moles das vias aéreas, faringe posterior, epiglote e/ou laringe.

Intubação orotraqueal em sequência rápida

Existem circunstâncias nas quais se torna necessária a utilização desse recurso, que consiste na utilização de bloqueadores neuromusculares para paralisar o paciente que necessita de intubação orotraqueal, porém apresenta, por exemplo, trismo ou encontra-se intensamente combativo por hipóxia ou intoxicação exógena.

A droga preconizada é a succinilcolina na dose de 1 mg/kg via EV. Sua atuação ocorre em aproximadamente 1 minuto após a administração, paralisando totalmente o paciente.

Alguns aspectos são de fundamental importância:

- Antes de paralisar o paciente, a droga provocará uma despolarização muscular generalizada, ocasionando miofasciculações que aumentam a pressão intra-abdominal facilitando regurgitações com consequente broncoaspiração.

  Devido a esse fato a realização da "manobra de Sellick" pelo auxiliar após a administração da droga é muito importante para proporcionar uma oclusão esofagiana proximal, dificultando a regurgitação.
- Pacientes com traumatismo crâniencefálico podem ter a pressão intracraniana aumentada durante a fase de despolarização.
- Após a administração da droga o paciente invariavelmente evoluirá para apneia.
- Complicações da intubação nasotraqueal
  - Intubação esofágica, levando à hipóxia e à morte.
  - Intubação seletiva, normalmente do brônquio-fonte direito, resultando em ventilação seletiva, colapso pulmonar contralateral e pneumotórax.
  - Incapacidade para intubar, resultando em hipóxia e morte.
  - Indução ao vômito, levando à aspiração.

Intubação nasotraqueal

A intubação nasotraqueal é uma técnica útil quando existir fratura de coluna cervical, confirmada ou suspeita.

Esse procedimento está contraindicado no paciente em apneia, visto que o fluxo de ar é o principal "guia" para a intubação, ou quando existirem fraturas graves.

Complicações da intubação nasotraqueal

- Intubação esofágica, levando à hipóxia e à morte.
- Intubação seletiva, normalmente do brônquio-fonte direito, resultando em ventilação seletiva, colapso pulmonar contralateral e pneumotórax.
- Incapacidade para intubar, resultando em hipóxia e morte.
- Indução ao vômito, levando à aspiração.
- Rotura ou vazamento do balonete do tubo, resultando em perda da vedação durante a ventilação médio-facial ou fraturas de base de crânio. Devem ser adotados os mesmos cuidados de imobilização da coluna cervical, empregados nas manobras de intubação orotraqueal.
- Lesão da coluna cervical por movimentação da cabeça durante o procedimento, convertendo uma possível lesão sem déficit neurológico em uma lesão com déficit neurológico.

Cricotireoidostomia cirúrgica

A impossibilidade de intubação da traqueia é uma indicação clara para a execução de uma via aérea cirúrgica.

Quando as vias aéreas estão obstruídas por edema, traumas faciais graves com alteração importante da anatomia ou presença de sangramento oral intenso, deve ser realizada a cricotireoidostomia cirúrgica. A traqueostomia realizada em situações de emergência é frequentemente difícil, pode provocar sangramento importante, além de ser demorada em relação à cricotireoidostomia. Imagine encontrar o istmo tireoidiano no seu campo cirúrgico em um paciente com grave trauma facial com obstrução completa da via aérea.

Técnica de realização da cricotireoidostomia cirúrgica:

1. Colocar o paciente em posição supina com o pescoço em posição neutra. Palpar a cartilagem tireoide, o espaço cricotireoideo e a chanfradura do esterno para orientação.

   Montar o equipamento necessário.
2. Preparar a área a ser operada e aplicar anestesia local se o paciente estiver consciente.
3. Estabilizar a cartilagem tireoide manualmente.
4. Fazer uma incisão transversa na pele sobre a membrana cricotireoidiana e aprofundar cuidadosamente a incisão até atingir a luz traqueal.
5. Inserir o cabo do bisturi na incisão e girá-lo 90° para abrir a via aérea (uma pinça hemostática também pode ser utilizada).
6. Inserir uma cânula de traqueostomia tubo com volume de ar suficiente para conseguir uma vedação adequada. **Não hiperinsufle o balonete**.
7. Conferir a posição da cânula ou tubo ventilando com ambu.
8. Observar visualmente a expansão pulmonar com a ventilação.
9. Auscultar o tórax e o abdome com estetoscópio.

Jamais retire fragmentos ou remova a cartilagem cricotireoidiana.

Complicações da cricotireoidostomia cirúrgica
- Asfixia;
- Aspiração (por exemplo, sangue);
- Celulite;
- Criação de falso trajeto;
- Estenose/edema subglótico;
- Estenose de laringe;
- Hemorragia ou formação de hematoma;
- Laceração do esôfago;
- Laceração da traqueia;
- Enfisema de mediastino;
- Paralisia de cordas vocais, rouquidão.

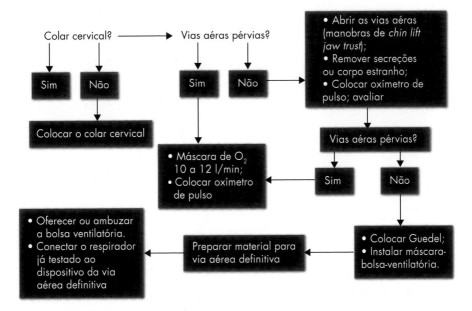

Figura 7.3 Algoritmo da abertura das vias aéreas com proteção da coluna cervical.

Referências

1. Symbas PN, Justicz AG, Ricketts RR. Ruptura das vias de trauma contuso: Tratamento de lesões complexas. Ann Thorac Surg. 1992; 54: 177-83.
2. Fuhrman GM, Stieg FH, 3, Buerk CA. Trauma de laringe Blunt: protocolo de classificação e gestão. J Trauma. 1990; 30: 87-92.
3. Kummer C, Netto FS, Rizoli S, Yee D. Uma revisão de lesões das vias aéreas traumáticas: implicações potenciais para a avaliação e gestão das vias aéreas ferimento. Injury. 2007; 38(1): 27-33.
4. Hoffman JR, Mower WR, Wolfson AB, Todd KH, Zucker MI. Validade de um conjunto de critérios clínicos para descartar lesão na coluna cervical em pacientes com trauma fechado. Emergência nacional X-radiografia grupo de estudo de utilização. N Engl J Med. 2000; 343: 94-9.
5. Ellis DY, Harris T, Zideman D. Pressão cricoide no departamento de emergência em sequência rápida de intubação traqueal: uma análise de risco-benefício. Ann Emerg Med. 2007; 50: 653-65.
6. American College of Surgeons Committee on Trauma. ATLS – Advanced Trauma Life Support course for physicians. 7ª ed. Chicago: American College of Surgeons.
7. Calhoon JH, Grover FL, Trinkle JK. Chest trauma aproach and management. Clin Chest Med. 1992; 13: 55-67.
8. Freire E, et. al. Trauma: a doença dos séculos. Rio de Janeiro, Editora Atheneu. 32. Saad Jr R. Trauma de tórax e cirurgia torácica. São Paulo: Robe Livraria.
9. ATLS – Manual do curso para alunos – Tradução da 7ª edição.
10. PHTLS – Atendimento pré-hospitalar ao traumatizado – Tradução da 6ª Edição. 32. Saad Jr R. Trauma de tórax e cirurgia torácica. São Paulo: Robe Livraria.
11. Prourgen – Programa de Atualização em Medicina de Urgência. Sociedade Brasileira de Clínica Médica. Porto Alegre, 2007.
12. Smith CE, Dejoy SJ. New equipment and techniques for airway management in trauma. Curr Opin Anaesthesiol. 2001; 14: 197-209.
13. Willians MJ, Lockey AS, Culshaw MC. Improved trauma management with advanced trauma life support (ATLS) training. J Accid Emerg Med. 1997 Mar; 14(2): 81-3.
14. Gentili JKA, Himuro HS, Rojas SSO, Veiga VC, Amaya LEC. Condutas no paciente com trauma cranioencefálico. Revista Brasileira de Clínica Médica. São Paulo, jan-fev 2011; (9).

CAPÍTULO 8

- Daniele Paoli Almeida • Marcus Tadeu Gianotti de Araújo Piantino

Choque Circulatório – Foco em Choque Hemorrágico

Introdução

Quando pensamos em choque devemos esquecer conceitos antigos baseados na macro hemodinâmica, que era, e ainda é associada a este assunto. Existe um pensamento de que choque é uma questão de diminuição da pressão arterial, hipoperfusão tecidual e disfunção orgânica, como a diminuição do nível de consciência. Vamos pensar em uma horta, em uma fazenda, na qual temos um lago com água, adubo e nutrientes, com uma bomba d'água e o sistema de mangueiras. Para que minha horta não seque é preciso fazer com que a água e os nutrientes cheguem às plantas, então precisamos da força e o meio de levar tudo até as plantas. Agora pense nas células como sendo as plantas, os vasos sanguíneos como sendo as mangueiras, o sangue como sendo a água que carrega os nutrientes, o coração como sendo sua bomba d'água. Qualquer falha em qualquer etapa desse esquema (Figura 8.1) pode levar à morte da planta ou célula, com suas repercussões, conforme veremos a seguir.

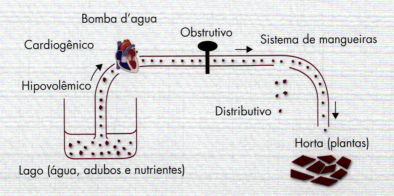

Figura 8.1 Sistema cardiovascular como sistema hidráulico de irrigação.

79

A importância do chamado choque também se faz pela vida moderna, com o aumento do número de politraumatizados, hoje um dos principais fatores de mortalidade. A maior expectativa de vida do ser humano também favorece o aparecimento de doenças crônicas em maior escala e diversos tipos de choque.

Os estados de choque podem ser considerados como uma complexa síndrome causadora de muitos óbitos. A compreensão necessária para o tratamento dessa síndrome pode proporcionar uma diferente resposta a terapêuticas dentro do contexto de minutos a horas, de um sangramento intenso a um choque séptico respectivamente, e pode mudar o percurso da doença.

Breve histórico

Descrita primeiramente pelo médico francês Henri François Lê Dran, em 1743, a síndrome de "choc" significa parada. No mesmo ano, Sparrow introduziu o termo usado pelos franceses na literatura médica inglesa para se referir ao colapso agudo do sistema cardiovascular após trauma grave. Após observações nos campos de batalha da 1ª e 2ª Guerra Mundial, Cannon e Bayliss, e Beecher, respectivamente, concluíram que o quadro de hipovolemia causava má circulação periférica e anoxia tissular, que havia necessidade de reposição sanguínea com melhoras na manutenção do sistema cardiovascular, e que o obstáculo a ser vencido era outro: o comprometimento de outros órgãos e a insuficiência renal. E concluíram que a insuficiência de múltiplos órgãos poderia levar à falência e morte.

O objetivo deste texto não é completar o conhecimento e encerrar o assunto, que tem tantos livros exclusivos escritos. Vamos nos prender em reconhecer, entender e tratar a doença em tempo hábil para evitar o desequilíbrio entre oferta e utilização de oxigênio tecidual e celular sem que ocorram efeitos irreversíveis.

Em poucas palavras, hoje sabemos que o choque circulatório é um desequilíbrio causado pelo déficit na produção de energia (ATP) e pela diminuição da oferta de oxigênio, resultado da inadequada perfusão tecidual, por conseguinte, celular, ocasionado por alterações no fluxo ou oxigenação.

Os estados de choque podem ser classificados conforme seu padrão hemodinâmico, já esquematizado na Figura 8.1:

1. Hipovolêmico: hemorragia, desidratação, sequestro de líquidos;
2. Cardiogênico: falência ventricular esquerda, infarto agudo do miocárdio; miocardite/miocardiopatia, arritmias/distúrbios de condução, lesões valvares, disfunção miocárdica da sepse;
3. Obstrutivo: embolia pulmonar, tamponamento cardíaco, pneumotórax hipertensivo;
4. Distributivo: vasoplégico (choque séptico, intoxicação por monóxido de carbono, qualquer choque prolongado), neurogênico, anafilaxia, hipotireoidismo/hipocortisolismo, síndrome de hiperviscosidade.

Vamos nos focar neste capítulo no tipo mais frequente de choque em pacientes politraumatizados, e o mais comum entre pacientes internados em terapia intensiva: o choque hipovolêmico. Aqui, especificamente, o hemorrágico. Algumas características hemodinâmicas, de oxigenação, são importantes, como o fato da pressão arterial ser normal ou próxima dos níveis normais em estágios iniciais. Na sua evolução é comum a presença de hipotensão arterial e débito cardíaco (DC) baixo ou normal. Na fase inicial, o DC poderá estar normal graças aos mecanismos compensatórios. Mas na sua evolução, a queda do DC será frequentemente constatada, e haverá diminuição da pressão venosa central (PVC), da pressão de oclusão da artéria pulmonar (POAP), da oferta de oxigênio (VO_2) aos tecidos e da saturação venosa mista de oxigênio (SvO_2). Essa diminuição ocorre em razão do aumento da taxa de extração de O_2 (DO_2). Por outro lado, estará aumentada a diferença entre a pressão parcial de CO_2 na mucosa gástrica e a pressão parcial de CO_2 no sangue arterial, além dos níveis de ácido lático. Como pode ser observado, nossos marcadores hemodinâmicos apresentam queda durante a evolução da hemorragia, gerando uma clínica bastante característica.

Não existe uma classificação geral, mas a hipovolemia pode ser classificada de acordo com a gravidade, com base em dados clínicos nos pacientes politraumatizados. A principal causa da hipovolemia é a hemorragia nestes casos, classificada quanto à gravidade conforme Tabela 8.1, adaptada a seguir.

Fisiologia cardíaca para melhor entender o choque

Débito cardíaco é igual ao volume sistólico multiplicado pela frequência cardíaca. Ou seja:

$$DC = VS \times FC$$

Pressão arterial é igual ao débito cardíaco multiplicado pela resistência vascular periférica.

$$PA = DC \times RVP$$

Quando ocorre diminuição do volume sistólico, como no sangramento ou na diminuição da resistência vascular periférica, ocorre o aumento da frequência cardíaca para manter o débito cardíaco. Clinicamente, o primeiro sinal de choque é o aumento da frequência cardíaca. A frequência cardíaca aumenta progressivamente de acordo com a evolução do choque, caso este não seja adequadamente tratado. Atenção especial deve ser dada para atletas, gestantes e crianças que possuem uma reserva fisiológica maior que pode retardar o início dos mecanismos de compensação como a taquicardia.

Como há diminuição do volume sistólico e diminuição do débito cardíaco, clinicamente podemos perceber pulsos periféricos finos e rápidos.

Com a diminuição da oferta de oxigênio aos tecidos, há o início do metabolismo anaeróbico, com produção de metabólitos que levam ao processo de acidose metabólica e estímulos aos quimiorreceptores. Mecanismos endógenos de compensação, como os tampões fisiológicos, aumentam a frequência respiratória na tentativa de expelir uma maior quantidade de dióxido de carbono produzida pelo metabolismo anaeróbio, obtendo mais oxigênio na tentativa de suprir a hipóxia tecidual.

Se o aumento da frequência cardíaca não for suficiente para restabelecer ou manter a demanda de oxigênio dos tecidos, ocorre liberação adrenérgica, com aumento da resistência vascular periférica a fim de "recrutar" o volume sanguíneo periférico, priorizando órgãos mais importantes, que sofrem mais com a hipóxia tecidual: rins, pulmões, cérebro e coração.

Nessa fase, clinicamente podemos observar palidez cutânea, diminuição da perfusão periférica e sudorese fria. A pele perde o "turgor", tornando-se mais "pegajosa" e fria.

TABELA 8.1 Gravidade da hemorragia baseada em sinais e sintomas.

	Classe I	Classe II	Classe III	Classe IV
Perda sanguínea ou de fluidos	–750 mL	750-1.500 mL	1.500-2.000 mL	> 2.000 mL
Frequência cardíaca	< 100 bpm	> 100 bpm	> 120 bpm	> 140 bpm
Pressão arterial	Normal	Normal	Diminuída	Diminuída
Pressão de pulso (mmHg)	Normal ou diminuída	Diminuída	Diminuída	Diminuída
Frequência respiratória	14-20	20-30	30-40	> 35
Volume urinário (mL/h)	> 30	20-30	5-15	< 5
Estado mental	Ansiedade leve	Ansiedade moderada	Confuso	Confuso e letárgico

Fonte: acervo do autor.

Abordagem do paciente com choque hemorrágico

O choque hemorrágico como causa mais comum de choque hipovolêmico requer uma abordagem adequada, muito cobrada dos serviços de APH (atendimento pré-hospitalar), necessária para atuação precoce e aplicação de terapêuticas adequadas para uma boa resolutividade: a resposta adequada evita a falência de sistemas.

Pontos-chave:

1. Reconhecimento precoce

    Os sinais e sintomas podem ser sutis e de difícil detecção para um olhar destreinado. A experiência clínica é necessária para identificar os sangramentos antes da instalação de colapso hemodinâmico.

2. Colher uma história adequada do paciente

    Atentar para a história médica de doença gastrointestinal (úlcera péptica, varizes esofagianas em pacientes com antecedentes); aterosclerose (doença aneurismática); distúrbios de coagulação (observar pacientes hemofílicos). Atentar sempre ao uso de anticoagulantes e antiagregantes plaquetários, verificando o acompanhamento do paciente e o controle por profissional treinado.

3. Determinar a causa e a fonte do sangramento

    Quando possível, o sangramento deve ser identificado. Observar se jorra com fluxo pulsátil, se é de cor vermelho vivo e a favor de sangue arterial; verificar se o fluxo é lento, estável, de cor vermelho escuro, a favor de sangue venoso e, por fim, se o fluxo é lento, uniforme, e pode estar ocorrendo de vasos capilares.

Em todos os tipos de choque, por um motivo ou outro, ocorre sofrimento celular por hipóxia. Todo paciente em choque deverá receber oxigênio suplementar.

Caso o paciente seja vítima de trauma, o socorrista deverá garantir que as vias aéreas da vítima estejam pérvias. Nestes casos, deverá fornecer oxigênio através de máscara de reinalação com reservatório a fim de fornecer ao paciente concentrações de oxigênio próximas de 100%.

Se o paciente apresentar obstrução de vias aéreas seja por sangue, secreções, ou por rebaixamento do nível de consciência, o socorrista deverá desobstruí-las de acordo com a sua competência e formação. Pelo conhecimento de suporte básico de vida, utilizará de manobras manuais (elevação do mento), cânula orofaríngea ou nasofaríngea. No suporte avançado de vida, é dever do socorrista o conhecimento para obter uma via aérea definitiva, preferencialmente realizando intubação orotraqueal, nasotraqueal, se não houver contraindicações, como trauma de face. Na impossibilidade, poderá ser feito o uso de dispositivos supraglóticos: cricotireoidostomia, traqueostomia.

Para prevenir ou tratar o choque, o socorrista deverá garantir que o paciente tenha uma boa ventilação. Deverá descartar as situações em que o paciente está em risco iminente de morte como o pneumotórax hipertensivo, hemotórax maciço e tamponamento cardíaco, que são também causas de choque. Caso algumas dessas alterações forem diagnosticadas, deverão ser imediatamente tratadas.

Caso haja fonte de sangramento externo, parar o sangramento realizando a compressão do ponto de hemorragia, quando possível. Esta compressão deve ser firme e forte, principalmente se o vaso lesado for de grosso calibre (Figura 8.2).

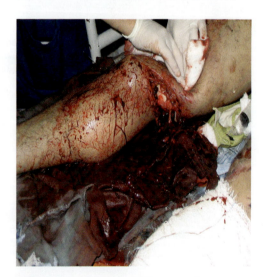

Figura 8.2 Compressão manual para contenção de hemorragias.

Caso o sangramento seja controlado, o socorrista deverá realizar um curativo compressivo no local com compressas e bandagens. As compressas devem ser sobrepostas para evitar que, ao retirá-las, haja remoção do coágulo que eventualmente esteja se formando. Esta compressão deve ser firme e forte o suficiente para parar o sangramento.

A compressão por alguns minutos é, na maioria dos casos, suficiente para parar o sangramento, desencadeando a cascata inflamatória que age como mecanismo endógeno de "proteção" contra hemorragia, o que leva à vasoconstrição e à formação de um coágulo inicial pelo recrutamento plaquetário, ativando a cascata de cascata de coagulação. Nestes casos, deverá ser realizado um curativo compressivo.

Obs.: O emergencista deverá checar a perfusão e o pulso do membro imobilizado antes e após o curativo comparando-o com o contralateral, para evitar a realização de curativos compressivos que prejudiquem ainda mais a perfusão do membro.

Se mesmo após alguns minutos de compressão, ao aliviar um pouco a pressão, o socorrista notar que o sangramento não pode ser controlado apenas com o curativo, deverá manter a compressão manual para controlar o sangramento até a chegada do paciente no hospital. Não deve realizar garroteamentos ou usar torniquetes. Em casos excepcionais, como o não controle do sangramento, usar, em último caso, o torniquete.

Obs.: O emergencista não deverá perder tempo em realizar curativos e/ou imobilizações elaboradas para não retardar o transporte do paciente para o hospital e a realização do tratamento definitivo.

As fraturas pélvicas são locais de grande sangramento. O socorrista deverá suspeitar de fratura pélvica através do mecanismo de trauma, da posição das pernas do paciente (Figura 8.4) e das suas queixas de dor, caso ele esteja consciente, e nos casos de choque sem que se tenha encontrado causa evidente. No exame físico, o socorrista deverá avaliar rapidamente a pelve, procurando por crepitações e instabilidade (Figura 8.3). Caso estejam presentes, os membros inferiores do paciente deverão ser posicionados o mais

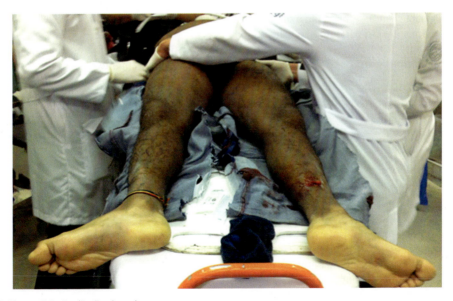

Figura 8.3 Avaliação da pelve.
Fonte: Cortesia: Dra. Daniele Paoli.

próximo possível da posição anatômica, unindo-se os pés na tentativa de posicionar a pelve em uma posição a mais próxima possível da anatômica.

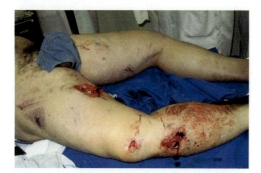

Figura 8.4 Posição das pernas compatível com fratura de bacia.

Observar a qualidade dos pulsos periféricos, se estão presentes ou não, e suas características fortes ou filiformes, normais ou rápidos.

Assim que possível, e com a equipe habilitada para tal, obter um acesso venoso, ou melhor, dois, com Jelco curto e calibroso, a fim de realizar a reposição volêmica inicial. Deve-se infundir rapidamente soluções cristaloides aquecidas a 39 °C, 1 a 2 litros para o adulto ou 20 mL/kg para criança, respeitando o quadro clínico do paciente. Se o paciente não estiver em choque, apenas deixar os dois acessos periféricos e infundir volume de acordo com os sintomas.

Obs.: No pré-hospitalar estas soluções podem ser aquecidas previamente e armazenadas em bolsas térmicas.

A pressão arterial pode ser obtida já a caminho do hospital para não retardar o início do transporte.

A hemorragia interna deve ser cogitada avaliando-se o mecanismo de trauma. Os que envolvem grande energia cinética podem produzir traumas fechados (contusos) importantes, sendo que as fontes de sangramento possíveis, causadoras de choque, podem estar ocultas. Os sítios que geralmente podem conter grandes quantidades de sangue são: tórax, abdômen e pelve.

Ossos longos também causam sangramentos importantes, principalmente em fraturas cominutivas (Figura 8.5).

Obviamente se um paciente apresentar fraturas, mesmo fechadas, de vários ossos, poderá apresentar choque decorrente da grande perda volêmica.

Os membros fraturados deverão ser colocados em posição o mais próximo possível da posição anatômica. Esta posição tende a reduzir os sangramentos e a dor do paciente.

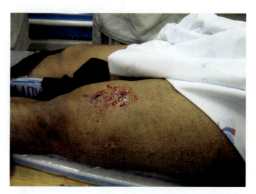

Figura 8.5 Fratura de fêmur com hematoma de coxa.

Na Tabela 8.2, estão as quantidades estimadas de sangramento dos diversos ossos.

TABELA 8.2 Estimativa de perda sanguínea associada à fratura (PHTLS).

Osso fraturado	Perda sanguínea estimada
Costela	125 mL
Rádio ou ulna	250-500 mL
Úmero	500-750 mL
Tíbia ou fíbula	500-1.000 mL
Fêmur	1.000-2.000 mL
Pelve	1.000 a imensa

Obs.: Após cada movimentação ou curativo dos membros, o emergencista deverá checar os pulsos e a perfusão do membro em questão para evitar lesão ou piora da lesão por ruptura, esgarçamento (por movimentação) ou isquemia (compressão demasiada ou garroteamento inadvertido do membro).

O emergencista deverá também comparar um membro com o outro a fim de saber se a alteração é sistêmica ou se ela está ocorrendo apenas naquele determinado membro.

A fratura de pelve pode levar a sangramentos importantes (quase toda a volemia). Neste caso, o socorrista poderá lançar mão de manobras que podem reduzir o sangramento, como a aproximação dos pés e a imobilização da bacia com lençol (Figura 8.6), talas ou com dispositivos próprios para esta função (Figura 8.7). A imobilização da bacia poderá ser realizada com talas ou preferencialmente com lençol, pois este mobiliza menos o paciente, sendo mais fácil e rápido de ser executado.

De qualquer forma, estas manobras não podem atrasar o transporte do paciente para o hospital.

Obs.: Não perca tempo com imobilizações elaboradas.

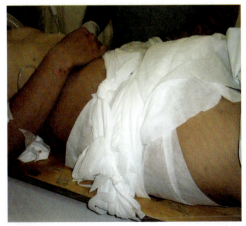

Figura 8.6 Imobilização da pelve com a utilização de lençol.

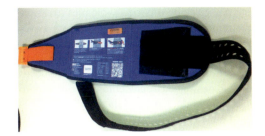

Figura 8.7 Dispositivos específicos para imobilização da pelve.

Nas hemorragias internas, a reposição volêmica deverá ser criteriosa para evitar a piora do sangramento com o aumento da PA.

Nos casos de hemorragia interna, não há possibilidade de estancar o sangramento no ambiente pré-hospitalar. Dependendo da distância e do tempo estimado de transporte do paciente para o hospital, o socorrista deverá aventar a possibilidade de realizar transporte aeromédico. Além da diminuição do tempo de chegada ao hospital, mobilizam menos o paciente, uma vez que algumas vias terrestres têm seus pisos irregulares que causam desconforto e dor ao paciente.

Antes de iniciar o transporte para o hospital, o socorrista deverá avisar a central de regulação médica nas cidades ou Estados em que este serviço está disponível para certificar-se de que o hospital destino terá os recursos necessários e adequados para aquele determinado paciente. Quando não houver central de regulação médica, o socorrista deverá conhecer os recursos dos hospitais de referência de sua região a fim de encaminhar o paciente para a instituição mais adequada ao caso.

Ressuscitação volêmica

As intervenções iniciais, após a detecção de hemorragia, são determinantes para o seguimento e condutas clínicas a serem seguidas, e se baseiam ainda em modos de suporte básico de vida. A intervenção inicial contempla a via aérea pérvia, respiração, circulação. A partir deste momento é preciso adotar a ressuscitação inicial, antes da falência que é irreversível.

A escolha de reposição volêmica agressiva nas primeiras horas é fundamental para a evolução favorável desses pacientes, como profilaxia de disfunções orgânicas irreversíveis. Dois acessos periféricos calibrosos, e as soluções cristaloides, ainda representam o tratamento inicial preferido. A escolha da solução não deve levar em conta uma ou outra solução, mas seu uso precoce e agressivo, respeitando as variáveis de perfusão global, descritas acima, como objetivo final e terapêutico, evitando excessos, prejudiciais ao doente.

O uso de fluidos é aceito na doutrina de ressuscitação de pacientes críticos, e está relacionado ao déficit de líquidos em circunstâncias como os casos de choques, ou situações nas quais ocorrem perdas sanguíneas ou líquidos corpóreos.

As soluções podem ser divididas em:

1. **Cristaloides hipotônicas:** representadas pela solução salina a 0,45% e pela solução glicosada a 5%. Reduzem a osmolalidade plasmática e são indicadas nas desidratações hipertônicas. Devem ser usadas com cautela em doentes neurológicos, principalmente aqueles com risco de edema cerebral;
2. **Cristaloides isotônicas:** são as soluções de ringer, a solução salina a 0,9% e o ringer lactato. Esta é levemente hipotônica, porém contém concentrações de íons que não estão presentes na solução salina. Temos o Plasmalyte®, com 140 mEq/L de Na^+ e 5 mEq de K^+, limitando o uso em deficiências renais e em pacientes com risco de hiperpotassemia severa;
3. **Cristaloides hipertônicas:** apesar de sem evidências, existem vários estudos em pacientes cirúrgicos e em trauma, enfatizando seus efeitos na expansão volêmica e seu perfil anti-inflamatório. Muito usado em vários países no pré-hospitalar e em situações de guerra.

Algumas considerações referentes à estratégia do uso de cristaloides são necessárias neste manual. O uso de cristaloides em grandes quantidades pode desequilibrar a homeostase microvascular local, com prejuízo para a adequada oferta de oxigênio para a célula, colaborando para a formação de acidose lática intracelular e determinando a morte celular por necrose. O excesso de cristaloides se relaciona à inibição da motilidade intestinal e redução na cicatrização de feridas. No tecido pulmonar predispõem à infecção no trato respiratório, edema pulmonar e retardo na liberação de pacientes em ventilação mecânica. No trauma, leva ao aumento da pressão abdominal, síndrome de compartimento abdominal. Todas estas ocorrências representam fatores que perpetuam o mau prognóstico da disfunção orgânica.

O trauma com hemorragia cursa com ativação de neutrófilos, aderência, migração nos tecidos, relacionando com disfunção orgânica. Nos estudos experimentais o ringer lactato causou aumento importante da ativação neutrofílica quando comparado à reposição sanguínea ou solução hipertônica. De acordo com o fluido escolhido, há influência no perfil inflamatório, imune, e promove apoptose em tecidos altamente vulneráveis como o trato gastrointestinal.

Soluções coloides

São soluções de alto peso molecular, possuem a capacidade de ficar mais tempo dentro do ambiente intravascular após sua infusão, gerando pressão oncótica. Mas, nas hemorragias há alterações de permeabilidade de membrana, como síndrome de extravasamento capilar, com pouco efeito para utilização destas soluções muitas vezes úteis. Neste contexto temos a albumina, amido hidroxietil, gelatinas e dextrans, que se diferenciam pelo peso molecular, osmolalidade e pressão oncótica, expansão do volume plasmático, composição ácido-base e conteúdo de eletrólitos. Não esquecer da albumina humana, principal coloide natural, que contribui com aproximadamente 80% da pressão oncótica normal; entretanto, em estados de permeabilidade capilar aumentada essa relação não é clara. Não citamos o plasma fresco congelado pois está reservado a situações especiais onde requer correção de fatores da coagulação sanguínea, como o consumo ou perda de fatores de coagulação.

Acompanhe como realizar a reposição de componentes do sangue como suporte (Tabela 8.1):

- **Classe I:** o volume deve ser reposto, com o uso de cristaloides;
- **Classe II:** reexpandir volume com cristaloides e levar o paciente o mais rápido possível para a unidade hospitalar para transfundir concentrado de hemácias, se o quadro clínico sugerir sangramento próximo de 50% do volume sanguíneo;
- **Classe III:** reexpandir o volume com cristaloides, levar o paciente rapidamente para unidade hospitalar para infundir concentrado de hemácias e elevar a pressão coloidosmótica (albumina 5% é a alternativa mais segura e fisiológica, observando limitações durante os sangramentos);
- **Classe IV:** reexpandir o volume com cristaloide, levar o paciente rapidamente para unidade hospitalar para infundir concentrado de hemácias, elevar a pressão coloidosmótica, crioprecipitado (que contém fatores de alto peso molecular da coagulação: fatores V e VIII) e concentrado de plaquetas. As doses terapêuticas de crioprecipitado dependem de avaliação laboratorial TTPa: maior que 25%, ou na ausência do laboratório, uma unidade para cada 10 kg de peso do paciente, de acordo com a evolução das perdas. No concentrado de plaquetas, deve ser utilizada uma unidade para cada 7 kg do paciente.

Tratamento definitivo

O tratamento definitivo será realizado na unidade hospitalar que envolve a identificação do sangramento com boa estabilidade pré-hospitalar e adequada reposição volêmica. As medidas corretas possibilitam um controle cirúrgico, endoscópico ou angiográfico. Atentar para a necessidade de viabilidade do paciente no momento da intervenção definitiva, fato que depende da equipe multidisciplinar de primeiro atendimento.

Conclusões

O importante no acompanhamento do quadro hemorrágico é a condução do caso por equipe treinada e um suporte material adequado. Andamos pelo BLS, ATLS e caminhamos por terapias de reposição volêmica. É preciso não esquecer do quão importante é o reconhecimento e as condutas adequadas em pequeno espaço de tempo, e como é vital a reposição volêmica no início do atendimento, evitando os estados de choque e por fim a falência múltipla dos órgãos. O importante é fazer, e fazer bem o que temos disponível em mãos, que rebate sempre nos cristaloides, que devem ser as soluções de primeira escolha; na presença de pessoal treinado, fazer nos traumas hemorrágicos soluções hipertônicas. Portanto, é saber conduzir para minimizar as falências e preparar o paciente para o tratamento definitivo.

Referências

1. Machado FM, Silva E. Classificação dos diferentes estados de choque. In: Knobel E, editor. Terapia intensiva: hemodinâmica. São Paulo: Atheneu, 2003.
2. Rady MY, Rivers EP, Nowak RM. Resuscitation of the critically ill in the ED: responses of blood pressure, heart rate, shock index, central venous oxygen saturation, and lactate. Am j Emerg Med. 1996 Mar 1; 14(2): 18-25.
3. Kern JW, Shoemaker WC. Meta-analysis of hemodynamic optimization in high-risk patients. Crit Care Med. 2002 Aug 1; 30(8): 1686-92.

4. Vincent JL, Brimioulle S. Crit Care Med: Churchill's Ready Reference, 2009.
5. Rivers EP, Nguyen B, Havstad S, Ressler J, Muzzin A, Knoblich B, et al. Early goal-directed therapy in the treatment of severe sepsis and septic shock. N Engl J Med. 2001 Nov 8; 345(19): 1368-77.
6. Trauma ACoSCo. Advanced trauma Life Support for doctors, Student Course Manual (ATLS). 8ª ed. American College of Surgeons, 2002.
7. Kumar A. Shock: Classification, Pathophysiology, and Approach to Management. In: Parrillo JE, editor. Critical Care Medicine, Principles of Diagnosis and Management in the Adult. Ed. Philadelphya, 3ª Edição PA: Mosby Elsevier, 2007.
8. Blow O, Magliore L, Claridge JA, Butler K, Young JS. The golden hour and the silver day: detection and correction of occult hypoperfusion within 24 hours improves outcome from major trauma. J Trauma. 1999 Nov 1; 47(5): 964-9.
9. Antonelli M, Levy M, Andrews PJ, Chastre J, Hudson LD, Manthous C, et al. Hemodynamic monitoring in shock and implications for management. International Consensus Conference, Paris, France, 27-28 April 2006. Intensive Care Med. 2007; 33(4): 575-90.
10. Dellinger RP, Levy MM, Carlet JM, Bion J, Parker MM, Jaeschke R, et al. Surviving Sepsis Campaign: international guidelines for management of severe sepsis and septic shock: 2008. Intensive Care Med. 2008; 34(1):17-60. Erratum in: Intensive Care Med. 2008; 34(4):783-5
11. Knobel E, Murillo Assunção SC, Fernandes HS. Monitorização hemodinâmica no paciente grave. 1ª Ed. São Paulo: Editora Atheneu, 2013.
12. Faggioni LPC, Covas DT, Balbi Filho EM, Pádua MA, Tobias RA, Rosa MJ, Papa F. Transfusão Maciça: uma abordagem didática para graduandos. Medicina, Ribeirão Preto, 1999; 32: 438-43.
13. dos Santos AC, Fabbron DS. Reposição Volêmica no choque hemorrágico. Marília: UNIMAR, 2007.

CAPÍTULO 9

• Rodrigo Carvalho da Silva Campos

Traumatismo Craniencefálico (TCE)

Considerações sobre o atendimento inicial ao politraumatizado

O traumatismo craniencefálico resulta de uma lesão no cérebro por forças mecânicas externas, em que o termo TCE é um termo referente a lesões que afetam não só o cérebro, mas outras estruturas da cabeça. No Brasil, é responsável pela alta taxa de mortalidade, principalmente em homens. No Reino Unido, 6-10/1000 pessoas morrem devido a TCE, ao ano.

Dentre as principais causas de TCE, podemos citar acidentes automobilísticos, ciclísticos e motociclísticos, atropelamentos, agressões físicas, quedas, lesões por armas de fogo e brancas, entre outras menos frequentes.

Segundo boletim divulgado pela Rede SARAH, em uma pesquisa nos hospitais SARAH-Brasília e SARAH-Salvador, que abrangeu a totalidade das internações por causas externas, registradas no período de 1 de fevereiro de 1999 a 31 de janeiro de 2000, as causas externas mais comuns de internação foram os acidentes de trânsito, as agressões por arma de fogo, os acidentes por mergulho e as quedas. O acidente de trânsito destaca-se como sendo o maior gerador de internações devido a lesões. Apontando também as lesões cerebrais devido aos traumas mecânicos como as responsáveis por mais da metade das internações nos serviços de saúde dos Estados Unidos, mais de dois milhões de pacientes com TCE são atendidos por ano, e 25% destes ficam hospitalizados. Cerca de 10% de todas as causas de óbito nos Estados Unidos são decorrentes de lesões traumáticas, sendo a metade constituída por TCE.[1,2]

Nessa perspectiva, o TCE atualmente é uma das maiores causas de morbimortalidade mundial, sendo responsável por índices alarmantes de deficiências e incapacidades temporárias e permanentes.

O traumatismo craniencefálico (TCE) é qualquer agressão, causada por força física externa, que acarreta lesão anatômica, comprometimento funcional, ou ambos, envolvendo estruturas ósseas cranianas e encefálicas.[1,2]

Classificação do TCE

Entre as diversas formas de classificação do TCE, tem-se a baseada no tipo de lesão apresentada.

Lesões cutâneas

São lesões que acometem o couro cabeludo, têm pouca morbidade associada a elas e em geral estão relacionadas a lesões do crânio e do tecido cerebral, podendo ser causa comum de infecções e hemorragias nessa área.

Fraturas do crânio

De acordo Rowland[1,2], as fraturas são classificadas em:

- **Fraturas lineares não deprimidas:** são comuns e não requerem tratamento específico, poucas vezes aparecem à palpação, geralmente seu diagnóstico é feito por raios X. A vítima deve ficar em observação por 12 a 24 horas na fase aguda numa unidade hospitalar, onde exames neurológicos devem ser realizados, e a monitorização do nível de consciência identificará possíveis complicações sugestivas de hemorragias intracranianas.
- **Fraturas de crânio com afundamento:** são resultantes de lesões provocadas por objetos que atingem o crânio em baixa velocidade. Tem grande potencial de lesão cerebral pelos fragmentos ósseos que podem penetrar na massa encefálica. Necessita de avaliação por um neurocirurgião para possível cirurgia.
- **Fraturas abertas de crânio:** são lesões que acometem sob lesões do couro cabeludo.
- **Fraturas da base do crânio:** são as mais frequentes e indicam que o TCE foi intenso; estão associadas a rinorragia, otorragia e equimose periorbitária, que geralmente pode surgir algumas horas após o trauma. Pode ocorrer desenvolvimento de fístulas liquóricas e aumentar a suscetibilidade à instalação de meningite, abscesso e demais infecções.

Lesões cerebrais difusas

Para Rowland[1-3], as lesões cerebrais difusas podem ser divididas em:

- **Concussão:** trata-se de um traumatismo craniano fechado sem lesão estrutural macroscópica do encéfalo, no qual há perda temporária da memória imediatamente após o TCE, recuperando num período inferior a 6 horas. Pode apresentar amnésia, letargia temporária, disfunção da memória, irritabilidade, podendo melhorar nas primeiras 24 horas.
- **Lesão axonal difusa:** apresenta lesões microscópicas que afetam o corpo caloso, tronco cerebral e/ou difusa. A perda de consciência é superior a 6 horas, caracterizada por estiramento dos neurônios devido a movimentos bruscos de aceleração e desaceleração. A lesão com maior duração do coma tem um mau prognóstico.
- ***Swelling* difuso:** provavelmente devido a edema cerebral ou por aumento da volemia do cérebro pela vasodilatação anormal, pode ser difuso ou hemisférico.

Lesões focais

- **Contusão cerebral:** caracterizada por lesão estrutural do tecido encefálico, pode ser demonstrada pela topografia computadorizada ou RNM de crânio como pequenas áreas de hemorragias. Em geral, produzem alterações neurológicas que persistem por mais de 24 horas. As vítimas podem apresentar déficits neurológicos focais, paralisias, alterações da memória, do afeto, transtorno de linguagem e raramente apresenta déficit visual.
- **Hemorragias intracranianas (meníngeas e intracerebrais):** ocorrem devido a lacerações do tecido cerebral, meninges e/ou artérias, quando há fraturas e/ou movimentos bruscos de aceleração e desaceleração com perdas de massa encefálica, e geralmente levam à hemorragia craniana. A causa mais comum de hemorragia subaracnóidea é traumática.
- **Hematoma epidural:** trata-se de uma lesão secundária, associada à laceração de artérias ou veias meníngeas ou fraturas extensas (a díploe é vascularizada). Acomete a região localizada entre a calota craniana e a meninge mais externa, está associada a fraturas e acomete 1 a 3% das vítimas do TCE. A vítima geralmente perde a consciência, retornando ou não minutos depois, e evoluindo novamente para uma perda da cons-

ciência com deterioração neurológica. Recomenda-se a intervenção cirúrgica para drenagem do hematoma, se este for sintomático ou com aumento progressivo do volume.

- **Hematoma intraparenquimatoso:** trata-se de uma lesão secundária e mais complicada, em que há uma estagnação de sangue, inicialmente no lobo temporal e depois no lobo frontal, dentro do parênquima cerebral. Acumulando um volume considerável de sangue, em torno de 5 mL, acarretando deterioração neurológica.

O hematoma subdural é classificado em dois tipos:

- **Hematoma subdural agudo:** trata-se de uma lesão secundária, associada à lesão das meníngeas e artérias localizado entre as meninges dura-máter e aracnoide. Apresenta-se por quadro de alteração do nível de consciência grave ou diversas manifestações de alterações focais. O tratamento pode ser cirúrgico ou não.
- **Hematoma subdural crônico:** trata-se de uma lesão secundária, de apresentação tardia, pelo menos 20 dias. Acomete mais alcoólatras e idosos. O quadro clínico caracteriza-se por quadro de desorientação, distúrbios de memória, apatia e alterações de personalidade. O tratamento é cirúrgico.
- **Hipertensão intracraniana:** trata-se de uma condição mais comum no TCE, sendo a principal causa de óbito nos momentos iniciais da evolução, em que há um aumento da PIC acima de 20 mmHg, provocado devido aumento da massa cerebral por edema e/ou exsudatos inflamatórios ou complicações na circulação encefálica.

Tipos de TCE

De acordo com a natureza do ferimento no crânio, na classificação do TCE, podemos classificá-lo de modo mais abrangente em: traumatismo craniano fechado, fratura exposta do crânio e fratura com afundamento do crânio.

- **Traumatismo craniano fechado:** caracterizado pela ausência de ferimentos na calota craniana ou apenas uma fratura linear. Ele é subdividido em todas as categorias supracitadas que não contemplam a fratura exposta do crânio e a fratura com afundamento do crânio.
- **Fratura exposta do crânio:** caracterizada pela abertura e exposição da massa cefálica, com laceração e comunicação entre couro cabeludo e massa encefálica, deixando exposto o conteúdo craniano e aumentando assim a probabilidade de infecções.
- **Fratura com afundamento do crânio:** caracterizada pela compreensão da massa encefálica e apresentação de fragmentos ósseos lesionando o tecido subjacente.

Na classificação baseada no nível de consciência, o TCE é dividido em três categorias (leve, moderada e grave), de acordo com os sinais e os sintomas. No grau leve o paciente pode apresentar-se consciente, confuso e levemente sonolento. Nos casos graves os pacientes estão torporosos ou comatosos. Num estado intermediário pode-se classificar as vítimas do TCE em grau moderado.

Além do exame físico realizado na avaliação inicial, também se torna necessária a realização de exames complementares, como a radiografia de crânio, a tomografia computadorizada, a ressonância magnética e a angiografia cerebral, utilizadas para auxiliar o diagnóstico e avaliação.

A assistência à vítima do TCE está respaldada na Política Nacional de Atendimento as Urgências, instituída através da publicação da portaria GM/MS nº 1.863/2003, garantindo uma rede de serviços organizados por níveis de complexidade, permitindo assim que as vítimas do TCE recebam assistência desde o atendimento inicial (componente pré-hospitalar móvel) até o encaminhamento para um serviço compatível com as suas necessidades (componente hospitalar) e ainda aponta a modalidade de atenção domiciliar.

TABELA 9.1 Classificação do traumatismo craniencefálico quanto ao grupo de risco.

Grupo de risco	Características
Baixo	Assintomático, cefaleia, tontura, hematoma ou laceração do couro cabeludo, ausência de critérios de risco moderado ou alto.
Moderado	Alteração da consciência no momento do traumatismo ou depois; cefaleia progressiva; intoxicação com álcool ou drogas; história inconfiável ou ausente do acidente; idade inferior a 2 anos (a menos que o traumatismo seja banal); convulsão pós-traumática, vômito, amnésia; politraumatismo, traumatismo facial grave, sinais de fratura basilar; possível penetração no crânio ou fratura com afundamento; suspeita de violência contra a criança.
Alto	Depressão da consciência (não claramente devida a álcool, drogas, encefalopatia metabólica, pós-crise); sinais neurológicos focais; nível decrescente da consciência; ferida penetrante do crânio ou fratura com afundamento palpável.

Sendo assim, a assistência à vítima de TCE deve ser iniciada no local do incidente, conhecida como atendimento pré-hospitalar, e garantida também na sua chegada a um hospital, denominado atendimento intra-hospitalar.

O eficaz atendimento pré-hospitalar com instauração de medidas primárias é fundamental para o aumento da sobrevida das vítimas de TCE, devido a proteger o encéfalo contra as complicações secundárias.

O manejo do paciente com TCE pode se basear na classificação da gravidade do trauma seguindo o Advanced Trauma Life Support (ATLS)[4,5], entretanto, entre os procedimentos a serem realizados pelos socorristas no atendimento pré e intra-hospitalar, merece destaque a avaliação neurológica da vítima, através da mensuração do nível de consciência, avaliação dos nervos cranianos, exames do fundo do olho, reflexos pupilares e movimentos oculares.

O acompanhamento do nível de consciência da vítima do TCE através de uma avaliação quantitativa é fundamental, visto que a mudança brusca do nível de consciência é indicativa de piora do prognóstico.

Usada universalmente, a Escala de Coma de Glasgow – ECG (veja a seguir) avalia quantitativamente o estado de consciência das vítimas do TCE no atendimento inicial, na admissão hospitalar, na evolução e na possível recuperação observável, principalmente durante a fase aguda.[4-6]

A mensuração dos níveis de consciência utilizando a ECG avalia a gravidade do TCE, pontuando-se em três tipos de respostas: abertura ocular, respostas motoras e resposta verbal, com variação na pontuação de 3 (mínimo) a 15 pontos (máximo), assim pode-se monitorar a recuperação do paciente desde o estado inconsciente até o estado consciente. Entretanto o seu uso não é recomendado para vítimas em choque, intoxicadas, e ainda a presença de lesões oculares e da coluna vertebral dificulta a sua utilização. O escore ≤ 8 indica que as vítimas estarão num estado inconsciente, já aquelas com escore > 8 estarão num estado consciente.[7]

Respostas	Escore
Resposta verbal	
Nenhuma	1
Sons incompreensíveis	2
Palavras inadequadas	3
Confuso	4
Orientado	5
Abertura ocular	
Nenhuma	1
À dor	2
À fala	3
Espontaneamente	4
Resposta motora	
Nenhuma	1
Extensão anormal	2
Flexão anormal	3
Retirada	4
Localizada	5
Obedece comandos	6
TCE grave	**3 a 8**
TCE moderado	**9 a 13**
TCE leve	**14 a 15**

ECG igual ou menor que 8 é geralmente aceita como a definição funcional de Coma.

Avaliação e manejo pré-hospitalar ao paciente com TCE

O manuseio no momento do trauma e na sala de emergência deve seguir os princípios do pré-hospitalar (PHTLS) e ATLS[8-17], ou seja, manejar e tratar as condições mais urgentes em uma ordem sistemática. Pacientes que estão comatosos ou com deterioração progressiva do nível de consciência devem ter sua via aérea garantida (se necessário, intubação), adequada oxigenação e ventilação, e reposição de volume para evitar hipotensão. Imobilização da coluna deve ser mantida até avaliação clínica e/ou exames radiológicos indicarem que possam ser removidos. Na sala de emergência, uma avaliação inicial e ressuscitação simultânea devem ser realizadas para todos os traumatizados em crânio, inclusive aqueles com trauma de crânio leve.

Uso precoce do manitol

Em pesquisas clínicas (nível III), o uso do manitol deve ser reservado para pacientes com adequada reposição da volemia, não hipotensos, e com sinais de herniação transtentorial (midríase unilateral ou bilateral, reação em descerebração ou decorticação, resposta pupilar assimétrica a luz), edeterioração progressiva do exame neurológico não devida a causas extracranianas, evidência de efeito de massa (por exemplo, hemiparesia no TCE).

Bolus intermitentes podem ser mais efetivos que a infusão contínua.

Dose efetiva: 0,25 a 1 g/kg.

Contraindicado em pacientes hipotensos (PAS < 90 mmHg).

Necessária sondagem vesical para avaliar débito urinário.

No espectro do politraumatizado, o TCE constitui-se em prevalente e cotidiana realidade, com implicações médicas, financeiras e sociais de altíssimo impacto. Em seu atendimento inicial, as medidas básicas e de ressuscitação precedem o foco específico do trauma de crânio. Sabidamente, o aporte de oxigênio para o cérebro constitui-se em torno de 25% de todo o volume disponível. Desde o evento inicial no cenário do trauma faz-se imperativo as medidas descritas para a manutenção da "vida cerebral" e a minimização das sequelas, que podem advir com prejuízo funcional às vezes perene.

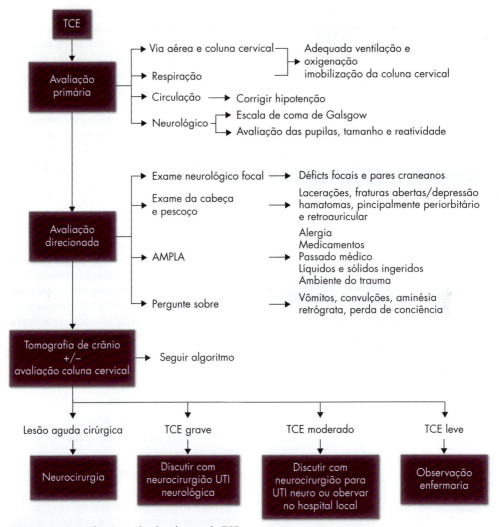

Figura 9.1 Algoritmo de abordagem do TCE.

Referências

1. Marik PE, Varon J, Trask T. Management of head trauma. Chest 2002; 122(2): 699-711.
2. Koizumi MS, Lebrão ML, Mello-Jorge MH, et al. Morbidity and mortality due to traumatic brain injury in São Paulo city, Brazil, 1997. Arq Neuropsiquiatr. 2000; 58(1):81-9.
3. Colli BO, Sato T, de Oliveira RS, et al. Characteristics of the patients with head injury assisted at the Hospital das Clínicas of the Ribeirão Preto Medical School. Arq Neuropsiq. 1997; 55(1): 91-100.
4. Helmy A, Vizcaychipi M, Gupta AK. Traumatic brain injury: intensive care management. Br J Anaesth. 2007; 99(1):32-42.
5. Moppett IK. Traumatic brain injury: assessment, resuscitation and early management. Br J Anaesth. 2007; 99(1):18-31.

6. Werner C, Engelhard K. Pathophysiology of traumatic brain injury. Br J Anaesth. 2007; 99(1):4-9.
7. Guha A. Management of traumatic brain injury: some current evidence and applications. Postgrad Med J 2004; 80(949): 650-3.
8. Perel P, Edwards P, Wentz R, et al. Systematic review of prognostic models in traumatic brain injury. BMC Med Inform Decis Mak. 2006; 6:38.
9. Lee B, Newberg A. Neuroimaging in traumatic brain imaging. NeuroRx. 2005; 2(2): 372-83.
10. Andrade AF, Marino RJ, Miura FK, et al. Diagnóstico e conduta no paciente com traumatismo cranioencefálico leve. Sociedade Brasileira de Neurocirurgia. Associação Médica Brasileira – Conselho Federal de Medicina. Projeto Diretrizes. 2001; 1-13.
11. Guidelines for Prehospital Management of Traumatic Brain Injury. J Neurotrauma 2000; 17:451-553. Brain Trauma Foundation. Disponível em: www.braintrauma.org.
12. Guidelines for the Management of Severe Traumatic Brain Injury 3ª ed. J Neurotrauma 2007; p.24. Brain Trauma Foundation. Disponível em: www.braintrauma.org.
13. Rincon F, Mayer SA. Clinical review: critical care management of spontaneous intracerebral hemorrhage. Critical . 2008; 12(6): 237.
14. Balestreri M, Czosnyka M, Hutchinson P, et al. Impact of intracranial pressure and cerebral perfusion pressure on severe disability and mortality after head injury. Neurocrit Care. 2006; 04:8-13.
15. Castillo LR, Gopinath S, Robertson CS. Management of intracranial hypertension. Neurol Clin. 2008; 26(2): 521-541.
16. Souza RMC. Comparação entre instrumentos mensuração das consequências do trauma cranioencefálico. Rev Esc Enferm - USP. 2006; 40(2): 203-13.
17. Cruz J. Current international trends in severe acute brain trauma. Arq Neuropsiquiatr. 2000; 58(3-A): 642-7.

Trauma Abdominal

Mario Junqueira de Souza Neto • Ricardo Furtado Mendonça

Introdução

O trauma abdominal fechado é frequente, tendo como causa o acidente automobilístico em grandes núcleos de trauma.

Por outro lado, centros de periferia têm maior incidência de trauma penetrante. Outras causas incluem atropelamento, acidente de motocicleta, bicicleta, quedas e assalto.

Durante a avaliação primária do trauma abdominal fechado, a avaliação da circulação inclui o ponto de reconhecimento de hemorragias abdominopélvicas. Infelizmente, a lesão despercebida abdominal continua sendo causa frequente de mortes evitáveis por trauma do tronco.

A identificação do órgão abdominal mais frequentemente lesado relaciona-se com o mecanismo do trauma porque a incidência dos traumas diferem para o tipo de trauma aberto (ferimento por arma branca (FAB) versus ferimento por arma de fogo (FAF), bem como para o trauma fechado.

Trauma fechado (confuso):

1. Baço: 40% a 55%
2. Fígado: 35% a 45%
3. Hematoma retroperitoneal: 15%
4. Intestino delgado: 5% a 10%

Órgãos mais lesados por FAB:

1. Fígado: 40%
2. Intestino delgado: 30%
3. Diafragma: 20%
4. Cólon: 15%

Órgãos mais lesados por FAF:

1. Intestino delgado 50%
2. Cólon 40%
3. Fígado 30%
4. Lesões vasculares 25%

Trauma penetrante

O trauma abdominal é definido como penetrante quando existe solução de continuidade na aponeurose anterior.

Antigamente se definia a penetração abdominal pela penetrabilidade do peritônio, mas a maior parte dos centros coloca a fáscia anterior (aponeurose anterior) como ponto marco da identificação da penetração da cavidade abdominal.

O trauma fechado é mais comum em países desenvolvidos, ao passo que as agressões por armas brancas ou projéteis de arma de fogo são mais comuns nos países em desenvolvimento e subdesenvolvidos.

Repare que 90% dos FAF resultam em penetração da cavidade abdominal com lesões intra-abdominais importantes. Em comparação, apenas 30% dos FAB apresentam lesões intraperitoneais associadas.

Qualquer paciente deverá ser removido para unidade hospitalar que tenha cirurgião para exploração cirúrgica da cavidade peritoneal desde que apresente:

- Choque não responsivo à reposição volêmica de 4 L de cristaloides;
- FAF com suspeita de penetração na cavidade peritoneal;
- Sinais de irritação peritoneal;
- Penetrabilidade da aponeurose anterior.

Cerca de 33% dos ferimentos penetrantes não atingiram a cavidade abdominal.

É nesse contexto que devemos encaminhar todo paciente com lesões penetrantes no abdome para o especialista (cirurgião geral).

Anatomia

Quatro areas são importantes:

- **A parede abdominal anterior:** entre os rebordos costais e os ligamentos inguinais, anteriormente às linhas axilares anteriores.
- **Flancos:** zona entre as linhas axilares anterior e posterior (limite superior desde os rebordos costais no 6º EIC até limite inferior nas cristas ilíacas).
- **Região dorsal:** área entre as linhas axilares posteriores, desde as pontas das escápulas até as cristas ilíacas.
- **Região toracoabdominal ou abdome intratorácico:** vai desde a linha intermamilar até o final do rebordo costal anteriormente no 4º EIC, 6º EIC lateralmente no flanco e 8º EIC posteriormente.

As vísceras intraperitoneais são mais lesadas nos ferimentos anteriores, já as retroperitoneais nos traumas posteriores.

A necessidade de tratamento operatório é maior nos ferimentos anteriores e menor nos posteriores.

A apresentação clínica é diferente, sendo os sinais de peritonite mais frequentes nas lesões da parede anterior.

A avaliação diagnóstica depende da região em análise, sendo os métodos de imagem (TC) mais sensíveis no diagnóstico das lesões posteriores, e há trauma de retroperitônio que não aparecem sinais de lesões no lavado peritoneal diagnóstico (LPD).

Os ferimentos de parede anterior necessitam de menor energia para ocorrer porque é mais delgada em relação à região posterolateral do abdome e do dorso (protegido pelos músculos paraespinhais), em que os músculos agem como importante barreira de proteção a traumas.

Anatomia interna do abdome

Entenda que o abdome possui três compartimentos:

1. Cavidade peritoneal;
2. Cavidade pélvica;
3. Cavidade retroperitoneal.

É importante saber essa classificação, pois, durante uma expiração profunda, o diafragma pode elevar-se até o 4º EIC e fraturas nas costelas inferiores abaixo da linha do mamilo podem causar lesões de vísceras abdominais.

Estruturas que estão no espaço retroperitoneal:

- Aorta e cava;
- Duodeno;
- Cólon ascendente e descendente (faces posteriores);
- Rins, pâncreas e ureter;
- Componentes retroperitoneais da cavidade pélvica.

É fundamental entender essas peculiaridades sobre o retroperitônio porque muitas das lesões nessa região não mostram sinais de irritação peritoneal nem peritonite, tampouco LPD positivo.

História do trauma

O paciente, quando consciente, é quem melhor presta essa informação.

O pessoal do resgate e a polícia também podem fornecer detalhes importantes:

- Cinemática do trauma;
- Uso de dispositivos de segurança (cinto de segurança de duas ou três pontas, *air bag*);
- Óbitos no local;
- Posição no carro, se ficou preso nas ferragens;
- Tempo até chegada no hospital (delta T);
- Se houve perda total do carro.

A distância do trauma penetrante também é fator fundamental a saber, porque FAF com distância > 3 metros diminui a probabilidade de lesões viscerais.

O paciente hipotenso precisa ser adequadamente avaliado quanto à causa da hipotensão, se realmente é adominal.

Fraturas podem sangrar muito, sobretudo pélvicas (> 2 L) e fraturas de fêmur (1,5 L), podendo confundir a avaliação.

A reavaliação no trauma, através do exame físico seriado realizado por um mesmo médico, tem a mesma sensibilidade para indicação de laparotomia do que uma TC de duplo ou triplo contraste. Portanto, reavalie o paciente.

Em vítimas de trauma automobilístico, é importante estimar:

1. A velocidade do veículo.
2. Tipo de colisão;
3. Se houve destruição grave do veículo, com intrusão de partes do veículo no compartimento do passageiro, etc.;
4. Uso de dispositivos de restrição/*air bags*;
5. Condições dos outros ocupantes.

Os integrantes do grupo de resgate devem fornecer informações sobre:

a) Sinais vitais;
b) Lesões óbvias ao exame físico;
c) Resposta do doente às medidas terapêuticas.

Tratando-se de trauma penetrante é fundamental saber:

1. Momento em que ocorreu a agressão;
2. Tipo de arma (FAB, FAF, qual calibre);
3. Distância entre a vítima e o agressor (3 metros);
4. Número de facadas (FAFs);
5. Intensidade da dor abdominal, sinais como irradiação para o ombro (sinal de Kehr na rotura esplênica).

Características dos ferimentos por projétil

Nos ferimentos causados por projéteis, além da distância do disparo (se a distância for menor de 3 metros maior será o dano), temos:

- **Orifício de entrada:** é menor do que o de saída; geralmente tem formato oval, redondo ou, por vezes, em fenda. Os tiros a distância apresentam apenas zona de contusão e enxugo. Nos disparos à queima-roupa (curta distância), além das características peculiares a todas as distâncias de tiro (contusão e enxugo), ainda poderão existir uma orla de queimadura e a clássica área de tatuagem e esfumaçamento.

- **Buraco de mina de Hoífman:** encontrado em marcas deFAFs encostados nas têmporas ou na mastoide. Por sua vez, os tiros encostados, principalmente quando feitos sobre áreas teciduais de grande densidade (osso), causam intensa destruição sob a superfície tegumentar, em razão da rápida e poderosa expansão dos gases. Projéteis de grande massa e baixa velocidade (calibres 38, 44 e 45) produzem grande área de destruição, porém não muito profunda, enquanto os FAFs de alta velocidade (calibre 7.62) causam grande e profunda destruição tecidual, diretamente proporcional à densidade do tecido atingido.

- **Orifício de saída:** tem maior diâmetro que o de entrada. O contorno é irregular e as bordas geralmente encontram-se viradas para fora. Não exibe nenhuma das zonas características do orifício de entrada.

Exame físico

A verificação abdominal deverá ser feita no exame secundário após o exame primário ter sido realizado (ABCDE) e exames adjuntos ao exame primário (raios X de tórax AP, coluna cervical perfil C1-T 1, pelve AP), por isso a importância de remoção rápida para o pronto-socorro que tenha RX e cirurgião geral.

Inspeção

O paciente deve estar completamente despido. As faces anterior e posterior do abdome, o tórax inferior e o períneo devem ser inspecionados em busca de escoriações, contusões, lacerações e ferimentos penetrantes. O paciente deve ser cuidadosamente rolado para permitir o exame completo do dorso, ou seja, tanto o abdome anterior como posterior, incluindo o períneo.

Ausculta

O abdome deve ser auscultado para a avaliação dos ruídos hidroaéreos (RHA). A presença de sangue ou conteúdo intestinal pode levar ao íleo paralítico ou adinâmico, ressaltando na ausência dos RHA. Entretanto, a ausência de RHA não é diagnóstica de lesões intra-abdominais. O íleo também pode ocorrer em consequência de traumas extra-abdominais, como fraturas de costelas, coluna ou pelve.

Percussão

A percussão do abdome após o trauma tem por objetivo primário verificar, de forma sutil, se existe dor à descompressão brusca. Essa manobra determina a existência de irritação peritoneal. Produz uma resposta similar à obtida quando o paciente tosse. E se presente nem precisa pesquisar dor a descompressão brusca, porque é sinal que existe irritação peritoneal. Macicez difusa leva a pensar em hemoperitônio.

Palpação

A palpação abdominal fornece informações subjetivas e objetivas. As primeiras consistem na avaliação, pelo próprio paciente, da localização e da intensidade da dor. A dor inicialmente é de origem visceral e com localização imprecisa. Aumento voluntário da tensão da parede abdominal resulta do medo de sentir dor e pode não corresponder a lesões viscerais significativas. Por outro lado, um aumento involuntário da tensão da musculatura é um sinal fidedigno de irritação peritoneal (DB+). Da mesma forma, dor bem caracterizada à descompressão súbita é sinal inequívoco de peritonite. Podemos encontrar sinais de irritação peritoneal por hemoperitônio e secreções do trato gastrointestinal na cavidade pela palpação, bem como estabelecer diagnóstico de útero gravídico e ainda estimar a idade do feto.

Toque retal

O toque retal é um item importante da avaliação abdominal. Os objetivos básicos do toque retal nos traumas penetrantes são: detecção da presença de sangue na luz intestinal (indicativa de perfuração intestinal) e avaliação do tônus do esfíncter anal, para estimar a integridade da medula espinhal. Após uma contusão abdominal, a parede do reto também deve ser examinada na tentativa de palpar fragmentos ósseos (fratura de bacia) e para avaliar a posição da próstata. A próstata elevada e flutuante sugere a possibilidade de rotura da uretra posterior. A presença de crepitação ao toque revela pneumorretroperitônio, sugerindo rotura de estruturas retroperitoneais como duodeno ou parede posterior de cólon ascendente ou descendente. É mais raro esse achado no exame físico. Entretanto, no raio X de abdome e na TC pode aparecer enfisema retroperitoneal que diagnostica a rotura de víscera retroperitoneal.

Existe uma discussão sobre toque retal na qual este pode ser realizado antes da sondagem vesical. A substituição da obrigatoriedade pela possibilidade de realizar o toque retal é porque existem outros sinais no exame clínico sem ser o manejo retal com igual poder preditivo (99%) de lesão de uretra, como: impossibilidade de urinar sangue no meato uretral e uretrorragia, equimose perineal, hematomas no períneo e fratura instável do anel pélvico.

Avaliação de ferimentos penetrantes

Sempre que existir a suspeita de ferimento tangencial (superficial ou de raspão à camada músculo-aponeurótica do abdome), pode-se optar pela exploração da ferida com anestesia local para avaliar se ultrapassou ou não a fáscia anterior (procedimento médico).

Esse procedimento está contraindicado em lesões acima do rebordo costal, pelo risco de causar PTX, hemotórax e destamponamento de hematoma.

O ferimento penetrante é aquele que ultrapassou a aponeurose anterior do abdome e os músculos posteriormente.

A exploração de ferimentos por arma branca é fundamental. Cerca de 25% a 33% dos FAB não penetram no peritônio.

É conduta útil na dúvida da penetração da cavidade peritoneal se o paciente não está hipotenso e não tem sinais de irritação peritoneal. Deve-se proceder à antissepsia, à anestesia e à exploração do local da ferida.

Avaliação da estabilidade pélvica

A compressão normal das espinhas ilíacas anterossuperiores ou cristas ilíacas pode revelar deslocamento anormal dos ossos ou ainda despertar dor. Se a pelve permanecer estável, procede-se à tração das espinhas ilíacas anteriores. Em vítimas de traumatismo de tronco, tais achados sugerem fratura pélvica. Esse exame não deve ser repetido porque pode piorar a hemorragia.

Toque vaginal

Lacerações da vagina podem ser oriundas de traumas penetrantes ou de fragmentos ósseos de fraturas pélvicas.

Exame do pênis

A presença de sangue no meato uretral deve levantar a suspeita de laceração da uretra, bem como hematomas ou equimoses no períneo.

Exame da região glútea

A região glútea vai desde as cristas ilíacas até as pregas glúteas. Os ferimentos nessa região são acompanhados de lesões intra-abdominais em 50% dos casos.

Ferimentos na região glútea geralmente incluem trauma de reto abaixo da reflexão peritoneal.

Sondagens

A inserção de sondas gástricas e urinárias é realizada como exame adjunto ao exame primário.

Sondagem nasogástrica (SNG)

Tem finalidade diagnóstica e terapêutica. O objetivo primário é o esvaziamento do conteúdo gástrico, reduzindo a pressão e o volume do estômago e a possibilidade de broncoaspiração. A presença de sangue nas secreções aspiradas, excluída uma fonte nasofaríngeana de hemorragia, sugere lesão alta do trato gastrointestinal (TGI).

> **Cuidado:** na presença de fraturas de face ou sinais de fratura de crânio (sinal do guaxinim, sinal da batalha, sinal do duplo halo), a sonda gástrica deve ser introduzida via oral para prevenir a introdução addental no interior do crânio, por meio de fratura da placa crivosa.

No início da fase de reanimação, a introdução da SNG é para:

1. Descomprimir possível dilatação do estômago;
2. Descomprimir o estômago antes do LPD, minimizando riscos de aspiração e lesões associadas. Caso haja sangue na sondagem nasogástrica, afastada a presença de lesões oro ou nasofaríngeas, atentar para a possibilidade de lesões do esôfago ou TGI alto.

Cateterismo vesical (sonda vesical de demora – SVD).

É o melhor indicador de perfusão tecidual no trauma. O débito urinário deve ser mantido 50 mL/h funções principais são: descompressão da bexiga e avaliação do índice da perfusão tecidual e débito urinário.

Alem disso, é necessário descomprimir a bexiga antes de realizar LPD. A hematúria é um sinal importante de possível trauma geniturinário ou de trauma não renal, mas afetando o sistema geniturinário. Nos EUA, a urina coletada pode ser utilizada na detecção laboratorial de drogas, porém não aqui no Brasil. A coloração da urina é importante, sobretudo em queimaduras e trauma com grande destruição muscular, porque há a preocupação com o desenvolvimento de rabdomiólise (mioglobinúria).

Nessas condições, há o acúmulo de mioglobina nos túbulos renais e insuficiência renal, por isso a urina assume um aspecto de coloração âmbar (marrom). Nesses casos de rabdomiólise, o débito urinário deve ser mantido em 100 mL/h.

> **Cuidado:** antes da introdução da SVD, examine o reto e os genitais, visando detectar sinais que contraindiquem o procedimento. Elevação da próstata ao toque retal e a presença de sangue no meato uretral ou de hematomas escrotais ou perineais contraindicam o procedimento. Nesse momento, é necessário realizar uretrocistografia retrógrada que confirme a integridade da uretra.

Uma vez existindo a contraindicação da SVD, é importante a realização da uretrocistografia para diagnóstico de lesões de uretra ou bexiga extraperitoneal e intraperitoneal.

Confirmada a lesão da uretra, é fundamental que se faça uma cistostomia, sendo mais seguro a inserção guiada por ultrassom.

Contraindicações do cateterismo vesical:

1. Impossibilidade de urinar espontaneamente;
2. Fratura instável do anel pélvico;
3. Sangue no meato uretral;
4. Próstata deslocada cranialmente;
5. Hematoma escrotal/equimose perineal.

Ferimentos por arma branca (FAB)

Dos pacientes que sofreram FAB, 60% com eviscerações (exteriorização de epíploon ou vísceras), hipotensos e com sinais de irritação peritoneal. Na evisceração, não se deve reconduzir o conteúdo novamente para o interior da cavidade abdominal, pois tais estruturas, pelo contato com o meio externo, já estão contaminadas. O importante é a proteção com compressas úmidas com SF 0,9% e a preparação do paciente para a laparotomia exploradora.

Órgãos mais lesados por FAB:

- Fígado 40%
- Intestino delgado 30%
- Diafragma 20%
- Cólon 15%

Há pacientes que encontramos ainda com a arma branca introduzida. A prioridade é evitar a retirada da faca (ou outro objeto de empalamento) e fixar bem para que ela não se mova durante a remoção.

Ferimentos por arma de fogo (FAF)

Todo paciente com lesões por arma de fogo deverá ser removido com acesso venoso periférico à unidade hospitalar que tenha cirurgião geral, pois, se operadas tardiamente, podem levar a quadros abdominais graves.

Importante lembrar:

- Até que se prove o contrário, toda lesão abdominal aberta deve ser considerada penetrante e avaliada.
- Lesões na parte inferior do tórax, períneo ou nádegas podem ter atingido o abdome, dependendo do tamanho da arma branca ou da trajetória da arma de fogo.

Lesões mais frequentes por FAF:

- Intestino delgado 50%
- Cólon 40%
- Fígado 30%
- Vasos 25%

Trauma abdominal fechado

Pode acontecer por compressão, esmagamento-cisalhamento ou, ainda, por lesões de desaceleração. O impacto direto pode causar rotura de vísceras intra-abdominais com hemorragia e peritonite. Dentro da modalidade do esmagamento, há o cisalhamento pelo uso inadequado de dispositivos de segurança e restrição (cinto de segurança, *air bag*, etc.). Nas lesões de desaceleração, ocorre deslocamento desigual das partes mais ou menos fixas do corpo. Isso decorre, por exemplo, em lacerações do fígado e do baço (órgãos móveis) e seus locais de inserção (ligamentos de suporte), que são estruturas fixas. Pela lei de La Place, o ceco é um dos órgãos mais propensos à explosão durante um trauma fechado, bem como duodeno em pontos fixos (ligamento de Treitz).

O FAST é rápido e útil para identificar presença de líquido intra-abdominal com paciente estável ou instável.

Unindo-se os dados da história (quando possível) ao exame físico apurado, além da observação clínica rigorosa e procedimentos complementares, consegue-se, na grande maioria dos casos, indicar ou não a laparotomia exploradora nos casos de trauma abdominal fechado.

Órgãos mais acometidos no trauma abdominal fechado

- Baço 40% a 55%
- Fígado 35% a 45%
- Hematoma retroperitoneal 15%
- Intestino delgado 5% a 10%
- Rim 10%
- Estômago 4%
- Pâncreas 3%
- Diafragma 3%
- Duodeno 0,2%

Referências

1. Andrade SM, Jorge MHP. Acidentes de transporte terrestre em município da região sul do Brasil. Rev Saúde Pública. 2001; 35(3):318-20.
2. Batista JN, Gomes EGA. Etiologia do trauma. In: Freire E. Trauma: a doença dos séculos 2001; 1(1):17-45.
3. Batista SEA, Baccani JG, Silva RAP, Gualda KPF, Vianna Jr, Raul JA. Análise comparativa entre os mecanismos de trauma, as lesões e o perfil de gravidade das vítimas, em Catanduva - SP. Rev Col Bras Cir. 2006; 33(1): 6-10.
4. Birolini D. Como anda a epidemia de trauma? Rev Assoc Med Bras. 2001; 47(1): 3.
5. Carvalho Neto JA. Mortalidade por violências e acidentes no Distrito Federal: a situação entre 1980 e 1994. Brasília Méd. 2000; 37(3/4): 99-108.
6. Croce MA, Fabian TC, Menke PG, Waddle-Smith L, Minard G, Kudsk KA, Patton JH Jr, Schurr MJ, Pritchard FE. Nonoperative management of blunt hepatic trauma is the treatment of choice for hemodynamically stable patients. Results of a prospective trial. Ann Surg. 1995 Jun; 221(6): 744-53.
7. Davis JJ, Cohn JrI, Nance FC. Diagnosis and management of blunt abdominal trauma. Ann Surg. 1976; 185: 672.
8. DiVincenti FC, Rives JD, Laborde EJ, Fleming ID, Cohn I Jr. Blunt abdominal trauma. J Trauma. 1968 Nov; 8(6): 1004-13.
9. Edwards J, Gaspard DJ. Visceral injury due to extraperitoneal gunshot wounds. Arch Surg. 1974 Jun; 108(6): 865-6.
10. Fagundes MAV, Seidel AC, Schiavon AC, Barbosa FS, Kanamaru F. Estudo retrospectivo de janeiro de 1998 a maio de 2005, no Hospital Universitário de Maringá, sobre ferimentos por arma branca e arma de fogo. Acta Sci Health Sci. 2007; 29(2): 133-7.
11. Hurtuk M, Reed RL 2nd, Esposito TJ, Davis KA, Luchette FA. Trauma surgeons practice what they preach: The NTDB story on solid organ injury management. J Trauma. 2006 Aug; 61(2): 243-54.
12. Kemmeter PR, Hoedema RE, Foote JA, Scholten DJ. Concomitant blunt enteric injuries with injuries of the liver and spleen: a dilemma for trauma surgeons. Am Surg. 2001 Mar; 67(3): 221-5.
13. Martins S, Souto MID. Emergências cirúrgicas traumáticas. Manual de Emergências Médicas: Diagnóstico e Tratamento. Rio de Janeiro, Revinter. 1998; 369:373.

14. Prado Filho OR, Pazello DR, Colferal DR, Daniel MJ, Vasconcelos VMF. Caracterização dos traumas abdominais em pacientes atendidos no Hospital Universitário Regional de Maringá em 2006. Acta Sci Health Sci Maringá 2008; 30(2): 129-32.
15. Rasslan S. Trauma Abdominal. Afecções Cirúrgicas de Urgência. 1995; 293:304.
16. Ribas Filho J, Malafaia O, Campos ACL, Grauman RQ, Gomes SE, Marochi VL. Prevalência das estruturas atingidas no Trauma Abdominal. Rev Méd Paraná. 2002; 60(1): 25-9.
17. Riveros A, Urbina I, Díaz L, Ramírez R, Calvo V, Duran L. Revisión de traumatismos abdominales en el Hospital Central de San Cristobal: Estado Táchira 1994-1998. Col Med Estado Táchira. 2003; 12(3):27-31.
18. Hayt DB, Coimbra R, Potenza B. Tratamento do trauma agudo. In: Sabiston Jr DC. Tratado de cirurgia. 17ª ed. Rio de Janeiro: Elsevier. 2005; (1):512.
19. Sonneborn Gross R, Espinosa GR, Geni GR, Ricardo RW, Alejandra PG, Erik PRZM. Resultados del tratamiento de 588 pacientes con trauma múltiple. Rev Med Chile. 1998; 126(12): 1478-82.
20. Stalhschmidt CMM, Formighieri B, Lubachevski FL. Controle de danos no trauma abdominal e lesões associadas: experiência de cinco anos em um serviço de emergência. Rev Col Bras Cir. 2006; 33(4): 215-9.
21. Stracieri LD, Scarpelini S. Trauma hepático. Acta Cir Bras. 2006; 21(1): 85-8.
22. Tambellini AT, Osanai CH. Epidemiologia do Trauma. In: Freire E, editor. Trauma: a doença dos séculos 2001; 47-76.
23. Wilson H, Sherman R. Civilian penetrating wounds of the abdomen. Ann Surg. 1961; 153:639. Rev Cubana Cir. 2007; 46(3).

CAPÍTULO 11

• Mario Junqueira de Souza Neto • Ricardo Furtado Mendonça

Trauma de Tórax

O trauma torácico é uma importante causa de hospitalização, mortalidade e morbidade na população jovem. Acidentes de trânsito são a causa líder desse tipo de trauma. Isoladamente, o trauma torácico é relativamente comum e está em segundo lugar como causa de morte diante de todos os traumas.

A base do tratamento do trauma torácico consiste em reanimação cardiopulmonar eficiente seguida de detecção precoce e tratamento das lesões que ameaçam a vida. Menos de 15% dos pacientes com trauma torácico requerem toracotomia. Cerca de 60% dos pacientes necessitam somente de tratamento clínico. Daqueles que são candidatos ao tratamento cirúrgico, aproxima-damente em 80% é realizado drenagem pleural como tratamento inicial e definitivo.

Entre os diagnósticos mais frequentes, destacam-se: pneumotórax, hemotórax, fraturas de costelas e injúrias diafragmáticas.

Os critérios de gravidade para o trauma torácico são a extensão da injúria, o número de costelas fraturadas, a presença de contusão pulmonar e de repercussão cardiorrespiratória e a necessidade de ventilação mecânica.

Sinais e sintomas

Os principais sintomas do trauma torácico são dispneia, taquipneia e dor torácica. A dor é ventilatório-dependente, ou seja, piora com os movimentos respiratórios, podendo ser do tipo aperto ou pontada. A intensidade da dor depende principalmente da extensão da lesão.

A inexistência de sintomas não descarta lesões, já que pneumotórax, grandes lesões vasculares e lesões de esôfago podem não produzir sintomas.

Lesões graves torácicas podem produzir distúrbios fisiológicos da ventilação e da circulação, que põem em risco a vida do paciente. A ressuscitação volêmica na presença de choque deve ser instaurada imediatamente no intuito de preservar a vida do paciente.

O exame físico do tórax segue a clássica sequência: inspeção estática e dinâmica, inspeção, percussão e ausculta.

Lesões torácicas com risco de vida imediata

- **Obstrução de vias aéreas:** deve ser rapidamente identificada. Suspeita-se quando há a presença de agitação e/ou torpor, cornagem, estridor e triagem. Deve-se, então, inspecionar a cavidade oral, aspirando secreções e retirando corpos estranhos.

- **Pneumotórax hipertensivo:** a fisiopatologia dessa injúria consiste quando se forma uma válvula unidirecional que permite a entrada de ar no espaço pleural mas não permite a saída. Gradativamente ocorre o aumento da pressão no espaço pleural, colabando ainda mais o pulmão. O mediastino é empurrado para o lado oposto ao lado do pneumotórax, resultando em consequências ainda mais graves: dificuldade de ventilação e diminuição do aporte de sangue no coração. O quadro clínico é variado e depende do nível da pressão intratorácica. Os sinais e sintomas incluem ansiedade, cianose, taquidispneia, diminuição ou ausência de murmúrio vesicular no lado acometido, tiragem intercostal, distensão das veias jugulares, taquicardia, hipotensão, enfisema de subcutâneo e desvio de traqueia. O tratamento de um paciente com pneumotórax hipertensivo consiste em diminuir a pressão no espaço pleural. A punção no segundo espaço intercostal na linha hemiclavicular do lado acometido, utilizando-se uma seringa com SF 0,9% e Jelco 14 ou 16, deve ser preferencial no ambiente pré-hospitalar. A drenagem pleural realizada no intra-hospitalar visa diminuir os riscos de infecção, principalmente.

- **Pneumotórax aberto:** por existir equilíbrio das pressões intratorácica e atmosférica, o ar entra sem resistência no espaço pleural. Isso ocorre devido a grandes defeitos da parede torácica. O pulmão é comprimido pelo ar no espaço pleural e não consegue se expandir. Os sinais e sintomas são dor e dispneia, além de ruído de aspiração ou borbulhamento. O tratamento primeiro consiste em fechar o orifício da parede torácica, transformando o pneumotórax aberto em fechado, utilizando-se um curativo de três pontas. Durante a inspiração o curativo colaba impede a entrada do fluxo de ar para o espaço pleural e durante a expiração o curativo abre e expulsa o ar do espaço pleural pela lesão do tórax. O curativo também pode ser utilizado desde que seja vigiado quanto à evolução para pneumotórax hipertensivo, o que requer tratamento emergencial (Figura 11.1).

- **Hemotórax maciço:** é quando há o acúmulo de sangue no espaço pleural com volume superior a 1.500 mL. Quando em progressão, ou seja, débito acima de 1.500 mL em 24 horas ou 200 a 300 mL/h por três horas consecutivas, o tratamento cirúrgico deve ser empregado. Os sintomas são consequência da extensão da perda de sangue e o quanto o pulmão está colabado. Os sinais incluem taquipneia, diminuição do murmúrio vesicular e sinais de choque. O tratamento inicia-se com a administração de oxigênio e a assistência ventilatória. A hipovolemia e o choque são os maiores problemas fisiológicos e devem ser tratados rapidamente.

- **Tamponamento cardíaco:** ocorre tanto no trauma aberto quanto fechado e consiste em acúmulo de sangue no espaço pericárdico, resultando em débito cardíaco inadequado. A pericardiocentese é o tratamento de escolha e deve ser realizado com o paciente submetido à monitorização cardíaca.

- **Tórax instável:** ocorre após impacto no esterno ou parede lateral do tórax, quando duas ou mais costelas adjacentes são fraturadas em pelo menos dois lugares. A respiração paradoxal está presente e leva à hipóxia e à hipercarbia. A dor é um fator limitante. É a contusão pulmonar subjacente que determina a gravidade do quadro e não o dano da parede torácica. A avaliação inicial e repetida da frequência respiratória é essencial para o diagnóstico da hipóxia e insuficiência respiratória. O tratamento inicia-se fundamentalmente pela analgesia. Atualmente, com analgesia eficaz e os dispositivos de fornecimento de oxigênio através de máscaras que permitem a liberação de fração inspirada de oxigênio controlada e elevada, além da ventilação mecânica não invasiva, pode-se tratar esses pacientes sem a necessidade de intubação endotraqueal e ventilação mecânica invasiva.

- **Lesões torácicas potencialmente fatais:** reconhecidas e tratadas as condições que representam risco iminente de vida, o paciente vítima de trauma torácico é submetido à avaliação secundária para a identificação de lesões potencialmente fatais e demais lesões por meio do exame mais minucioso e exames complementares.

- **Pneumotórax simples:** a causa mais comum é a laceração do parênquima pulmonar e consiste na presença de ar na cavidade pleural. O ar pode vir de fora, por uma abertura na parede do tórax, de dentro, através de uma lesão no próprio pulmão ou de ambos. Como tratamento de urgência nos pacientes instáveis emprega-se a punção diagnóstica e parcialmente terapêutica no segundo espaço intercostal na linha hemiclavicular. Se houver drenagem de ar, faz-se a drenagem pleural.
- **Hemotórax:** é a presença de sangue no espaço pleural. O hemotórax simples é muito mais comum que o hemotórax maciço e o principal problema é a perda sanguínea associada. No adulto, o espaço pleural de cada lado pode conter de 2.500 a 3.000 mL de sangue. Os sinais clínicos incluem taquipneia, diminuição do murmúrio vesicular e sinais de choque. Como tratamento indica-se a drenagem pleural, sendo que a exploração cirúrgica está indicada naqueles pacientes que apresentarem drenagem imediata de mais de 1.500 mL de sangue ou 200 mL/h por 2 a 4 horas seguidas.
- **Contusão pulmonar:** é uma área do pulmão em que, secundário ao trauma, resultou em sangramento intersticial e alveolar. Os consequentes sinais inflamatórios locais dificultam a troca gasosa, o que resulta em áreas hipoventiladas ou até mesmo sem ventilação. O paciente queixa-se de dor torácica e dispneia. O tratamento principal é uma adequada monitorização, e esforços para manter a saturação periférica de oxigênio acima de 90% devem ser empregados.
- **Lesões de vias aéreas:** resultam em pneumomediastino ou pneumotórax.

Cerca de 10% dos pacientes podem não apresentar sintomas, outros podem apresentar hemoptise e dispneia intensa. A broncoscopia confirma o diagnóstico das lesões e a sua localização, permitindo o adequado planejamento cirúrgico definitivo.

Atendimento inicial

O atendimento a uma vítima de trauma torácico deve contemplar todos os passos do atendimento ao politraumatizado. A sistematização proposta pelo ATLS® do Colégio Americano de Cirurgiões é de fundamental importância, pois garante pronto diagnóstico e tratamento com um ganho de tempo fundamental.

Sistematização proposta pelo ATLS® no atendimento ao politraumatizado:

- A (*Airway*)
  - Manutenção de vias aéreas pérvias e controle cervical
- B (*Breathing*)
  - Avaliação e manutenção da respiração e mecânica ventilatória
- C (*Circulation*)
  - Manutenção da circulação e controle da hemorragia
- D (*Disability*)
  - Avaliação do estado neurológico
- E (*Exposure*)
  - Exposição do paciente (retirada das roupas) e controle do ambiente (por exemplo, evitar hipotermia)

Atendimento específico às lesões torácicas

O atendimento das principais lesões torácicas acontece durante as avaliações primária e/ou secundária, dependendo da sua potencial gravidade.

Segundo orientação do ATLS®, dividiremos as lesões torácicas conforme o visto na Tabela 11.1.

O alto índice de suspeita deve ser uma das características do atendimento ao politraumati-

TABELA 11.1 Lesões torácicas – Divisão segundo ATLS®.

Lesões com risco iminente de vida (devem ser diagnosticadas e prontamente tratadas no exame primário)
Obstrução da via aérea
Pneumotórax hipertensivo
Pneumotórax aberto
Tórax instável (retalho móvel costal) e contusão pulmonar
Hemotórax maciço
Tamponamento cardíaco
Pneumotórax simples
Hemotórax
Contusão pulmonar
Lesão da árvore traqueobrônquica
Contusão cardíaca
Ruptura traumática de aorta
Ruptura traumática de diafragma
Ruptura esofágica por trauma fechado

zado. Na avaliação primária do segmento torácico, todas as lesões com risco iminente de vida devem ser rapidamente identificadas e imediatamente tratadas, mesmo que parcialmente, no sentido de maximizar a probabilidade de a vítima sobreviver.

Na avaliação secundária procede-se ao exame completo da vítima em busca das lesões com potencial risco de vida. No tórax, existem oito lesões potencialmente letais que devem ser identificadas e tratadas ainda que para isso seja necessário lançar mão de exames auxiliares. Lembrando que o exame deve incluir todas as regiões anatômicas, anterior e posteriormente.

Referências

1. M. Felipe Undurraga, D. Patricio Rodrigues, P. David Lazo - Unidad de Cirugía Torácica, Clínica las Condes, 2017.
2. Ball CG, Lord J, Laupland KV, Gmora S, Mulloy RH, Ng AK, et al. Chest tube complications: how well are we training our residents? Can J Surg. 2007; 50(6): 450-8.
3. Fontelles MJ, Mantovani M. Incidência de empiema pleural no trauma isolado do tórax com e sem uso da antibioticoterapia. Rev Col Bras Cir. 2001; 28(3): 198-202.
4. Silva-Souza V, Leolídio V, dos Santos AC. Perfil clínico-epidemiológico de vítimas de traumatismo torácico submetidas a tratamento cirúrgico em um hospital de referência. Sci Med. 2013; 23(2): 96-101.
5. American College of Surgeons. ATLS: Advanced Trauma Life Support for Doctors: student course manual. 8ª ed, Chicago, IL: American College of Surgeons, 2008.
6. Ilis H. The applied anatomy of chest drains insertion. Br J Hosp Med. 2010; 71(4): M52-3.
7. Pearce AP. Chest drain insertion: improving techniques and decreasing complications. Emerg Med Australas. 2009; 21(2): 91-3.
8. Camargo CFG. Manejo inicial do ferimento penetrante do tórax (FPT). Mom Perspec. Saúde (Porto Alegre). 2000; 13(12): 75-80.
9. Westphal FL, Lima LC, Lima Netto JC, Silva JS, Santos Júnior VL, Westphal DC. Trauma torácico: análise de 124 pacientes submetidos à toracotomia. Rev Col Bras Cir. 2009; 36(6): 482-6.
10. Fenili R, Cardona MC, Alcacer JAM. Traumatismo Torácico: uma breve revisão. ACM - Arq Catarin Med. 2002; 31(1-2): 31-6.
11. Pastore Neto M, Resende V, Machado CJ, Abreu EMS, Rezende Neto JB, Sanches MD. Fatores associados ao empiema em pacientes com hemotórax retido pós-traumático. Rev Col Bras Cir . 2015; 42(4): 224-30.

12. Camassa NW, Boccuzzi F, Troilo A, D'Ettorre E. Il pneumotorace nei gravi traumi toracici. Radiol Med (Torino). 1988; 75(3): 156-9.
13. Al-Koudmani I, Darwish B, Al-Kateb K, Taifour Y. Chest trauma experience over eleven-yearperiodat almouassat university teaching hospital-Damascus: a retrospective review of 888 cases. J Cardiothorac Surg. 2012; 7:35.
14. Naufel Júnior CR, Talini C, Barbier Neto L. Perfil dos pacientes vítimas de trauma torácico atendidos no Hospital Universitário Evangélico de Curitiba (HUEC). Rev Med UFPR. 2014; 1(2): 42-6.
15. Liman ST, Kuzucu A, Tastepe AI, Ulasan GN, Topeu S. Chest injury due to blunt trauma. Eur J Cardiothorac Surg . 2003; 23(3): 374-8.
16. Harrison M. Traumatic pneumothorax: a review of current practices. Br J Hosp Med. 2014; 75(3): 132-5.
17. Nishida G, Sarrão BD, Colferai DR, Tenório GOS, Bandeira COP. Cuidados com o sistema de drenagem torácica em adultos internados no Hospital Universitário Regional de Maringá, Estado do Paraná, Brasil. Acta Scientiarum Health Sci. 2011; 33(2): 173-9.
18. Rezende Neto JB, Rizoli S, Hirano ES, Pastore Neto M, Nascimento Júnior B, Fraga GP. Abordagem do hemotórax residual após a drenagem no trauma. Rev Col Bras Cir. 2012; 39(4): 344-9.
19. Scapolan MB, Vieira NLP, Nitrini SS, Saad Júnior R, Gonçalves R, Perlingeiro JAG, et al. Trauma torácico: análise de 100 casos consecutivos. Einstein. 2010; 8(3): 339-42.
20. Silas MG, Belluzzo GR, Miguel EJMG, Bahdur R, Pires AC. Traumatismos torácicos: análise de 231 casos. Arq Med ABC. 1990; 13(1-2): 19-21.
21. Albadani MN, Alabsi NA. Management of chest injuries: a prospective study. Yemeni J Med Sci. 2011; 5(1): 23-7.

CAPÍTULO 12

- Fernanda Hissae Ribeiro Yamada • Paulo Henrique Nunes Pereira • Rodrigo Rodrigues Bastos

Parada Cardiorrespiratória no Pré-hospitalar

Introdução

As doenças cardiovasculares são a maior causa de óbitos no Brasil.

A parada cardiorrespiratória (PCR) ou morte súbita, um possível desfecho fatal das doenças cardiovasculares, é uma importante causa de morte prematura no mundo atual. Somente nos Estados Unidos ocorrem cerca de 500.000 mortes por PCR ao ano e 47% dessas mortes são fora do ambiente hospitalar.[1]

Apesar da sobrevida de uma morte súbita ser geralmente inferior a 5% quando ocorre fora do ambiente hospitalar, o desfecho pode ser mais favorável caso um atendimento adequado seja feito o mais rápido possível.

Com o intuito de sistematizar o atendimento da morte súbita e melhorar a sobrevida, foram criados alguns cursos para o treinamento de leigos e profissionais de saúde em emergências cardiovasculares. Atualmente o Brasil é um dos países que mais realizam cursos de Suporte Básico de Vida, Suporte Avançado de Vida em Cardiologia e Suporte Avançado de Vida em Pediatria. Todos estes cursos baseiam-se nas diretrizes mundiais de RCP, publicadas a cada cinco anos conforme as evidências científicas revistas por entidades de todos os cinco continentes.

Decidir quando iniciar, manter ou desistir das manobras de ressuscitação cardiopulmonar (RCP) tem sido um constante problema ético dos profissionais de saúde e dos socorristas de forma geral.

Ter subsídios para predizer resultados é uma forma mais segura para tomar decisões sobre esse e outros aspectos de tratamento, pois pouco são os critérios que temos para tomar a decisão de quando começar e quando parar a ressuscitação cardiopulmonar. Mas, vamos tentar discutir neste capítulo alguns aspectos éticos e legais sobre o tema.

Fisiologia

A parada cardíaca é definida como a cessação súbita e inesperada da atividade elétrica e mecânica cardíaca, interrompendo a circulação sistêmica.

Nos instantes que precedem a parada cardíaca, ou que imediatamente a sucedem, ocorre a interrupção da atividade respiratória, caracterizada pela ausência de movimentos torácicos inspiratórios efetivos, fato que define a parada respiratória.

A maioria das mortes súbitas decorre de infarto agudo do miocárdio e consequente fibrilação ventricular. A fibrilação ventricular é caracterizada por uma completa desorganização do ritmo cardíaco, com grandes variações na despolarização e repolarização dos ventrículos, impedindo que eles se contraiam como uma unidade. Devido à ausência de contração organizada, não existe débito cardíaco, o que gera parada cardiorrespiratória. Por outro lado, outras doenças como a ruptura aórtica, hemorragia subaracnóidea, tamponamento cardíaco, embolia pulmonar e trauma grave podem levar à ocorrência abrupta de parada cardiorrespiratória. Em pacientes com doenças incuráveis, debilitantes, irreversíveis e crônicas, a parada dos batimentos cardíacos não constitui um evento inesperado, sendo a consequência natural da evolução da doença de base.

Ressuscitação cardiopulmonar por profissionais da área de saúde

Primeiramente o profissional de saúde deve reconhecer a parada cardiorrespiratória e observar rapidamente, em menos de 10 segundos, se a reanimação é viável, principalmente no trauma. Nos casos clínicos, quando o socorrista suspeitar que se trata de uma morte natural de pacientes com doenças crônicas e terminais, o mesmo deve procurar o responsável legal, explicar rapidamente sobre a situação e perguntar se é desejo que se faça a reanimação e todos os procedimentos, mesmo sabendo que a vítima tem a mínima chance de reverter a parada cardiorrespiratória e, se reverter, a sobrevida é de alguns dias. Se for desejo da família, em particular do responsável legal, devem ser realizados todos os procedimentos, como se fosse uma vítima viável. Só podemos deixar de reanimar uma vítima de parada cardiorrespiratória, em possível morte natural, se a mesma estiver com quadro de *rigor mortis*, decomposição, determinação por escrito ou se não for desejo da família. Com relação ao trauma, não devemos reanimar aqueles pacientes com lesões incompatíveis com a vida (decapitação, hemicorpectomia, esmagamento maciço da cabeça, tórax e abdome).

Nesse tema, respeitaremos as últimas diretrizes de ressuscitação cardiopulmonar.

No pré-hospitalar, os cuidados já iniciam no atendimento do solicitante por via 192, 193 ou outros serviços de atendimento pré-hospitalar móvel, onde o atendente passa rapidamente a ligação para o médico e o mesmo, ao diagnosticar a PCR, rapidamente instrui o solicitante, que é um socorrista leigo e não treinado, a aplicar a RCP somente com as mãos, realizando compressões torácicas até a chegada da equipe de saúde (Figura 12.1). As compressões torácicas devem ser realizadas com as duas mãos sobrepostas, posicionadas sobre o esterno, atingindo uma profundidade de no mínimo 5 cm e não excedendo 6 cm, permitindo o retorno total do tórax à posição inicial e com uma frequência mínima de 100-120 compressões por minuto.

Ao chegar a equipe de saúde, não havendo um médico no local, o primeiro socorrista deverá checar se a vítima responde batendo no tórax da mesma e chamando em voz alta "Senhor(a)! senhor(a)!", abrir as vias aéreas e verificar se há expansão do tórax (presença de movimentos respiratórios). Se a vítima não responde e não respira, o primeiro socorrista deve pedir ao segundo socorrista que acione a equipe de suporte avançado de vida e busque o DEA (Desfibrilador Externo Automático). Na sequência, deve palpar um pulso central, de preferência o carotídeo, por no mínimo 5 e no máximo 10 segundos. Caso não seja encontrado pulso, ou na dúvida da presença do mesmo, devem ser iniciadas as compressões torácicas imediatamente, executando ciclos de 30 compressões e 2 ventilações até a chegada do DEA. O segundo socorrista deverá colocar as pás do DEA no tórax do paciente e seguir as instruções do aparelho. O primeiro socorrista também obedece as instruções, não tendo a necessidade de terminar os dois minutos de compressões, pois a maioria das paradas cardiorrespiratórias ocorrem em ritmo de fibrilação ventricular e o tratamento é a desfibrilação (choque), devendo ser aplicado o choque o mais rápido possível.

Então, a sequência ficou: **C-A-B**

C. Compressões

Iniciar a RCP sempre com compressões torácicas, minimizando qualquer interrupção nas compressões. As últimas diretrizes deram uma ênfase maior em RCP de alta qualidade (frequência e profundidade de compressões torácicas adequadas e permitir o retorno total do tórax entre as compressões).

A frequência de compressão é de, no mínimo, 100 a 120 por minuto.

A profundidade da compressão em adultos é de 2 polegadas (cerca de 5 cm e não excedendo 6 cm).

Tem-se dado ênfase permanente na necessidade de reduzir o tempo entre a última compressão e a administração do choque, e o tempo entre a administração do choque e o reinício imediato das compressões.

As compressões torácicas devem ser iniciadas pelo solicitante do atendimento antes mesmo da chegada da ambulância, com orientação do médico regulador (apenas compressões torácicas). Infelizmente, a maioria dos adultos com PCR extra-hospitalar não recebe nenhuma manobra de RCP das pessoas presentes. A RCP feita somente com as mãos (apenas compressões) e aplicada precocemente, melhora substancialmente a sobrevivência de adultos após PCR quando comparada com situações em que os pacientes não recebem nenhum tipo de RCP. Outro estudo de adultos com PCR tratados por socorristas leigos mostram taxas de sobrevivência similares entre as vítimas que recebem RCP convencional (isto é, com ventilações de resgate).

Respeitaremos a cadeia da sobrevivência segundo diretrizes da *American Heart Association*.

Abra a via aérea

Após um ciclo de compressões torácicas (30), abra a via aérea com inclinação da cabeça/elevação do queixo (se não for vítima de trauma) ou interiorização da mandíbula e fixação da cabeça e coluna cervical (se for vítima de trauma).

Boa respiração

Se a vítima não estiver respirando ou apresentar respirações anormais (apenas *gasping*), faça 2 ventilações, observando se ocorre elevação do tórax durante as mesmas. Permita que o tórax volte completamente à posição inicial. Após 2 ventilações reinicie imediatamente as compressões torácicas.

O uso de pressão cricoide durante as ventilações, em geral, não é recomendado. A pressão cricoide é uma técnica para aplicar pressão à cartilagem cricoide da vítima, de forma a empurrar a traqueia posteriormente e comprimir o esôfago contra as vértebras cervicais. A pressão cricoide pode impedir a distensão gástrica e reduzir o risco de regurgitação e aspiração durante a ventilação com bolsa-válvula-máscara/insuflador manual, mas também pode impedir a ventilação. Sete estudos aleatórios mostraram que a pressão cricoide pode retardar ou impedir a colocação de uma via aérea avançada e que, a despeito da aplicação de pressão cricoide, pode ocorrer, ainda assim, um pouco de aspiração. Além disso, é difícil treinar os socorristas de forma apropriada no uso da manobra. Por isso, o uso rotineiro de pressão cricoide em PCR não é recomendado.

Choque

Ao presenciar uma PCR extra-hospitalar e havendo um DEA prontamente disponível no local, o socorrista deverá iniciar a RCP com compressões torácicas e usar o DEA o quanto antes. O mesmo vale para o médico. Quando o médico depara com uma PCR no pré-hospitalar, deve iniciar as compressões torácicas e colocar as pás do seu monitor o mais rápido possível no tórax desnudo do paciente, para avaliar o ritmo e se ritmo chocável, chocar o quanto antes.

Chegada da equipe de suporte avançado[1-18]

Quando a equipe de suporte avançado de vida chega, os socorristas continuam atuando nas compressões torácicas e ventilações. Sem parar os procedimentos, o primeiro socorrista passa todo o caso para o médico, conta quantos choques foram administrados e há quanto tempo estão atuando na parada cardiorrespirató-

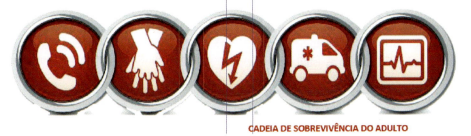

Figura 12.1 Cadeia de sobrevivência da PCR pré-hospitalar.
Fonte: adpatada da American Heart Association - AHA, 2015.

ria, e a partir daí segue as instruções do médico e o auxilia no que for necessário.

O médico, após colher todas as informações da primeira equipe, deve dar continuidade nos ciclos de compressões torácicas e ventilações, trocar o DEA por um monitor/desfibrilador/cardioversor, onde este monitor reconhece qualquer tipo de ritmos, assegurar um acesso venoso periférico, iniciar a administração de drogas apropriadas segundo demonstraremos no algoritmo.

Após cada choque administramos uma droga. Se o paciente parou em fibrilação ventricular ou taquicardia ventricular sem pulso, damos um choque não sincronizado com 200 J (se o monitor for bifásico) ou 360 J (se o monitor for monofásico). Caso não se conheça o tipo do monitor, deve ser administrado um choque não sincronizado com a carga máxima permitida. Após a desfibrilação, iniciamos imediatamente as compressões torácicas e administramos a droga, sendo a epinefrina a primeira droga a ser administrada, que é um vasopressor, na dose de 1 mg por via endovenosa em bolus e lavado o acesso venoso com solução (água destilada ou soro). A segunda droga a ser administrada após 2 minutos de compressões torácicas e desfibrilação, caso o paciente continue em fibrilação ventricular, será a amiodarona, que é um antiarrítmico, na dose de 300 mg, seguido também de lavagem do acesso venoso. A sequência das drogas como: epinefrina – amiodarona – epinefrina –amiodarona (vasopressor – antiarrítmico – vasopressor – antiarrítmico), lembrando que a primeira dose de amiodarona é de 300 mg e a segunda dose, caso necessária, será de 150 mg, e as doses de epinefrina serão sempre de 1 mg. O intervalo entre cada dose de epinefrina e entre a primeira e a segunda dose de amiodarona deve ser de 3 a 5 minutos, e após a administração da segunda dose de amiodarona, caso haja persistência da PCR, a única droga a ser administrada será a epinefrina.

Caso o ritmo de PCR seja assistolia, a única droga a ser administrada será a epinefrina na dose de 1 mg a cada 3 a 5 minutos. Compressões torácicas e ventilações devem ser realizadas na relação de 30:2. Porém, é importante lembrar que a assistolia só pode ser definida após checar os cabos do monitor (podem ter se soltado), verificar o ganho do traçado (pode estar em um ganho muito pequeno, o que pode confundir uma fibrilação ventricular fina com assistolia) e por último mudar a derivação, lembrando que a melhor derivação é DII. Após checados os três itens, caso persista uma linha reta no monitor, podemos definir que o ritmo é assistolia.

Caso exista um ritmo regular e organizado, mas o paciente não tenha pulso, estamos diante de um ritmo de parada cardíaca denominado AESP (Atividade Elétrica Sem Pulso), onde a única droga a ser administrada será a epinefrina 1 mg por via endovenosa a cada 3-5 minutos, além de compressões torácicas e ventilações na mesma relação de 30:2.

Quando o paciente estiver em assistolia ou AESP, devemos pensar nos 5 Hs e nos 5 Ts:

H **H**ipoxia
    Hipovolemia
    Hidrogênio (acidose)
    Hipo/hipercalemia
    Hipotermia

T **T**ensão no tórax por pneumotórax
    Tamponamento cardíaco
    Tóxicos
    Tromboembolismo pulmonar (TEP)
    Trombose coronária (IAM)

Respeitando o Algoritmo 12.1.

A cada dois minutos ou cinco ciclos de 30 compressões e duas ventilações, deve-se interromper a RCP para checagem de ritmo. Quando se detecta um ritmo organizado no monitor, imediatamente deve-se proceder à checagem do pulso, preferencialmente carotídeo. Se houver um pulso palpável, é sinal de que houve retorno da circulação espontânea. Deve-se então interromper a RCP e proceder os cuidados pós-parada cardíaca que foram incorporados ao tratamento da PCR nas últimas diretrizes e que são de fundamental importância para manutenção do paciente em um ritmo cardíaco normal, que mantenha a perfusão em órgãos como cérebro e coração, e minimize as lesões neurológicas que poder decorrer de uma PCR.

Parada Cardiorrespiratória no Pré-hospitalar

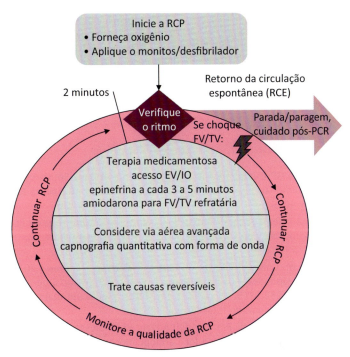

Algoritmo 12.1 Algoritmo circular de atendimento a PCR.
Fonte: adaptado da AHA, 2015.

Retorno da Circulação Espontânea (RCE)

Otimize a ventilação e oxigenação

- Mantenha a saturação de oxigênio acima de 94%
- Considere a via aérea avançada e a capnografia com forma de onda
- Não hiperventile

Trate a hipotensão (PA sistólica < 90 mmHg)

- Volume: *bolus* de 500 mL de solução cristaloide IV/IO (sempre auscultar os pulmões antes de infundir volume. Caso haja crepitação pulmonar a infusão de volume está contraindicada).
- Infusão de drogas vasopressoras (por exemplo: noradrenalina, epinefrina ou dopamina) se houver contraindicação para infusão de volume, ou se a infusão de volume começou a gerar congestão pulmonar e ainda não houve melhora da pressão arterial.
- ECG 12 derivações

Está consciente? Obedece comandos?

Caso positivo, investigar causas da parada cardiorrespiratória e encaminhar o paciente para cuidados intensivos.

Caso negativo, considerar a realização controle direcionado da temperatura e transferência para Unidade de Terapia Intensiva para continuação do tratamento. Antes de iniciar o protocolo de controle de temperatura, certifique-se que a Unidade de Terapia Intensiva de destino tenha condições de dar seguimento ao protocolo iniciado no local de origem.

Cuidados pós-parada

Após a confirmação da presença de pulso carotídeo, devemos checar se o paciente está responsivo, avaliar as condições hemodinâmicas (ausculta cardíaca, frequência cardíaca e pressão arterial) e ventilatórias (ausculta pulmonar e oximetria de pulso), e otimizar esses parâmetros fazendo as correções necessárias, para que o sucesso da RCP se mantenha.

Referências

1. Feitosa-Filho GS, Feitosa GF, Guimarães HP, Lopes RD, Moraes 1. Jr. R, Souto F, et al. Atualização em ressuscitação cardiopulmonar: o que mudou com as novas diretrizes. Revista Brasileira de Terapia Intensiva. 2006; 18(3): 10-6.
2. Destaques da American Heart Association 2015, Atualização das Diretrizes de RCP e ACE. Livro do SAVC (Suporte Avançado de Vida Cardiovascular) para profissionais. American Heart Association, 2015.
3. Neumar RW, Shuster M, Callaway CW, et al. Part 1: Executive Summary: 2015 American Heart Association Guidelines Update for Cardiopulmonary Resuscitation and Emergency Cardiovascular Care. Circulation 2015; 132:S315. Disponível em: https://www.uptodate.com/contents/advanced-cardiac-life-support-acls-in-adults/abstract/7
4. MS, Berkow LC, Kudenchuk PJ, et al. Part 7: Adult Advanced Cardiovascular Life Support: 2015 American Heart Association Guidelines Update for Cardiopulmonary Resuscitation and Emergency Cardiovascular Care. Circulation 2015; 132:S444. Disponível em: https://www.uptodate.com/contents/advanced-cardiac-life-support-acls-in-adults/abstract/8
5. Monsieurs KG, Nolan JP, Bossaert LL, et al. European Resuscitation Council Guidelines for Resuscitation 2015: Section 1. Executive summary. Resuscitation 2015; 95:1. Disponível em: https://www.uptodate.com/contents/advanced-cardiac-life-support-acls-in-adults/abstract/10
6. Guimarães HP, Flato UAP, Bittar JPM, Lopes RD. Ressuscitação Cardiopulmonar e Cerebral. In: Amaral JLG, Geretto P, Tardelli M e Yamashita AM eds. Anestesiologia e Medicina Intensiva - Série Guias de Medicina Ambulatorial e Hospitalar da UNIFESP-EPM. 1ª ed. Barueri: Editora Manole. 2011; 609-630.
7. Soar J, Nolan JP, Böttiger BW, et al. European Resuscitation Council Guidelines for Resuscitation 2015: Section 3. Adult advanced life support. Resuscitation 2015; 95:100. Disponível em: https://www.uptodate.com/contents/advanced-cardiac-life-support-acls-in-adults/abstract/11
8. Guimarães HP, Resque AP, Costa MPF et al. Cardiac arrest in the intensive care unit: the initial results of the utstein style method in Brazil. Intensive Care Med. 2001; 27(Suppl 2): S147(P173).
9. Grion CMC, Cardoso LTQ, Canesin MF, Elias AGCP, Soares AE. Ressuscitação cardiopulmonar em pacientes graves: conhecendo a nossa realidade e reconhecendo as nossas necessidades. Trabalho apresentado no VII Congresso Paulista de Terapia Intensiva. Ribeirão Preto, 2001.
10. Guimarães HP, Lane JC, Flato UA, Lopes RD. Ressuscitação cardiopulmonar. In: Guimarães HP, Tallo FS, Truffa AAM, Lopes RD, Lopes AC - eds. Manual de Bolso de UTI. 3ª Edição. São Paulo: Editora Atheneu. 2012; 96-102.
11. Guimarães HP, Avezum A, Carballo MT, Laranjeira NS, Mendes JRZ, Reis HJL, Manetta JA, et al. Cardiac arrest Outcomes Data Evaluation CODE registry: Brazilian registry of in-hospital cardiopulmonary resuscitation. In: Resuscitation (Scientific Symposium of the European Resuscitation Council), 2011, Valleta-Malta. Resuscitation. Amsterdam, Elsevier. 2011; 82:S2-AS05S2.
12. Pierce AE, Roppolo LP, Owens PC, et al. The need to resume chest compressions immediately after defibrillation attempts: an analysis of post-shock rhythms and duration of pulselessness following out-of-hospital cardiac arrest. Resuscitation. 2015; 89:162. Disponível em: https://www.uptodate.com/contents/advanced-cardiac-life-support-acls-in-adults/abstract/18

13. Pearson DA, Darrell Nelson R, Monk L, et al. Comparison of team-focused CPR vs standard CPR in resuscitation from out-of-hospital cardiac arrest: Results from a statewide quality improvement initiative. Resuscitation. 2016; 105:165. Disponível em: https://www.uptodate.com/contents/advanced-cardiac-life-support-acls-in-adults/abstract/26
14. Andersen LW, Granfeldt A, Callaway CW, et al. Association Between Tracheal Intubation During Adult In-Hospital Cardiac Arrest and Survival. JAMA. 2017; 317: 494. Disponível em: https://www.uptodate.com/contents/advanced-cardiac-life-support-acls-in-adults/abstract/30
15. McMullan J, Gerecht R, Bonomo J, et al. Airway management and out-of-hospital cardiac arrest outcome in the CARES registry. Resuscitation. 2014; 85:617. Disponível em: https://www.uptodate.com/contents/advanced-cardiac-life-support-acls-in-adults/abstract/31
16. Benoit JL, Gerecht RB, Steuerwald MT, McMullan JT. Endotracheal intubation versus supraglottic airway placement in out-of-hospital cardiac arrest: A meta-analysis. Resuscitation. 2015; 93:20. Disponível em: https://www.uptodate.com/contents/advanced-cardiac-life-support-acls-in-adults/abstract/32
17. Andersen LW, Kurth T, Chase M, et al. Early administration of epinephrine (adrenaline) in patients with cardiac arrest with initial shockable rhythm in hospital: propensity score matched analysis. BMJ. 2016; 353:i1577. Disponível em: https://www.uptodate.com/contents/advanced-cardiac-life-support-acls-in-adults/abstract/36
18. Callaway CW, Donnino MW, Fink EL, et al. Part 8: Post-Cardiac Arrest Care: 2015 American Heart Association Guidelines Update for Cardiopulmonary Resuscitation and Emergency Cardiovascular Care. Circulation. 2015; 132:S465. Disponível em: https://www.uptodate.com/contents/advanced-cardiac-life-support-acls-in-adults/abstract/48

CAPÍTULO 13

• Roberto Machado Borges • Danivaldo José Ferreira • Lenilson Moraes Rezende

Afogamento no Atendimento Pré-hospitalar

Introdução

Segundo a OMS (Organização Mundial da Saúde), mais de 500 mil mortes a cada ano são devido a afogamento não intencional, no entanto, de acordo com um artigo publicado em 26 de maio de 2012, na revista médica *New England Journal of Medicine*, esse número certamente é maior, uma vez que não leva em consideração as mortes por *tsunamis*, acidentes com embarcações e inundações.

O meio aquático é um mundo incrivelmente atraente para todos nós, mas exerce um fascínio ainda maior nas crianças, as mais propensas a acidentes. Ele nos reserva muitas surpresas, infelizmente, algumas desagradáveis. Por isso de forma clara e direta discorreremos sobre as principais causas de afogamentos e como evitá-las. Mas, para isso, antes falaremos um pouco sobre a anatomia e a fisiologia humanas e os possíveis desfechos de um afogamento ou quase afogamento. Conhecerão também como abortar e avaliar uma vítima de afogamento e, ainda, como executar os primeiros procedimentos de socorro.

Anatomia

O corpo humano é formado por células, que por sua vez se unem para formar os tecidos. Estes compõem o que chamamos de órgãos, que juntos formam os sistemas. Os mais importantes para o nosso estudo são o sistema respiratório e o circulatório.

O sistema respiratório é composto de fossas nasais, boca, faringe laringe, traqueia, brônquios, bronquíolos e alvéolos pulmonares. Já o sistema circulatório se compõe do coração, dos vasos sanguíneos e do sangue. Juntos são responsáveis pela captação, umidificação e condução do oxigênio (O_2) para as células e também pela eliminação do gás carbônico (CO_2), fruto da respiração celular, para o meio ambiente. Essa troca gasosa é chamada de hematose pulmonar.

Fisiologia

O O_2 é essencial para a vida dos seres humanos. As nossas células usam o O_2 para quebrar as moléculas de glicose e assim liberar a energia contida nelas liberando também água e CO_2. Acontece que para isso ser possível esse gás importantíssimo tem que chegar em quantidade adequada no interior das células, caso contrário algumas células irão respirar sem O_2 (respiração anaeróbica), produzindo ácido lático em excesso e pouca energia. O afogamento causa, invariavelmente, hipóxia (baixo teor de O_2) ou anóxia (ausência de O_2) no encéfalo, principalmente. Se for prolongada, pode resultar em lesão cerebral e/ou levar o afogado a óbito.

Os sistemas respiratório e circulatório do corpo humano funcionam da seguinte maneira: o O_2 é captado pela diferença de pressão entre os nossos pulmões e o meio ambiente no momento que o diafragma (principal músculo da respiração) se contrai. O ar entra pelas vias aéreas superiores, é umidificado, filtrado e conduzido através da laringe, da traqueia, dos brônquios e dos bronquíolos até chegarem aos alvéolos, onde, então, ocorrerá a hematose, troca de O_2 pelo CO_2, também por diferença de pressão. Essa troca é possível porque vasos sanguíneos da espessura de um fio de cabelo, os vasos capilares, passam encostados nos alvéolos, os quais possuem paredes muito finas e são compostas de uma camada única de células epiteliais planas. O O_2 ao passar para a corrente sanguínea poderá se diluir no plasma sanguíneo ou se unir à hemoglobina dentro das hemácias, que é, então, através do bombeamento do coração, levado a todas as células do nosso corpo.

Fisiopatologia

Normalmente quando engolimos algo, seja líquido ou sólido, o alimento passa pela boca, pela faringe, pelo esôfago e chega ao estômago. O que impede que o alimento tome um caminho errado e vá parar nos pulmões é uma válvula chamada epiglote que protege a entrada da laringe, um órgão fibromuscular, situado entre a traqueia e a base da língua. Essa lâmina que se encontra por detrás da língua fecha o ádito da laringe e impede que outra coisa, que não seja o ar, entre na traqueia. Quando engasgamos, ou seja, aspiramos saliva, ocorre uma irritação na laringe que por sua vez provoca uma vontade irresistível de tossir. Em alguém que está se afogando essa irritação pode provocar, não raro, uma contração involuntária dos músculos que compõem as cordas vocais, também conhecida como espasmo de glote. Durante o afogamento a vítima tenta prender a respiração, suportando não mais do que 60 segundos, levando o sistema simpático a provocar uma profunda inspiração que pode, com isso, inundar os alvéolos ou provocar o espasmo de glote. Na primeira hipótese, independentemente de a água ser salgada ou doce, provocará um impedimento da hematose e, consequentemente, a hipóxia. Muitas células suportam um bom tempo com pouco ou nenhum O_2, porém os neurônios, que são as principais células do nosso encéfalo, começam a morrer com menos de cinco minutos após a interrupção do fornecimento do precioso gás. Na segunda hipótese todo o líquido aspirado poderá se alojar na laringe não penetrando a traqueia devido ao espasmo da glote, ocasionando da mesma maneira deficiência respiratória. Como já foi dito, essa queda abrupta de O_2 leva as células a produzirem energia anaerobicamente, o que, além de ser cerca de 20 vezes menor, também produz excesso de ácido lático, levando a uma fadiga muscular intensa. Além disso, o pâncreas libera adrenalina no sangue, em consequência da baixa de oxigênio, do estresse (causado pelo afogamento) e do exercício físico realizado na tentativa de se salvar. Essa adrenalina extra leva ao aumento da força e da frequência dos batimentos cardíacos, podendo, na dependência da intensidade, gerar batimentos cardíacos anormais que podem levar à parada do coração. A pele fria e azulada nas extremidades do afogado se explica pela ação da adrenalina que fecha os vasos periféricos, reservando, assim, mais sangue aos músculos na tentativa de reunir forças e lutar pela vida.

O cérebro, uma das estruturas que compõem o encéfalo, é o primeiro a sofrer as consequências da falta do O_2; os neurônios do córtex pré-frontal são os primeiros a morrer, e, à medida que vão morrendo e o afogado não recebe suprimento de O_2, poderá resultar lesão cerebral e/ou levar o afogado a óbito.

São três as formas de acidentes que podem ocorrer na água
Choque térmico

O nome correto é "hidrocussão" ou "síndrome de imersão", ocorre principalmente quando, ao entrar na água, o indivíduo sofre um choque térmico decorrente de uma grande diferença térmica entre a temperatura de seu corpo e a da água. Nessa situação, o sistema autônomo entra em ação podendo levar o coração a uma arritmia, que é quando o coração bate fora do ritmo normal. Se nada for feito, o banhista poderá sofrer uma parada cardíaca e morrer. Por isso, recomenda-se molhar toda a cabeça, inclusive a nuca e os antebraços, antes de entrar na água. Isso ambientará o seu organismo para aquela temperatura. A grande preocupação do socorrista, após retirar a vítima da água, é se ela respira e se o seu coração está batendo, monitorando seus sinais vitais até que a vítima se recupere ou o resgate assuma a situação (se for o caso).

Hipotermia

A temperatura do nosso corpo tende a manter-se em aproximadamente 37 °C; caso o banhista tenha sua temperatura reduzida entre 35 °C e 33 °C, terá uma hipotermia leve, seu corpo tentará produzir calor através da "tremedeira". Nesse estágio, as extremidades, como ponta dos dedos, boca e pés, estarão arroxeadas. A situação começa a complicar quando fica entre 33 °C e 30 °C, já que a tremedeira cessa e a pessoa começa a perder a consciência. Abaixo dos 30 °C o coração pode parar e, se nada for feito, a morte é certa.

Afogamento

De acordo com a nova definição adotada pela OMS em 2002, afogamento é a dificuldade respiratória (aspiração de líquido) durante o processo de imersão ou submersão em líquido.

Esse tipo de acidente é mais comum que os anteriores. Nele, a pessoa tem suas vias aéreas preenchidas com o líquido no qual está submergido. Isso ocorre porque o banhista, estando muito exausto e com vontade incontrolável de respirar, o faz, mesmo estando debaixo da água, e é nesse momento que os alvéolos serão preenchidos, total ou parcial, por água. Mesmo que ocorra o espasmo de glote, o que é raro acontecer, a falta de oxigenação do encéfalo e do coração o levará a uma parada cardiorrespiratória. A partir desse momento a vítima terá não mais do que cinco minutos de vida, apesar de haver relatos de resgates em águas frias após uma hora de submersão, o que é raro de acontecer.

Atitudes de prevenção a afogamentos

Como bem adverte o Corpo de Bombeiros do Paraná, "mortes por afogamento não são acidentes e podem ser evitados".[1] Dessa forma, essa instituição salienta a necessidade de apresentar algumas medidas preventivas que minimizam a ocorrência desse fato. O Dr. Szipilman, sócio-fundador e ex-presidente da Sociedade Brasileira de Salvamento Aquático – SOBRASA, recomenda algumas medidas preventivas, que são:

No contexto em praia:

- Nade sempre perto de um guarda-vidas;
- Pergunte ao guarda-vidas o melhor local para o banho;
- Não superestime sua capacidade de nadar – 46,6% dos afogados acham que sabem nadar;
- Tenha sempre atenção com as crianças;
- Nade longe de pedras, estacas ou píeres;
- Evite ingerir bebidas alcoólicas e alimentos pesados, antes do banho de mar;
- Crianças perdidas: leve-as ao posto de guarda-vidas;
- Mais de 80% dos afogamentos ocorrem em valas;
- A vala é o local de maior correnteza, que aparenta uma falsa calmaria que leva para o alto-mar;
- Se você entrar em uma vala, nade transversalmente a ela até conseguir escapar ou peça imediatamente socorro;
- Nunca tente salvar alguém em apuros se não tiver confiança em fazê-lo. Muitas pessoas morrem dessa forma;
- Ao pescar em pedras. observe antes se a onda pode alcançá-lo;
- Antes de mergulhar no mar, certifique-se da profundidade;
- Afaste-se de animais marinhos como água-viva e caravelas;
- Tome conhecimento e obedeça às sinalizações de perigo na praia.[2]

No contexto em piscinas:

- Mais de 65% das mortes por afogamento ocorrem em água doce, mesmo em áreas quentes da costa;
- Crianças devem sempre estar sob a supervisão de um adulto. 89% das crianças não têm supervisão durante o banho de piscina;

- Leve sempre sua criança consigo caso necessite afastar-se da piscina;
- Isole a piscina – que tenha grades com altura de 1,50 m e 12 cm entre as verticais. Elas reduzem o afogamento em 50% a 70%;
- Boia de braço não é sinal de segurança – cuidado!
- Evite brinquedos próximo à piscina; isso atrai as crianças;
- Desligue o filtro da piscina em caso de uso;
- Use sempre telefone sem fio na área da piscina;
- Não pratique hiperventilação para aumentar o fôlego sem supervisão confiável;
- Cuidado ao mergulhar em local raso (coloque aviso);
- 84% dos afogamentos ocorrem por distração do adulto (hora do almoço ou após);
- Ensine sua criança a nadar a partir dos 2 anos;
- Mais de 40% dos proprietários de piscinas não sabem realizar os primeiros socorros – CUIDADO![3]

Fases dos afogamentos

Basicamente pode-se apontar 3 fases progressivas de afogamento, distingue ALVARES (2009. p. 55). São elas a angústia, o pânico e a submersão. Entre as fases não há distinção estritamente conceituada, porém em cada uma delas há características que auxiliam em sua identificação.

A angústia, no afogamento, caracteriza-se quando a pessoa se sente insegura e começa a se perceber em dificuldade. Há casos em que a vítima, ao supor que não está em perigo ou dificuldade, desconsidera qualquer tipo de assistência. A intervenção de salva-vidas, nessas situações, impede a evolução das fases seguintes do afogamento e, consequentemente, salvam vidas com maior eficiência. Então, nunca dispense auxílio especializado, mesmo quando desconsidere que haja necessidade.

Na fase do pânico é marcada pelo cansaço e/ou exaustão da vítima e ela já se percebe em uma situação de perigo. A vítima apresenta expressão facial assustada e/ou desesperada, ela apresenta dificuldade de mover-se e/ou manter-se na superfície da água, começa a debater-se na água, tem apneia voluntária, luta em busca de ar e inicia processo de aspiração de água. Conforme afirma ALVARES (2006. p. 24) "alguns estudos mostram que ela dura entre 10 e 60 segundos antes da submersão". Contudo, para aquele que se encontra nessa conjuntura, a percepção do percurso do tempo prolonga-se demasiadamente.

Por fim, a fase da imersão ou submersão. A partir dessa fase surgem as maiores complicações. A vítima passa a ficar submersa na água por mais tempo que na fase anterior e a engolir gradativamente mais água, que adentra pelas vias aéreas chegando (inundando) aos pulmões, que, por sua vez, compromete a troca gasosa (oxigênio e gás carbônico). Essa gradativa absorção da água pode levar a vítima à inconsciência, à parada respiratória e à parada cardíaca.

Vale aqui ressaltar uma informação relevante, que em conformidade com ALVARES (2009. p. 54), há uma significativa diferença quanto ao afogamento em meio à água doce e à água salgada. Quanto à água doce, "a água dos alvéolos pulmonares passa para a corrente sanguínea. Ocorre a hemodiluição, aumento do volume sanguíneo, passando para a célula, causando hemólise".[4] Enquanto na água salgada "o plasma sanguíneo passa para os alvéolos pulmonares, provocando o edema pulmonar. Diminui o volume de sangue, ocorrendo a hemoconcentração. Pode ocorrer choque hipovolêmico, os efeitos aparecem de 5 minutos a 4 dias".[5] Por outro lado, de acordo com Dr. David Szpilman, "hoje, sabemos que os afogamentos de água doce, mar ou salobra não necessitam de qualquer tratamento diferenciado entre si".[6]

Procedimentos

Sempre que a vida do ser humano está em perigo, as pessoas tendem a entrar em desespero ou a tomar atitudes imprudentes, as quais normalmente conduzem à piora e ao agravamento do contexto. Num instante em que devem ser tomadas decisões rápidas, procedimentos simples podem ampliar as chances de vida até a chegada de socorro especializado. Em seguida, serão apresentados métodos que colaborarão para as pessoas que se encontrarem nessa referida conjuntura, seja como vítima, seja como alguém que queira prestar socorro.

Sempre diante de uma situação de emergência ou urgência pode-se procurar auxílio pelo número 193 (Corpo de Bombeiros Militar). Ao ser atendido, informe a quantidade e a condição da(s) vítima(s), as medidas que foram tomadas e o local da ocorrência do evento (com pontos de referências, se possível). Caso tenha dúvidas quanto aos procedimentos a serem realizados, peça orientação ao bombeiro atendente sobre o que fazer. E se estiver sozinho acione a emergência (193) e retorne o mais rápido possível ao atendimento.

Supondo o caso em que a pessoa em questão seja vítima de uma situação de afogamento, eis alguns procedimentos sugeridos pelo Dr. Szpilman:[7]

- Mantenha a calma – a maioria das pessoas morre por conta do desgaste muscular desnecessário na luta contra a correnteza;
- Mantenha-se apenas flutuando e acene por socorro. Só grite se realmente alguém puder ouvi-lo, caso contrário você estará se cansando e acelerando o afogamento. Acenar por socorro geralmente é menos desgastante e produz maior efeito;
- No mar, uma boa forma de se salvar é nadar ou deixar se levar para o alto-mar, fora do alcance da arrebentação e a favor da correnteza, acenar por socorro e aguardar. Ou se você avistar um banco de areia, tentar alcançá-lo;
- Em rios ou enchentes, procure manter os pés à frente da cabeça, usando as mãos e os braços para dar flutuação. Não se desespere tentando alcançar a margem de forma perpendicular, tente alcançá-la obliquamente, utilizando a correnteza a seu favor.

No caso de se deparar com uma vítima de afogamento, a primeira medida a ser tomada diz respeito à segurança própria. Procedimentos malsucedidos podem agravar o contexto de afogamento e ampliar o número de vítimas. É comum noticiar ocorrências em que aquele que se dispôs a salvar juntou-se ao número de vítimas fatais. Para evitar multiplicação desse tipo de caso, principalmente aqueles privados de conhecimento e treinamento especializado em salvamento aquático, eis algumas sugestões a serem observadas.

A primeira sugestão e menos arriscada é não entrar na água de imediato. Conforme instrui o Dr. Szpilman, há outras medidas que podem ser mais eficientes que a tentativa de contato direto com a vítima. São elas:

- Se a vítima se encontra a menos de 4 m (piscina, lagos, rios), estenda um cabo, um galho ou um cabo de vassoura para a vítima. Se estiver a uma curta distância, ofereça sempre o pé em vez da mão para ajudá-la – é mais seguro;
- Se a vítima se encontra entre 4 m e 10 m (rios, encostas, canais), atire uma boia (garrafa de 2 litros fechada, tampa de isopor, bola), ou amarre-a a uma corda e jogue-a para a vítima segurando na extremidade oposta;
- Deixe primeiro que a vítima se agarre ao objeto e fique segura. Só então a puxe para a área seca;
- Se for em rio ou enchentes, a corda poderá ser utilizada de duas formas: cruzada de uma margem a outra obliquamente, de forma que a vítima ao atingi-la será arrastada pela corrente à margem mais distante; ou fixando um ponto à margem e deixando que a correnteza arraste-a para mais além da mesma margem.[8]

No entanto, em último caso, se nenhuma dessas medidas for eficiente, e decidir entrar na água para auxiliar a vítima, há ainda algumas medidas que podem minimizar a possibilidade de se tornar mais uma vítima. Segue o parecer do Dr. Szpilman:

- Avise a alguém que você tentará salvar a vítima e que chame socorro profissional;
- Leve consigo sempre que possível algum material de flutuação (prancha, boia, ou outros);
- Retire roupas e sapatos que possam pesar na água e dificultar seu deslocamento;
- É válida a tentativa de se fazer das calças um flutuador, porém isso costuma não funcionar se for sua primeira vez;
- Entre na água sempre mantendo a visão na vítima;
- Pare a 2 m antes da vítima e lhe entregue o material de flutuação;
- Sempre mantenha o material de flutuação entre você e a vítima;
- Nunca permita que a vítima chegue muito perto, de forma que possa agarrá-lo. Entretanto, caso isso ocorra, afunde com a vítima que ela o soltará;
- Deixe que a vítima se acalme, antes de chegar muito perto;
- Se você não estiver confiante em sua natação, peça à vítima que flutue e acene pedindo ajuda. Não tente rebocá-la até a borda da piscina ou areia, pois isso poderá gastar suas últimas energias;
- Durante o socorro, mantenha-se calmo, e acima de tudo não exponha você mesmo ou o paciente a riscos desnecessários.

Graus de afogamento e procedimentos para com a vítima (Figura 13.1)

Numa situação eventual, ao ter vítima de afogamento retirada da água, é preciso passar por avaliação. Esta determinará os próximos passos a serem dados. Classificamos o afogamento em 6 graus, com suas respectivas características e procedimentos a serem executados. Aqui quanto maior o grau de afogamento, mais grave será a falta de oxigênio nas células.

Importa enfatizar que saber o modo como a vítima ingressou na água pode indicar um suposto trauma. Assim, as formas de abordagem e procedimentos se diferenciam, presumindo que a vítima, pelas informações de pessoas próximas e/ou pela observação de sua situação, confirme que ela não possua trauma.

O procedimento básico, em todos os graus de afogamento, refere-se à averiguação dos sinais vitais. E esta compreende a conferência do nível de responsividade da vítima (Você está me ouvindo? O que aconteceu?), a eficiência da função respiratória (ver, ouvir e sentir a respiração). E no caso de estar obstruída e sem trauma, fazer manobra de elevação da mandíbula. Deve-se averiguar também a circulação sanguínea (pelo pulso radial ou carotídeo). Esses procedimentos iniciais configuram uma maior probabilidade de medir a condição de saúde da vítima, atuar quando souber ou obter informações técnicas de salvamento (193) e alcançar sucesso auxiliando o socorro a uma vítima de afogamento.

Ao abordar a vítima, deve ser avaliado seu nível de consciência. Vítima em grau 1 de afogamento, em sua maioria, exibe nível de consciência bom, porém é comum também apresentar-se agitada ou sonolenta devido ao desgaste físico e estresse psicológico da situação. Ela aspirou pequena quantidade de água, em consequência, costuma apresentar tosse, porém sem espuma. Tem acelerada frequência cardíaca e respiratória e costuma sentir muito frio; nesse caso, o aquecimento do corpo é indicado para prevenir possível hipotermia. Os mais recomendados são averiguar os sinais vitais, fazê-la repousar, tranquilizá-la, aquecê-la e conduzi-la ao hospital para avaliação pormenorizada. Os procedimentos, nesse caso, são simples.

No entanto, em situações como o afogamento de grau 2 a 6, a quantidade de O_2 extraído do ar diminui, pois a função do pulmão está reduzida pela entrada de água nos alvéolos. Nessas situações, aumentar a oferta de oxigênio de 21% (ar ambiente) para 40% a 75% pode ajudar muito a queda do oxigênio no organismo.[9]

As vítimas classificadas no **grau 2** de afogamento são aquelas que aspiram quantidade

Afogamento no Atendimento Pré-hospitalar

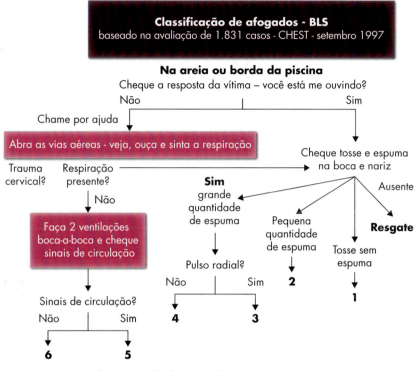

Figura 13.1 Resumo de orientação dos procedimentos.

pequena de água. Todavia, essa quantidade se torna suficiente para comprometer a troca entre oxigênio (O_2) e gás carbônico (CO_2). A vítima ainda demonstra certa lucidez, porém ainda está agitada e desorientada e pode expelir pequena quantidade de espuma. Visivelmente, pode apresentar algumas características cianóticas, como cor arroxeada nos lábios e dedos. Também manifesta alteração na frequência cardíaca e respiratória. Vítimas com essas características devem passar por averiguação constante dos sinais, aquecimento do corpo. Deve-se manter a atenção especial para acalmar a pessoa e atentar para possível estado de choque e conduzir a hospital especializado.

A partir do **grau 2** de afogamento, ao aplicar os procedimentos, dever-se-á prevenir o estado de choque, que nesse caso pode ser causado pela falta de distribuição de oxigênio no organismo. No caso de a vítima ter passado por algum dos estágios de afogamento, porém sem ter sofrido trauma, alguns indicativos mostram que as pessoas se encontram em estado de choque, entre eles: alteração da coloração da pele e diminuição da pressão arterial. Algumas condutas indicadas para esse tipo de caso, conforme Protocolo para o Suporte Básico de Vida do Corpo de Bombeiros Militar do Estado de Goiás (CBMGO), são: "posicionar a vítima deitada com as pernas elevadas; afrouxar as vestes; manter a vítima aquecida com um cobertor aluminizado".[10] Contudo, se a vítima apresentar trauma, a conduta deve se tornar mais cuidadosa todas as vezes que houver necessidade de movimentar.

Vítimas qualificadas em **grau 3** de afogamento são aquelas que aspiram uma quantidade considerável de água e que já apresentam insuficiência aguda, com dispineia intensa. Visualmente, a vítima apresenta cianose nas

CAPÍTULO 13

125

mucosas, nas extremidades do corpo, apresenta secreções nasais e orais e pode expelir grande quantidade de espuma. Além disso, apresenta nível de consciência alterado, comumente agitada ou com torpor. Está com alta frequência cardíaca (taquicardia). Sua pressão arterial tende a diminuir provocando hipotensão arterial.

Avalie os sinais vitais. Caso seja possível, ministrar O_2 (oxigênio) de 10 a 15 Lpm. Procurar aquecê-la, prevenir estado de choque e encaminhar ao atendimento médico especializado. Se ocorrer de a vítima vomitar, aqueles que prestam auxílio devem atentar para os cuidados de não deixar a vítima aspirar suas próprias secreções. Para evitar a aspiração deve-se colocar a vítima deitada de lado (direito), com a cabeça para o lado.

Apesar da paridade entre o **grau 3** e o **4**, este, além daquelas características descritas no grau anterior, acrescenta-se, ainda, um possível agravamento de um estado de agitação para um estado de coma. E, nesse estado, nem com estímulo doloroso há reação. Quanto aos procedimentos, são os mesmos do grau anterior, a saber, **grau 3**.

O diferencial para a identificação de **grau 5** diz respeito à parada respiratória (apneia). A vítima não respira, no entanto, ainda apresenta atividade cardíaca, seu coração pulsa sangue e é possível identificar o pulso arterial. Visualmente, apresenta cianose intensa e excreta grande quantidade de secreções nasais e orais.

No caso de o afogado apresentar apenas parada respiratória, realiza-se somente a manobra de ventilação, acompanhando a frequência de 12 a 20 respirações por minuto. Na maioria dos casos, há resposta imediata, com restabelecimento da respiração espontânea da vítima.[11]

Os procedimentos nessas situações iniciam-se verificando os sinais vitais, confirmando o pulso arterial e a ausência de respiração, o início da manobra de desobstrução das vias aéreas e ventilação. No caso de não se dispor de AMBU, instrumento próprio para efetuar a ventilação, realizar respiração boca a boca. Para esse procedimento aconselha-se evitar contato direto com a boca da vítima, principalmente se for desconhecida. Utilize algum tipo de proteção como luvas de procedimento, ou saco plástico limpo ou algum outro material que não contamine a vítima e o socorrista. Aconselha-se, caso a vítima vomite, cuidado com o contato com as excreções. Para evitar hipotermia, é indispensável o aquecimento da vítima. Faça prevenção do estado de choque e encaminhe a vítima para receber atendimento médico especializado.

Por fim, a principal característica do grau 6 de afogamento diz respeito à parada cardiorrespiratória. Não há respiração nem batimentos cardíacos. Nesse caso, deve-se empregar a Reanimação Cardiopulmonar (RCP). O procedimento completo de RCP engloba 30 compressões torácicas, sendo alternadas com 2 ventilações, repete-se o ciclo desses procedimentos até retornar à função cardiopulmonar. E a cada 5 ciclos, verifique a respiração e o pulso. Esses procedimentos são empregados na tentativa de reestabelecer artificialmente a respiração e os batimentos cardíacos do afogado.

E "caso ocorram vômitos durante a ressuscitação, o socorrista deve virar a vítima rapidamente de lado, limpar-lhe a boca e retornar à posição anterior, para continuar a RCP".[12] E ao obter sucesso na RCP, deve-se aquecer a vítima. Prevenir o estado de choque e encaminhar ao atendimento médico especializado.

Na observação do contexto dos acidentes e, desta observação, houver indícios de que a vítima sofreu algum trauma são necessários procedimentos mais cuidadosos. "Em caso de Traumatismo Raquimedular (TRM) o cuidado com a coluna cervical e sua imobilização pode ser a diferença entre uma vida saudável e a paralisia definitiva dos 4 membros (tetraplegia). Em praias, a possibilidade de TRM é de 0,009% dos resgates realizados. Portanto, nessas situações só imobilize se houver forte suspeita de trauma cervical. Em contrapartida, os casos de afogamento em águas turvas, piscinas e águas rasas têm uma incidência maior, e devem ser avaliados caso a caso dependendo do local. Embora várias situações possam determinar a perda da consciência em águas rasas, a prioridade é tratá-la como se fosse um TRM, de forma a prevenir uma lesão maior".[13]

TABELA 13.1 Quadro com resumo de orientações com características dos graus de afogamento e seus respectivos procedimentos.

Grau	Características	Primeiros procedimentos
1	• Agitação ou sonolência; • Dificuldade respiratória; • Tosse sem espuma.	• Checar sinais vitais; • Aquecer a vítima; • Conduzir ao hospital para avaliação pormenorizada.
2	• Pouca espuma na boca e/ou nariz.	• Checar sinais vitais; • Aquecer a vítima; • Atentar para o cuidado com possíveis traumas; • Conduzir ao hospital.
3	• Muita espuma na boca e/ou nariz; • Pulso radial palpável.	• Checar sinais vitais; • Aquecer a vítima; • Colocar a vítima em posição lateral de segurança (lado direito); • Administrar oxigênio; • Atentar para o cuidado com possíveis traumas; • Conduzir ao hospital.
4	• Muita espuma na boca e/ou nariz; • Sem pulso radial palpável.	• Checar sinais vitais constantemente, até a chegada ao hospital; • Aquecer a vítima; • Colocar a vítima em posição lateral de segurança (lado direito); • Administrar oxigênio; • Atentar para o cuidado com possíveis traumas; • Conduzir ao hospital.
5	• Parada respiratória; • Sem pulso radial palpável; • Com pulso carotídeo e sinais de circulação sanguínea.	• Checar sinais vitais; • Iniciar ventilação boca a boca (com observação à segurança pessoal); • Caso retorne respiração, trata como grau 4. • Atentar para o cuidado com possíveis traumas.
6	• Parada cardiorrespiratória (RCP)	• Checar sinais vitais; • Iniciar Reanimação Cardiopulmonar (RCP); • Caso tenha sucesso na RCP, trate como grau 4. • Atentar para o cuidado com possíveis trauma.

Referências

1. Corpo de Bombeiros do Paraná. Manual do pré-atendimento hospitalar. Disponível em: http://www.bombeiros.pr.gov.br/modules/conteudo/conteudo.php?conteudo=77
2. Szpilman, D. Afogamento. Revista Brasileira de Medicina do Esporte. Rio de Janeiro, Jul/Ago 2000; (6)4: 131-144.
3. Szpilman, D. Afogamento. Revista Brasileira de Medicina do Esporte. Rio de Janeiro, Jul/Ago 2000; (6)4: 141.
4. Martins FJA. Manual do socorro básico de emergência. 9ª ed. Belo Horizonte: Cruz Vermelha Brasileira, 2009; p. 54.
5. Martins FJA. Manual do socorro básico de emergência. 9ª ed. Belo Horizonte: Cruz Vermelha Brasileira, 2009; p. 54.
6. Szpilman D. Manual do curso de emergência aquática. Rio de Janeiro: Sociedade Brasileira de Salvamento Aquático – SOBRASA. 2012; p. 3.
7. Szpilman D. Manual do curso de emergência aquática. Rio de Janeiro: Sociedade Brasileira de Salvamento Aquático – SOBRASA. 2012; p. 9.
8. Szpilman D. Manual do curso de emergência aquática. Rio de Janeiro: Sociedade Brasileira de Salvamento Aquático – SOBRASA. 2012; p. 10.
9. Corpo de Bombeiros do Distrito Federal. Salvamento aquático em águas paradas. Brasília: CMBDF. 2012; p. 104.
10. Corpo de Bombeiros Militar do Estado de Goiás. Procedimento Operacional Padrão. Goiânia: CBMGO. 2004; p. 66.
11. Corpo de Bombeiros do Distrito Federal. Salvamento aquático em águas paradas. Brasília: CMBDF. 2012; p. 87.
12. Corpo de Bombeiros do Distrito Federal. Salvamento aquático em águas paradas. Brasília: CMBDF. 2012; p. 88.
13. Szpilman D. Manual do curso de emergência aquática. Rio de Janeiro: Sociedade Brasileira de Salvamento Aquático – SOBRASA. 2012; p. 11.

Choque Elétrico

- Carlos Henrique Duarte Bahia • Wellington José dos Santos • Cristiano de Magalhães Nunes

Introdução

Os choques elétricos ocorrem ao contato do corpo com uma fonte de energia elétrica. Clinicamente as queimaduras elétricas podem enganar o médico e frequentemente são mais graves do que aparentam.

As lesões por choque elétrico e por raios representam pequena parcela das admissões nos serviços de urgência e emergência. No entanto, resultam em custo extremamente elevado para as vítimas e para a sociedade.

Devemos lembrar que as lesões visíveis de lesão tecidual representam apenas uma porção pequena da lesão, já que o corpo serve como um condutor de energia elétrica que entra por dedos e mãos. Como a pele tem uma resistência alta à corrente elétrica, geralmente é poupada. A energia elétrica entra pelo corpo e sai geralmente por áreas aterradas como os pés.

As lesões por choque elétrico e por raios acompanham a história e a evolução dos meios de geração de eletricidade. Apesar de representarem pequeno número de admissões nos serviços de urgência e emergência, resultam em custo extremamente elevado para as vítimas e para a sociedade.

Os indivíduos do sexo masculino representam 80% das vítimas, seguidos pelas crianças, em especial os menores de 5 anos de idade. A mortalidade global para este tipo de lesão varia de 3% a 40%.[1-7] Segundo dados do DATASUS, no período de janeiro de 2008 a junho de 2010, foram registrados 4.140 internações e 100 mortes por exposição a correntes ou linhas de transmissão elétrica no Brasil. A taxa de mortalidade deste período foi de 2,42%.[8]

Fisiopatologia

Lesões por choque elétrico

O mecanismo das lesões por choque elétrico não é completamente entendido, pois existem muitas variáveis que não podem ser medidas e controladas no momento em que ocorre o acidente.

Entretanto, quatro mecanismos fisiopatológicos são aceitos atualmente:[9-11]

1. Conversão de energia elétrica em energia térmica durante a passagem da corrente pelos tecidos;
2. Alterações no nível celular;
3. Lesões traumáticas secundárias a contusões, contrações musculares vigorosas e quedas;
4. Liberação intensa de catecolaminas.

A gravidade das lesões é determinada por diversos fatores, entre eles: a voltagem, a intensidade, o tipo e o padrão da corrente; a duração da exposição; a resistência dos tecidos; a superfície de contato e a extensão do envolvimento.

Lesões por raios

Adicionalmente aos mecanismos das lesões por choque elétrico, as lesões por raio apresentam características próprias. A maneira como um raio atinge a vítima influencia na gravidade das lesões.

1. **Contato direto (*direct*):** representa o tipo mais grave, ocorre quando o raio atinge a vítima sem intermédio de outros objetos;
2. **Contato por meio de outro objeto (*splash*):** é considerado por alguns autores como o tipo mais comum. Ocorre quando o raio atinge a vítima através de um objeto próximo, como uma árvore ou uma barra metálica;
3. **Contato por meio do solo (*ground*):** esta situação atinge potencialmente maior número de vítimas. A energia elétrica é transmitida após o raio atingir o solo;
4. **Contato por explosão ou combustão (*blunt*):** este tipo de contato ocorre através da expansão atmosférica de gases consequente à explosão ou combustão.

Apresentação clínica

Os achados encontrados nas lesões por choque elétrico variam desde queimaduras superficiais à disfunção de múltiplos órgãos e sistemas, que comumente evolui para óbito.

Cabeça e pescoço

A cabeça é um ponto de contato comum nas lesões por choque de alta voltagem. Os pacientes podem apresentar perfuração da membrana timpânica, catarata, queimaduras na face e pescoço, lesões da medula espinhal e traumatismo cranioencefálico.

A catarata é uma importante complicação, registrada em 5% a 20% das vítimas. Cerca de 70% dos casos progride e necessita de cirurgia ocular em aproximadamente 6 meses. Nas lesões por raio, também são relatadas outras complicações como lesões da córnea, uveíte, iridociclite, hifema, hemorragia vítrea, atrofia do nervo óptico, descolamento de retina e coroidorretinite.

Logo, é essencial a realização de fundoscopia e exame de acuidade visual em todos os pacientes atingidos, além de encaminhamento a um oftalmologista.

Fraturas de crânio e lesão da coluna cervical são as complicações mais comuns nas lesões por raio em virtude da energia cinética e das quedas associadas. Ruptura da membrana timpânica é registrada em 50% a 80% dos casos, secundária a diversos mecanismos entre eles: o choque elétrico, uma possível fratura de base de crânio ou queimadura local.[11-19]

Pele

As queimaduras cutâneas são as complicações mais frequentes. Os pontos de contato com a fonte e com o solo são os locais que apresentam maior lesão tecidual, necessitando de cuidados especiais. As queimaduras variam de primeiro a terceiro grau; as mais graves geralmente são indolores, podem apresentar coloração amarelo acinzentada e frequentemente estão associadas à presença de necrose central.

A lesão superficial não é um bom preditor de envolvimento dos tecidos internos. **O grau de lesão externa pode subestimar a lesão interna,** especialmente nos casos de lesões por baixa-voltagem. Nessa situação, queimaduras superficiais pouco significativas podem coexistir com coagulação muscular maciça e necrose, além de comprometimento de outros órgãos e vísceras.[20-26]

As lesões por raio apresentam baixo percentual de queimaduras profundas, já que a duração do contato é muito curta e o raio atravessa a superfície cutânea sendo descarregado no solo.

O aparecimento das figuras de Lichtenberg, poucas horas após o acidente, é patognomônico do choque por raio. Estas lesões têm aspecto de ramificações dendríticas que desaparecem rapidamente, sem necessidade de tratamento direcionado.

Sistema cardiovascular

Aproximadamente 15% dos pacientes desenvolvem arritmias, geralmente benignas até 48 horas após a lesão.[9,26,27] As alterações eletrocardiográficas mais registradas são taquicardia sinusal, elevação transitória do segmento ST,

130

prolongamento reversível do segmento QT, bloqueios de ramo e bloqueios atrioventriculares de 1º e 2º graus.

Os pacientes atingidos por correntes que atravessam de um braço a outro possuem grandes chances de desenvolver fibrilação ventricular (FV). Morte súbita secundária à FV é mais comum em pacientes vítimas de choques de baixa voltagem com corrente alternada, enquanto assistolia está geralmente associada a choques de alta voltagem. FV pode ser desencadeada após choques com voltagem inferior a 120 mA (valor inferior à corrente típica nas residências).

O principal motivo de morte após acidentes por raio é o desenvolvimento de Parada Cardiorrespiratória (PCR). Os raios provocam assistolia e apesar do automatismo cardíaco intrínseco reiniciar a atividade cardíaca, a parada respiratória causada por lesão do SNC geralmente dura mais do que a pausa cardíaca, desencadeando uma parada cardíaca secundária, com fibrilação ventricular por hipóxia. Se o paciente for ventilado adequadamente no intervalo entre as duas paradas, a segunda pode teoricamente ser evitada.[25]

Atividade elétrica sem pulso pode se manifestar como modalidade de PCR não imediata. Frequentemente ocorre nos períodos iniciais (de 24 a 48 horas) podendo decorrer de hipóxia (parada respiratória), hipercalemia, acidose (rabdomiólise, disfunção renal), hipovolemia (queimaduras), infarto agudo do miocárdio (vasoespasmo) e tamponamento cardíaco (ruptura cardíaca).

As vítimas de raio também podem apresentar contusão cardíaca, achado anatomopatológico mais comum, seguido por hemorragia petequial miocárdica, hemorragias do miocárdio, endocárdio, pericárdio e em base da valva aórtica e dilatação atrial.

Sistema nervoso

Na fase aguda, os pacientes podem apresentar perda transitória da consciência, confusão mental e déficits de memória. Nos casos em que ocorrem traumatismos cranianos, não é incomum o aparecimento de depressão respiratória e evolução para o coma. O aparecimento de fraqueza e parestesias podem ocorrer poucas horas após a lesão e comprometimento dos membros inferiores é mais comum do que dos membros superiores. Lesões neurológicas tardias podem se apresentar dias ou anos após a lesão. Paralisia ascendente, esclerose lateral amiotrófica e mielite transversa são algumas das complicações relatadas, assim como complicações neuropsiquiátricas que incluem depressão, ansiedade, alterações comportamentais e tentativas de suicídio.[19-27]

A complicação neurológica mais frequente nas vítimas de raios é o desenvolvimento de uma paralisia temporária chamada *keraunoparalisia*. Essa complicação ocorre em cerca de 70% dos pacientes vítimas de lesões graves. Acomete preferencialmente os membros inferiores e a sua fisiopatologia pode ser explicada por espasmo vascular, disfunção sensorial e disfunção autonômica. A *keraunoparalisia* geralmente reverte-se em algumas horas; no entanto, alguns pacientes podem desenvolver paresias ou parestesias permanentes.

A presença de pupilas fixas e dilatadas ou assimétricas pode ocorrer pela disfunção autonômica. Por isso este achado não deve ser usado como uma justificativa para interromper a reanimação cardiopulmonar.

Sistema renal

A presença de pigmentúria em vítima de choque elétrico indica lesão muscular significativa. Os pigmentos envolvidos são a mioglobina (resultante de rabdomiólise) e hemoglobina livre (proveniente de hemácias lisadas). Os pacientes com queimaduras extensas apresentam hipovolemia, secundária ao extravasamento vascular, e podem desenvolver insuficiência renal, pré-renal e necrose tubular aguda.

Sistema musculoesquelético

Queimaduras periosteais, destruição da matriz óssea e osteonecrose são algumas das complicações relacionadas com a elevada resistência dos ossos à passagem de correntes elétricas.[26]

Quando suspeita de síndrome compartimental, a fasciotomia é mandatária, permitindo o fluxo arterial e evitando assim amputações.

Sistema respiratório

Comprometimento do centro respiratório e contusão pulmonar por lesão traumática (com hemoptise e hemorragias) são as manifestações clínicas mais frequentes desse sistema. Nos pacientes com lesão cardíaca grave pode-se observar a presença de edema pulmonar. Em virtude da mínima resistência oferecida à passagem das correntes, o desenvolvimento de lesões elétricas ou queimaduras são achados incomuns.[27]

Sistema gastrintestinal

É incomum a presença de lesão em órgãos sólidos como o estômago, o intestino delgado e o cólon. O envolvimento abdominal pode ser agravado nos casos de formação de fístulas e perfurações que complicam com infecção bacteriana secundária e sepse.

Atendimento e triagem

É fundamental que algum membro da equipe de atendimento pré-hospitalar certifique-se de que o paciente não está em contato com a fonte de energia, que esta esteja desligada e que o local seja seguro para iniciar a abordagem.

As regras tradicionais de triagem não se aplicam às vítimas de acidentes elétricos. Pacientes que não possuem esta condição apresentam chances muito pequenas de morrer, por isso o atendimento deve ser iniciado nas vítimas sem pulso ou sem respiração, mesmo em casos de acidentes de massa.

Os pacientes devem ser tratados como qualquer outro paciente com trauma, portanto, ABCDE. Além disso, devemos solicitar um ECG que, se for anormal, demandará monitorização cardíaca contínua e tratamento antiarrítmico.

O problema das queimaduras elétricas é a sua profundidade. É comum o aparecimento de edema comprimindo estruturas vasculares com isquemia distal. Nesses casos, escarotomia ou, dependendo do caso, a fasciotomia estará indicada. Em casos mais graves, com lesão muscular intensa e necrose, a amputação pode ser necessária. Como já dissemos nos casos em que há suspeita de mioglobinúria (geralmente a urina fica escura), devemos aumentar a hidratação venosa para conseguir um débito urinário de 100 mL/h ou 2 mL/kg/h. Além disso, podemos indicar manitol 25 g a cada 6 horas e bicarbonato de sódio para evitar a nefropatia.

Lesões neurológicas podem ocorrer e incluem encefalopatia, hemiplegia, afasia, além de uma doença desmielinizante periférica com vacuolização. Outra complicação descrita é a catarata.

Referências

1. Kinderman G. Choque Elétrico. Porto Alegre: Editora Sagra Luzzato, 2000.
2. Veiersted KB, Goffeng LO, Moian R, Remo E, Solli A, Erikssen J. Acute and chronic injuries after electrical accidents. Tidsskr Nor Laegeforen. 2003 Sep 11; 123(17): 2453-6.
3. Browne BJ, Gaasch WR. Electrical injuries and lightning. Emerg Med Clin North Am. 1992; 10(2): 211-219.
4. Fatovich DM. Shocking Deaths: Electrocution in Western Australia, 1976-1990. The Medical Journal of Australia. 1992; 157: 762-763.
5. Jain S, Bandi V. Electrical and lightning injuries. Crit Care Clin. 1999; 15(2): 319-331.
6. Taylor AJ, McGwin G, Davis GG, Brissie RM. Occupational electrocutions in Jefferson County, Alabama. Occup Med (Lond). 2002 Mar; 52(2): 102-106.
7. Centers for Disease Control and Prevention (CDC). Lightning-associated injuries and deaths among military personnel. United States, 1998-2001. MMWR Morb Mort Wkly Rep. 2002; 51: 859.
8. Centers for Disease Control and Prevention (CDC). Lightning-associated injuries and deaths among military personnel. United States, 1980-1995. MMWR Morb Mort Wkly Rep. 1998; 47: 391.

9. Grupo de eletricidade atmosférica. Relâmpagos. [online]. São Paulo: disponível em: http://www.cea.inpe.br/webdge/elat/index.html>(2003).
10. Lee RC, Zhang D, Hannig J. Biophysical injury mechanisms in electrical shock trauma. Annu Rev Biomed Eng. 2000; 2: 477-509.
11. Grandiski P. Glossário aplicável à engenharia de avaliações do IBAPE/SP [on line]. São Paulo, 2004. Disponível em: http://www.infoener.iee.usp.br /glopart1.htm
12. ten Duis HJ. Acute electrical burns. Semin Neurol. 1995; 15(4): 381-386.
13. Wright RK, Davis JH. The investigation of electrical deaths: a report of 220 fatalities. J Forensic Sci. 1980; 25(3): 514-521.
14. Pliskin NH, Schellpfeffer MC, Law RT, Malina AC. Neuropsychological symptom presentation after electrical injury. The Journal of Trauma. 1998; 44(4): 709-115.
15. ten Duis HJ, Klasen HJ, Reenalda PE. Kerunoparalysis, a specific lightning injury. Burns Incl Therm Inj. 1985; 12(1): 54-57.
16. Gluncic I, Roje Z, Gluncic V, Poljak K. Ear injuries caused by lightning: a report of 18 cases. J Laryngol Otol. 2001; 115(1): 4-8.
17. Carleton S. Cardiac problems associated with electrical injury. Cardiol Clin. 1995; 13: 263-265
18. Mcgill MP, Kamp TJ, Rahko PS. High-voltage Injury Resulting in Permanent Right Heart Dysfunction. Chest. 1999; 115(2): 586-587.
19. McDonald KM, Francis GS, Carlyle PF. Hemodynamic, left ventricular structural and hormonal changes after discrete myocardial damage in the dog. J Am Coll Cardiol. 1992; 19: 460-466.
20. Franzius C, Meyer-Hofmann H, Lison AE. Myocardial infarct and rhabdomyolysis after a high-voltage accident with successful resuscitation. Dtsch Med Wochenschr. 1997; 122(13): 400-6.
21. Kirchmer JT, Larson DL, Tyson KR. Cardiac rupture following electrical injury. J Trauma 1977; 17(5): 389-91.
22. Hendler N. Overlooked diagnoses in chronic pain: analysis of survivors of electric shock and lightning strike. J Occup Environ Med. 2005 Aug; 47(8): 796-805. Disponível em: http://www.ncbi.nlm.nih.gov/entrez/query.fcgi?db=pubmed&cmd=Search&term=%22Hendler+N%22%5BAuthor%5D
23. Heightman AJ. Don't be shocked. JEMS. 2005 May; 30(5): 12, 32. Disponível em: http://www.ncbi.nlm.nih.gov/entrez/query.fcgi?db=pubmed&cmd=Search&term=%22Heightman+AJ%22%5BAuthor%5D
24. Eletric Shock and Ligthning Strikes. American Heart Association Guideline for Cardiopulmonary Resuscitation and Emergency Cardiovascular Care. American Heart Association Guidelines for CPR and ECC. Circulation 2005; 112(suppl IV): IV-154/IV-155.
25. American Heart Association. Aspectos mais Relevantes das Diretrizes da American Heart Association sobre Ressuscitação Cardiopulmonar e Atendimento Cardiovascular de Emergência. Currents in Emergency Cardiovascular Care. Dez/2005 - Fev/2006; 16(4): 27.
26. Guimarães HP, Costa MPF, Lopes RD. Parada cardiorrespiratória por choque elétrico. In: Costa MPF, Guimarães HP - eds. Ressuscitação cardiopulmonar: uma abordagem multidisciplinar. São Paulo: Ed. Atheneu. 2006: 203-212.
27. Universidade Federal Rural do Rio de Janeiro. Riscos de choques elétricos. Disponível em: http://www.ufrrj.br/institutos/it/de/acidentes/eletric.htm. Acessado em 10/01/2010.

CAPÍTULO 15

• Carlos Henrique Duarte Bahia • Luciano Lucas Gordo Ferreira

Atendimento Pré-hospitalar às Queimaduras

Introdução

As queimaduras podem variar desde lesões pequenas até catastróficas, atingindo extensas regiões do corpo. As lesões não se restringem à pele, podendo, no caso das grandes queimaduras, causar repercussões multissistêmicas ao atingir coração, pulmões, trato gastrointestinal e sistema imunológico, e até ocasionar a morte.

A principal causa de morte em vítimas de queimaduras é a insuficiência respiratória. Um fator particular nas queimaduras é que, ao contrário das outras modalidades de trauma, elas não desencadeiam uma resposta adaptativa no sentido de preservar a vida, mas conduzem o organismo a um estado de choque e, por conseguinte, a morte. Por isso, o atendimento inicial ao paciente queimado deve, entre outras medidas, gastar esforços no sentido de reverter o choque e suas perigosas consequências.

Já a inalação de fumaça e seus gases tóxicos tem maior valor preditivo de morte do que a idade do paciente ou a extensão da queimadura, sendo então, com frequência, mais perigosa do que a própria queimadura em si, com suas complicações podendo demorar vários dias para se manifestar.

O socorrista deve observar as condições em que ocorreu a queimadura.

A história pode orientar o médico assistente quanto à suspeição de inalação de fumaça (ambientes fechados) ou de abuso de menores, idosos ou de agressão a mulheres. Também deverá identificar o agente causal da queimadura, se calor elétrico, químico, radiação ou gelo (em países de clima frio).

O tratamento inicial deverá ser direcionado às condições que podem causar complicações e morte ao paciente, como o edema de glote e o choque hipovolêmico. Para isso, deve-se seguir a avaliação inicial segundo o protocolo ABCDE, em que se observa via aérea e estabilização da coluna cervical, respiração, circulação, déficits sensitivos ou motores e, por último, exposição do paciente examinando cada parte do seu corpo. Neste último passo, são retiradas as roupas e joias.

O objetivo deste capítulo é orientar o atendimento pré-hospitalar do paciente queimado, de forma a dar a melhor assistência no sentido de minimizar danos e salvar vidas.

Anatomia da pele

A pele humana possui duas camadas: epiderme e derme (Figura 15.1). Ela cobre a superfície corporal e tem de 1,5 a 2,0 metros quadrados no adulto médio. É mais espessa nos homens do que nas mulheres, e mais fina em crianças e idosos do que no adulto médio. Além disso, sua espessura varia no próprio indivíduo, se apresentando desde 0,05 mm nas pálpebras até 1,0 mm na planta do pé.

Medicina de Emergência Pré-Hospitalar

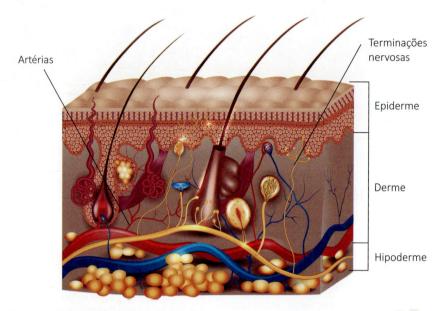

Figura 15.1 Camadas da pele.

A epiderme é mais superficial e a derme mais profunda (10 vezes mais espessa que a epiderme) (Figura 15.1).

Entre as funções da pele estão a proteção contra o meio externo, homeostase (regulação de líquidos, termorregulação), sensibilidade e adaptação metabólica.

Quanto mais fina a pele, maior será a probabilidade de a queimadura ser mais profunda diante de um mesmo agente causal.

Características da queimadura

As queimaduras se classificam em primeiro, segundo, terceiro e quarto graus, conforme a profundidade de acometimento. Esta é a classificação mais comumente empregada. Falaremos um pouco de cada:

- **Queimaduras de primeiro grau (espessura superficial):** afetam apenas a epiderme, caracterizam-se por serem avermelhadas e dolorosas. Sua cura se dá em média em 7 dias, sem deixar cicatrizes. Importante orientar hidratação oral adequada, sendo que em casos mais extensos ela deverá ser reforçada (Figura 15.3).

- **Queimaduras de segundo grau (espessura parcial):** acometem a epiderme e porções variadas da derme subjacente. Assim, são classificadas como superficiais (Figura 15.4) ou profundas (Figura 15.5), conforme atinjam a porção mais superficial da derme (derme papilar) ou a mais profunda (derme reticular). As superficiais formam bolhas e são mais dolorosas, com uma base rósea, úmida, brilhante. São curadas em cerca de três semanas com tratamento adequado. As de segundo grau profundo são mais pálidas e requerem tratamento cirúrgico.

- **Queimaduras de terceiro grau (espessura total):** se manifestam de várias formas desde espessas, secas, esbranquiçadas, com aspecto de couro, até, nos casos mais graves, com a aparência carbonizada acompanhada de trombose visível dos vasos sanguíneos. A dor está presente em muitos pacientes, pois essas lesões são muitas vezes circundadas por queimaduras de segundo grau. Requerem excisão cirúrgica imediata e a internação do paciente em UTI devido ao seu potencial de causar incapacidade física e até morte (Figura 15.6).

Atendimento Pré-hospitalar às Queimaduras

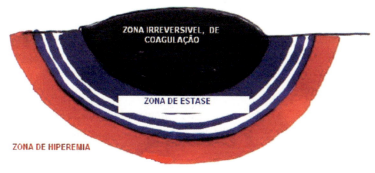

Figura 15.2 Camadas de queimadura.

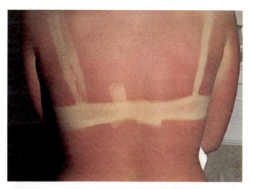

Figura 15.3 Queimadura de 1º grau.
Fonte: acervo do autor.

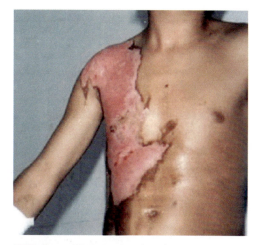

Figura 15.5 Queimadura de 2º grau.
Fonte: acervo do autor.

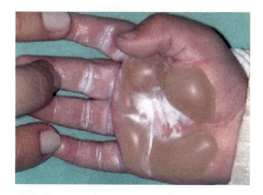

Figura 15.4 Queimadura de 2º grau.
Fonte: acervo do autor.

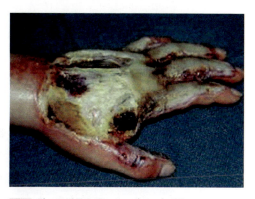

Figura 15.6 Queimadura de 3º grau.
Fonte: acervo do autor.

- **Queimaduras de quarto grau:** atingem todas as camadas da pele, tecido adiposo (subcutâneo), músculos, ossos ou órgãos internos subjacentes (Figura 15.7).

Outra classificação diz respeito às zonas acometidas pela lesão. Neste caso temos três zonas (Figura 15.2):

- Uma zona central, chamada zona de coagulação, onde a destruição tecidual é máxima, sendo necrótica e incapaz de reparação tecidual;
- Uma zona adjacente a esta primeira, chamada zona de estase, onde a lesão é menos grave, possibilitando sua recuperação desde que o tratamento preserve o fluxo sanguíneo e o aporte de oxigênio para as células lesadas;
- Uma zona mais externa, chamada zona de hiperemia, onde o fluxo sanguíneo é aumentado e a lesão celular é mínima.

Estimativa do tamanho da queimadura

A estimativa do quanto o paciente queimou serve para orientar a hidratação, de forma a evitar as complicações do choque hipovolêmico. O método mais amplamente utilizado é a regra dos nove, em que cada área corporal representa uma porcentagem, por exemplo, o tórax anterior corresponde, no adulto, a 18% e o períneo a 1%. Como na criança a cabeça é proporcionalmente maior que nos adultos e as pernas são mais curtas em relação aos mesmos, a regra dos nove é modificada para os pacientes pediátricos (Figura 15.8).

A tabela de Lund-Browder relaciona a área acometida com a idade (Tabela 15.1)

Tratamento inicial da queimadura

Primeiramente, deve-se parar a queimadura. A maneira mais efetiva de fazer isso consiste em irrigar com grande quantidade de água à temperatura ambiente. Está contraindicado o uso de água fria ou gelo, pois pode aumentar a extensão do comprometimento tecidual na zona de estase. Além disso, deve-se remover todas as roupas e joias, pois estes materiais mantêm calor residual e continuam a queimar o paciente.

Em seguida, o socorrista deverá avaliar o paciente segundo o método ABCDE de atendimento ao traumatizado, seguido do exame secundário, identificando outras lesões ou condições clínicas. Assim, deve-se ter o controle da via aérea, estabilização da coluna cervical, realização de escarotomias em caso de queimaduras circunferenciais da parede torácica, avaliar a circulação mediante aferição da pressão arterial e estabelecer acesso venoso. Por último, avaliar déficits sensitivos ou motores e expor o paciente. Antes do transporte, devem ser feitos curativos nas feridas.

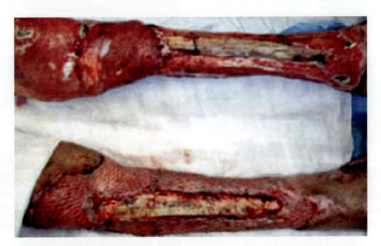

Figura 15.7 Queimadura de 4º grau.
Fonte: acervo do autor.

Calculando a área queimada

Regra dos nove

- Rápido
- Prático
- Fácil de memorizar
- Pouco preciso

A palma da mão representa 1%

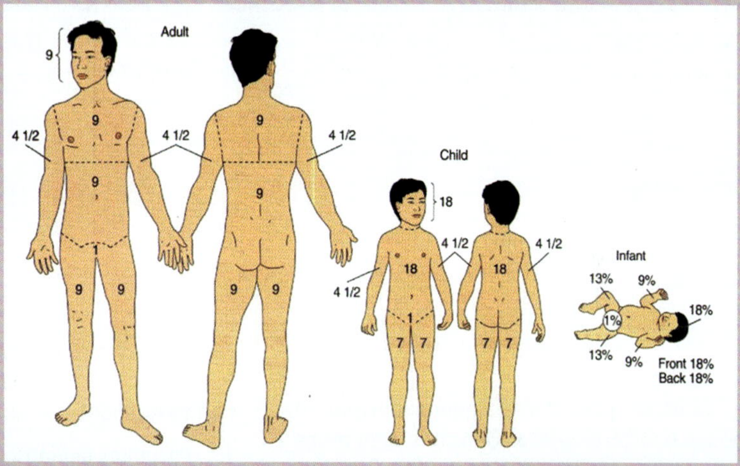

Obs.: Em caso de não existir um método disponível, pode-se usar a palma da mão como medida de 1% para o cálculo.

Figura 5.8 Regra dos 9.
Fonte: acervo do autor.

TABELA 15.1 Tabela de Lund-Browder.

Área \ Idade em anos	0–1	1–4	5–9	10–14	15	Adulto
Cabeça	19	17	13	11	9	7
Pescoço	2	2	2	2	2	2
Tronco anterior	13	13	13	13	13	13
Tronco posterior	13	13	13	13	13	13
Nádega direita	2 1/2	2 1/2	2 1/2	2 1/2	2 1/2	2 1/2
Nádega esquerda	2 1/2	2 1/2	2 1/2	2 1/2	2 1/2	2 1/2
Genitália	1	1	1	1	1	
Braço direito	4	4	4	4	4	4
Braço esquerdo	4	4	4	4	4	
Antebraço direito	3	3	3	3	3	3
Antebraço esquerdo	3	3	3	3	3	3
Mão direita	2 1/2	2 1/2	2 1/2	2 1/2	2 1/2	2 1/2

(*Continua*)

TABELA 15.1 Tabela de Lund-Browder.

(Continuação)

Área \ Idade em anos	0–1	1–4	5–9	10–14	15	Adulto
Mão esquerda	2 1/2	2 1/2	2 1/2	2 1/2	2 1/2	2 1/2
Coxa direita	5 1/2	6 1/2	8	8 1/2	9	9 1/2
Coxa esquerda	5 1/2	6 1/2	8	8 1/2	9	9 1/2
Perna direita	5	5	5 1/2	6	6 1/2	7
Perna esquerda	5	5	5 1/2	6	6 1/2	7
Pé direito	3 1/2	3 1/2	3 1/2	3 1/2	3 1/2	3 1/2
Pé esquerdo	3 1/2	3 1/2	3 1/2	3 1/2	3 1/2	3 1/2

Deve-se aplicar sobre a queimadura curativos secos, estéreis e não aderentes. Este procedimento protege o paciente da contaminação ambiental e evita que ele sinta dor por causa do fluxo de ar sobre as terminações nervosas expostas. Na ausência de curativos secos, cobrir a região com lençol limpo. Na sua falta, utilizar avental cirúrgico, campos cirúrgicos ou toalhas esterilizadas. Não se deve usar pomadas tópicas e antibióticos tópicos porque impedem a inspeção direta da queimadura. Recentemente, curativos com grandes lâminas antimicrobianas foram desenvolvidos para aplicação militar ou em regiões remotas.

A reanimação volêmica é iniciada no local pelo socorrista, anotando-se a hora em que ocorreu a queimadura. Deve-se obter dois acessos venosos calibrosos no caso de mais de 20% de superfície corporal atingida, evitando atravessar os locais queimados ou adjacentes a eles. Porém, podem ser colocados atravessando a queimadura quando não houver outro local alternativo.

A fórmula de Parkland orientará a quantidade de volume necessária para a reposição volêmica nas primeiras 24 horas e é calculada da seguinte maneira:

Volume total em 24h = 4 mL × peso do paciente × porcentagem área queimada. Metade do volume será administrada nas primeiras 8 horas e a outra metade nas 16 horas seguintes. A contagem das horas se dá a partir do momento em que ocorreu a queimadura.

Particularidades

1. **Pacientes pediátricos:** deverão receber soluções intravenosas contendo glicose a 5% na velocidade de manutenção habitual, além da reanimação volêmica da queimadura. Motivo: baixa reserva de glicogênio. Além disso, as crianças necessitam de um volume maior de líquidos do que adultos com queimaduras de tamanho similar.

2. **Inalação de fumaça:** a fumaça inalada provoca uma queimadura química nos pulmões, o que requer uma quantidade de líquido muito maior do que o paciente queimado sem inalação de fumaça para a hidratação. Não se deve poupar a hidratação para "proteger os pulmões".

Algumas considerações sobre os tipos de queimadura

Queimaduras elétricas

- A destruição tecidual e a necrose são muito extensas em comparação com o trauma aparente, com grande liberação de potássio e mioglobina, podendo causar arritmias cardíacas e insuficiência renal respectivamente.

- **Sinal de mioglobinúria:** urina cor de chá ou de Coca-Cola, manter débito urinário acima de 100 mL/h no adulto ou 1 mL/kg na criança (hidratação vigorosa). Outras lesões que podem estar associadas: ruptura das membranas timpânicas, fraturas da coluna ou dos ossos longos, hemorragia intracraniana, arritmias, imobilizar a coluna vertebral encaminhar os pacientes com as queimaduras circunferenciais de tronco ou membros para o centro de queimados, para que sejam realizadas escarotomias.

Queimaduras químicas

- As lesões resultam da exposição prolongada ao agente agressor. As bases causam lesões mais profundas que os ácidos e a prioridade máxima é a segurança pessoal (socorristas) e da cena. Tentar obter a identificação do agente causal, remover todas as roupas do paciente e descartá-las com cuidado. Se houver qualquer substância particulada na pele, ela deverá ser retirada por escovação; lavar o paciente com grande quantidade de água e não usar agentes neutralizantes; irrigar os olhos com grandes quantidades de soro fisiológico em caso de acometimento dos mesmos.

Referências

1. Bolgiani A. Factores de crecimiento y quemaduras. Rev Arg Quemaduras. 1997;12(1y2):23-5.
2. Bolgiani A, Benaim F. Quemadura en la emergencia. In: Machado- Aguilera, ed. Emergencias. Buenos Aires:Edimed;2008. p.374-84.
3. Saffle J. Practice guidelines for burn care. J Burn Care Rehabil. 2001;23(4):297-308.
4. Pruitt BA Jr, O'Neill JA Jr, Moncrief JA, Lindberg RB. Successful control of burn-wound sepsis. JAMA. 1968;203(6):1054-6.
5. Moncrief JA, Lindberg RB, Switzer WE, Pruitt BA Jr. Use of topical antibacterial therapy in the treatment of the burn wound. Arch Surg. 1966;92(4):558-65.
6. Mackie DP. The Euro Skin Bank: development and application of glycerol-preserved allografts. J Burn Care Rehabil. 1997;18(1 pt 2):S7-S9.
7. Hansbrough JF, Achauer B, Dawson J, Himel H, Luterman A, Slater H, et al. Wound healing in partial--thickness burn wounds treated with collagenase ointment versus silver sulfadiazine cream. J Burn Care Rehabil. 1995;16(3 pt 1):241-7.
8. Mangieri C. Tratamiento local de las quemaduras. Normas de enfermería. Rev Arg Quemaduras. 1992;7:73-4.
9. Monafo WW, Freedman B. Topical therapy for burns. Surg Clin North Am. 1987;67(1):133-45.
10. Cristofoli C, Lorenzini M, Furlan S. The use of Omiderm, a new skin substitute, in a burn unit. Burns Incl Therm Inj. 1986;12(8):587-91.
11. Hansbrough J. Dermagraft-TC for partial-thickness burns: a clinical evaluation. J Burn Care Rehabil. 1997;18(1 Pt 2):S25-8.
12. Purna SK, Babu M. Collagen based dressings: a review. Burns. 2000;26(1):54-62.
13. Moore FD. Then and now: treatment volume, wound coverage, lung injury, and antibiotics: a capsule history of burn treatment at midcentury. Burns. 1999;25(8):733-7.
14. Burke J, Tompkins R. Cobertura cutanea. In: Bendlin A, Linares H, Benaim F, eds. Tratados de quemaduras. México:McGraw Hill;1993. p.185-94.
15. Cryer HG, Anigian GM, Miller FB, Malangoni MA, Weiner L, Polk HC Jr. Effects of early tangential excision and grafting on survival after burn injury. Surg Gynecol Obstet. 1991;173(6):449-53.
16. Gray DT, Pine RW, Harner TJ, Engrav LH, Heimbach DM. Early surgical excision versus conventional therapy in patients with 20 to 40 percent burns: A comparative study. Am J Surg. 1982;144(1):76-80.
17. Namias N. Advances in burn care. Curr Opin Crit Care. 2007;13(4):405- 10.

18. Ou LF, Lee SY, Chen RS, Yang RS, Tang YW. Use of Biobrane in pediatric scald burns: experience in 106 children. Burns. 1998;24(1):49-53.
19. Herndon DN, Barrow RE, Rutan RL, Rutan TC, Desai MH, Abston S. A comparison of conservative versus early excision: therapies in severely burned patients. Ann Surg. 1989;209(5):547-53.
20. Janzekovic Z. A new concept in the early excision and immediate grafting of burns. J Trauma. 1970;10(12):1103-8.
21. Monafo WW, Bessey PQ. Benefits and limitations of burn wound excision. World J Surg. 1992;16(1):37-42.
22. Burke JF, Bandoc CC, Quinby WC. Primary burn excision and immediate grafting: a method for shortening illness. J Trauma. 1974;14(5):389-95.
23. Bolívar-Flores J, Poumian E, Marsch-Moreno M, Montes de Oca G, Kuri-Harcuch W. Use of cultured human epidermal keratinocytes for allografting burns and conditions for temporary banking of the cultured allografts. Burns. 1990;16(1):3-8.
24. Yanaga H, Udoh Y, Yamauchi T, Yamamoto M, Kiyokawa K, Inoue Y, et al. Cryopreserved cultured epidermal allografts achieved early closure of wounds and reduced scar formation in deep partial-thickness burn wounds (DDB) and split-thickness skin donor sites of pediatric patients. Burns. 2001;27(7):689-98.

16

- Luciano Silveira Eifler

Telemedicina no Pré-hospitalar

Introdução

O conceito de telemedicina refere-se à prática da medicina utilizando recursos tecnológicos que permitam comunicação a distância com finalidade principalmente diagnóstica e terapêutica.[1] A transmissão audiovisual remota e de informações, como sinais vitais (telemetria), possibilita a monitorização e o acompanhamento de pacientes em tempo real. Locais distantes e de poucos recursos podem se beneficiar com o uso da telemedicina através de consultoria especializada qualificando a assistência médica prestada.[2]

A ampliação crescente dos serviços de atendimento pré-hospitalar (APH) no Brasil estimulou a criação de sistemas de telemedicina para auxílio diagnóstico e comunicação entre equipes de suporte básico e centrais de regulação. Os avanços tecnológicos relacionados à conectividade, principalmente por telefonia móvel, possibilitaram a capacidade do exercício da telemedicina em nosso meio. O recurso incorporado à rotina de diversos centros de atendimento pré-hospitalar vem sendo adaptado às demandas e necessidades locais de cada serviço.

Aplicações da telemedicina no APH móvel

A utilização de sistemas de telemedicina no APH frequentemente está relacionada ao apoio diagnóstico, à monitorização e à triagem. A interação com equipes e o acompanhamento do atendimento a distância fornecem dados importantes que interferem na conduta e decisão de destino. As aplicações podem ser bastante diversificadas e customizadas, dependendo dos recursos tecnológicos disponíveis e infraestrutura de comunicação sem fio (*wireless*).

Telemetria

O termo se refere à medição e ao envio de informações para monitoramento a distância. É amplamente utilizada por equipes de Fórmula 1 em competições automobilísticas, possibilitando a medição da pressão dos pneus, temperatura do motor e outros parâmetros necessários para acompanhamento do bom funcionamento do veículo.

A telemetria no pré-hospitalar também é possível com monitores multiparâmetros conectados a sistemas de transmissão *wireless* para envio de sinais vitais e monitorização cardíaca de pacientes atendidos em ambulâncias, para centrais de regulação pré-hospitalar ou centros de referência que receberão esses pacientes. Sistemas de telemetria no APH permitem a identificação precoce de alterações nos parâmetros fisiológicos, aumentando a interação com equipes de suporte básico e abreviando a intervenção por orientação médica remota[3] (Figura 16.1).

Tele-eletrocardiografia

O envio de eletrocardiogramas (ECG) para laudo e consultoria especializada a distância é uma das práticas mais antigas em telemedicina no APH. Diretrizes da Associação Americana de

Medicina de Emergência Pré-Hospitalar

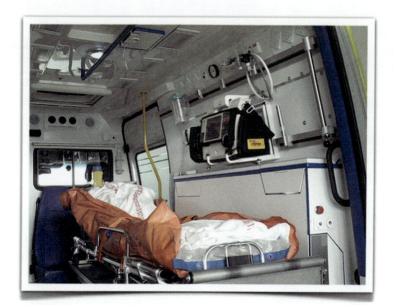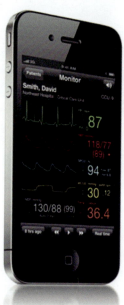

Figura 16.1 Telemetria no atendimento pré-hospitalar. Envio de sinais vitais da ambulância direto para centrais de Regulação Médica.

Cardiologia (*American Heart Association*) preconizam programas de diagnóstico por ECG em 12 derivações no APH móvel, descrevendo as vantagens do diagnóstico e terapia precoce nas síndromes coronarianas agudas.[4]

O Serviço de Atendimento Móvel de Urgência (SAMU) de Porto Alegre desenvolveu em 2009 projeto piloto de tele-eletrocardiografia, com realização de ECG por equipes de suporte básico e transmissão do exame para a central de regulação utilizando tecnologia 3G.[5]

A tele-eletrocardiografia no APH público ganhou força no Brasil a partir da parceria firmada entre o Ministério da Saúde e o Hospital do Coração (HCor-SP), possibilitando a implantação do programa em várias cidades brasileiras. Os exames realizados nas ambulâncias do SAMU em diversas regiões do País são interpretados por equipes de cardiologistas e disponibilizados na internet através de plataforma de telemedicina para acesso das centrais de regulação (Figura 16.2). Atualmente, dezenas de municípios já aderiram ao programa e milhares de exames já foram realizados utilizando essa tecnologia.

Telepresença

O fenômeno atual da telefonia móvel (3G e 4G) e a ampliação de antenas e redes de banda larga sem fio abrem a perspectiva de tráfego de imagem e som com boa qualidade, introduzindo o conceito de telepresença no APH. Câmeras IP (*Internet Protocol*) instaladas dentro das ambulâncias transmitem imagens das vítimas em atendimento, proporcionando interação de equipes de suporte básico com médicos na central de regulação, auxiliando no diagnóstico preliminar e decisão de triagem (Figura 16.3). Sistemas mais avançados permitem movimento e *zoom* das câmeras, aumentando a sensação de presença e interatividade com pacientes e equipes em campo.

A telepresença de uso militar no APH é empregada em ambientes hostis e remotos. Grandes investimentos são realizados nessa área e projetos do exército norte-americano avançam no desenvolvimento de sistemas de telepresença móvel que são fixados no capacete das equipes de resgate, tornando possível o acompanhamento do atendimento na própria cena da ocorrência.

Telemedicina no Pré-hospitalar

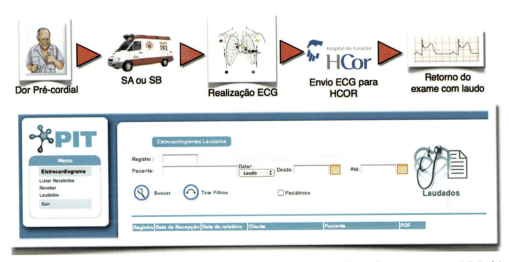

Figura 16.2 Plataforma de acesso ao programa de tele-eletrocardiografia. Parceria entre Ministério da Saúde e Hospital do Coração-SP.

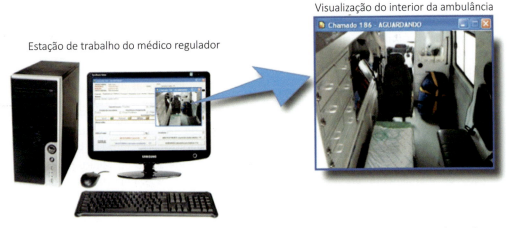

Figura 16.3 Projeto piloto em telepresença no SAMU de Porto Alegre. Câmeras IP embarcadas nas ambulâncias.

Videomonitoramento

Nos acidentes automobilísticos a cinemática do trauma e a observação da cena fornecem informações preciosas sobre a gravidade e a energia cinética envolvida no acidente. A maioria das centrais de regulação de APH são acionadas com informações passadas por telefone, sendo a percepção da gravidade limitada ao relato da ocorrência. Em cidades que contam com videomonitoramento e câmeras de trânsito, há possibilidade de visualização desses acidentes, tornando mais claro o entendimento do trauma e a escolha do melhor recurso para envio (Figura 16.4).

O compartilhamento das câmeras de videomonitoramento de trânsito e câmeras de segurança instaladas em locais públicos permite a visualização de vítimas de acidentes de trânsito, agregando informação à estimativa de gravidade e auxiliando na tomada de decisão pelo médico regulador.

CAPÍTULO 16 145

Medicina de Emergência Pré-Hospitalar

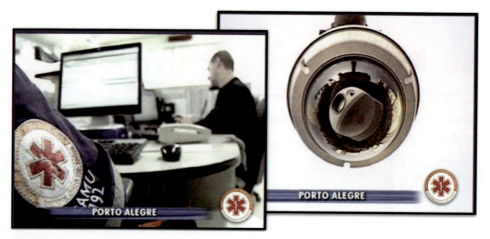

Figura 16.4 Câmeras de trânsito auxiliando na avaliação da cinemática e tomada de decisão pelo médico regulador.

Intercorrências clínicas em espaços públicos (por exemplo, convulsões, síncopes) que estejam ao alcance de câmeras de videomonitoramento podem demonstrar movimentação (grau de consciência), padrão ventilatório e outros dados que auxiliam no diagnóstico e grau de pertinência dos chamados de socorro.

Centros de comando presentes nas principais capitais brasileiras reúnem diversos órgãos de atendimento ao público e contam com tecnologia avançada em videomonitoramento. A tendência nas grandes cidades é agregar serviços de atendimento pré-hospitalar aos centros de comando, possibilitando trabalho conjunto com equipes da defesa civil, agentes de trânsito, serviços de segurança, entre outros (Figura 16.5).

Aplicações da telemedicina no APH fixo

Unidades de Pronto Atendimento (UPAs) e postos de saúde de menor complexidade também podem se beneficiar da telemedicina para apoio diagnóstico, consultoria e segunda opinião. A prática já é antiga e uma das modalidades precursoras é o envio de eletrocardiogramas por fax para laudo a distância.

Na última década, o avanço tecnológico ampliou as possibilidades de intercâmbio de unidades não hospitalares com centros de alta complexidade. Recursos multimídia permitindo videoconferências com especialistas e compartilhamento de exames de imagem (por exemplo, RX e tomografia) são viáveis com redes de fibra ótica e conexões comerciais, que podem alcançar atualmente taxas de transferência significativas. Programas de inclusão digital com sistemas de acesso à internet por rádio permitem o exercício da telemedicina em regiões remotas do país, utilizando plataformas de videoconferência colaborativa de baixo custo.

A Portaria 2.546 do Ministério da Saúde (outubro de 2011) ampliou o Programa Nacional "Telessaúde Brasil", passando a ser denominado "Telessaúde Brasil Redes". Tem por objetivo consolidar a implantação da telemedicina na rede de atenção básica do Sistema Único de Saúde (SUS).[6] Além do apoio diagnóstico na assistência, estimula a criação de núcleos técnico-científicos e agrega centros de ensino e universidades, promovendo conferências, aulas e cursos, ministrados com a utilização da tecnologia da informação.

A Rede Universitária de Telemedicina (RUTE) é uma iniciativa do Ministério da Ciência e Tecnologia com apoio da Associação Brasileira de Hospitais Universitários e FINEP (Financiadora de Estudos e Projetos). Tem infraestrutura de alta capacidade conectando redes comunitárias, institucionais, metropolitanas e internacionais

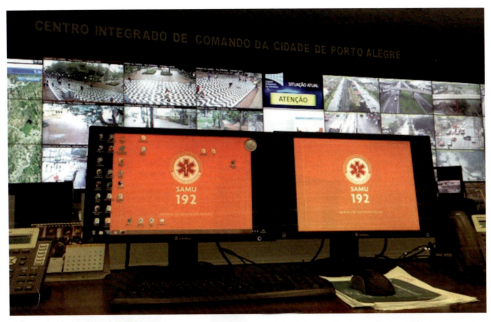

Figura 16.5 Integração do Serviço de Atendimento Móvel de Urgência na central de videomonitoramento do Centro Integrado de Comando de Porto Alegre.

para uso de aplicações avançadas. Através da rede é possível compartilhar dados e oferecer serviços de telemedicina dos hospitais universitários a profissionais que se encontram em cidades distantes. A implantação e a disseminação da Rede Universitária de Telemedicina impacta positivamente no desenvolvimento científico-tecnológico, econômico e social, garantindo o acesso à consultoria de especialistas em áreas distantes do país, além de proporcionar treinamento e capacitação profissional sem necessidade de deslocamento para centros de referência.

Experiências internacionais em telemedicina avançada (telepresença) voltadas ao uso civil[7] e militar utilizam equipamentos sofisticados (Figura 16.6) para avaliação de pacientes à beira do leito em locais distantes, regiões de conflito armado e apoio no atendimento a desastres.

Vantagens

A telemedicina no APH móvel e no atendimento em unidades não hospitalares tem o potencial na redução de gastos, dispensando a necessidade de transporte de pacientes para avaliação especializada, descentralizando a assistência, ampliando o acesso à saúde e otimizando recursos.[8] A melhora na qualidade da assistência utilizando aplicações como telemetria e telediagnóstico proporciona intervenção precoce, resultando na diminuição da morbidade e mortalidade.

O intercâmbio e a cooperação técnico-científica conseguidos pelo uso de videoconferências (discussão de casos, treinamentos, cursos e capacitações) tornam possível a integração entre assistência, ensino e pesquisa, difundindo e levando conhecimento a qualquer parte do país (Figura 16.7).

Limitações

As barreiras encontradas na aplicação da telemedicina estão relacionadas a questões financeiras, técnicas e socioculturais.

Sistemas de alto custo demandam maior investimento na aquisição de equipamentos de alta performance, sendo um impedimento para implantação em larga escala. Questões técnicas dependentes da infraestrutura podem limitar o uso da telemedicina por falta de equipamentos, taxa de transferência inadequada ou mesmo ausência de acesso à internet.

A principal barreira que dificulta a rápida disseminação da telemedicina no Brasil é o desconhecimento da ferramenta por profissionais e gestores de saúde e a crença de que sua implantação é de alto custo e restrita a centros de alta complexidade. Outra limitação está relacionada a questões socioculturais e à resistência na adoção dessa tecnologia na prática diária, apesar dos potenciais benefícios oferecidos pelo seu uso.

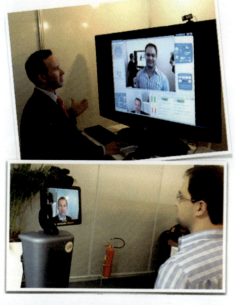
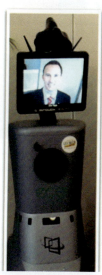

Figura 16.6 Sistema de telepresença permitindo interação médica a distância.

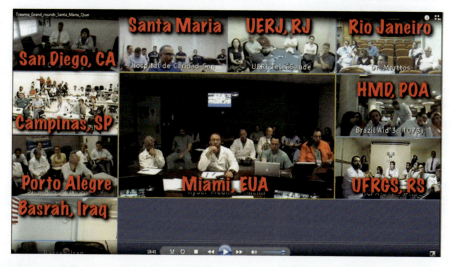

Figura 16.7 Discussão de casos por videoconferência: atendimento a múltiplas vítimas. Reuniões científicas promovidas pela Sociedade Brasileira de Atendimento Integrado ao Traumatizado (SBAIT).

Considerações ético-legais

O exercício da telemedicina está regulamentado no Brasil (Resolução CFM 1.643/2002)[9] e deve observar as mesmas normas e princípios quando utilizados na assistência, na educação e na pesquisa. Na assistência, os serviços prestados devem contar com infraestrutura tecnológica apropriada e obedecer às normas técnicas relacionadas a guarda, manuseio, transmissão de dados, confidencialidade, privacidade e garantia de sigilo profissional.

A responsabilidade do atendimento cabe ao médico assistente e os demais envolvidos responderão solidariamente em eventual dano ao paciente.

Análise de custo-efetividade e custo-benefício

A incorporação de novas práticas e tecnologias em medicina necessita ampla análise econômica para que os recursos sejam **alocados de modo racional, trazendo reais benefícios com seu emprego**. Estudos econômicos apon**tam** redução de custos proporcionados pelo diagnóstico precoce, diminuição de complicações e tempo de internação.[10]

A telemedicina também possibilita economia evitando deslocamento de pacientes para grandes centros e consequente afastamento do trabalho.

A possibilidade de acompanhamento e monitorização de pacientes em regime domiciliar (*home care*) também impacta na redução de custos e despesas com internações prolongadas.

Conclusões

A telemedicina é um campo promissor e oferece uma infinidade de aplicações voltadas para o diagnóstico, a monitorização e o acompanhamento médico a distância.

Nos próximos anos, a telemedicina deve se tornar mais popular no Brasil, integrando centrais de regulação, equipes em campo e emergências hospitalares, proporcionando mais rapidez e eficiência na assistência médica pré--hospitalar.

Referências

1. Core standards for telemedicine operations. American Telemedicine Association. November, 2007.
2. Skorning M, Bergrath S, Rörtgen D, Beckers SK, Brokmann JC, Gillmann B, et al. Teleconsultation in pre-hospital emergency medical services: Real-time telemedical support in a prospective controlled simulation study. Resuscitation. 2012; 83(5): 626-32.
3. Kim YK, Kim KY, Lee KH, Kim SC, Kim H, Hwang SO, et al. Clinical outcomes on real-time telemetry system in developing emergency medical service system. Telemed J E Health. 2011; 17(4): 247-53.
4. Ting HH, Krumholz HM, Bradley EH, et al. Implementation and integration of prehospital ECGs into systems of care for acute coronary syndrome: a scientific statement from the American Heart Association. Circulation. 2008; 118:1066-79.
5. Eifler LS. Telemedicina no atendimento pré-hospitalar. O emprego do eletrocardiograma na ambulância de Suporte Básico – Revista do HPS. 2010; 49(1): 51-55.
6. Portaria nº 2.546, Ministério da Saúde. Programa Nacional Telessaúde Brasil Redes, 2011.
7. Marttos A, Kelly E, Graygo J, Rothenberg P, Alonso G, Kuchkarian F, et al. Usability of Telepresence in a Level 1 Trauma Center. Telemedicine and e-Health. 2013; 19(4): 248-251.
8. Alajmi D, Almansour S, Househ MS. Recommendations for implementing telemedicine in the developing world. Stud Health Technol Inform. 2013; 190:118-20.
9. Resolução CFM nº 1.643/2002. Conselho Federal de Medicina. Diário Oficial da União, agosto de 2002.
10. Woertman H, Wetering G, Adang M. Cost-Effectiveness on a Local Level: Whether and When to Adopt a New Technology. Med Decis Making. 2013; 34 (3), 379-386.

CAPÍTULO 17

- Jony Rodrigues Barbosa • Priscila Elena Rodrigues

Trauma na Gestação

Introdução

Com a crescente inserção das mulheres no mercado de trabalho, tornando-se economicamente ativas e dinâmicas, pudemos observar também o aumento da exposição delas às adversidades da vida moderna, durante todas as fases da vida, inclusive no período gestacional. O crescente número de acidentes de trânsito e a violência, presente nos grandes centros, têm levado a um número cada vez maior de atendimentos a pacientes que sofrem traumatismos em fases gestacionais. Além dos acidentes automobilísticos, outras causas incluem quedas, ferimentos penetrantes, violência doméstica e sexual.[1]

Com o uso de drogas, principalmente com ascensão do uso do *crack*, temos observado que é frequente a promiscuidade sexual, até mesmo com o uso do corpo como moeda de troca para aquisição da droga. O não uso de métodos anticoncepcionais de forma adequada tem engrossado a estatística de gestantes nesses grupos, em situação de risco para acidentes e violência urbana.

A possibilidade de existir gravidez deve ser considerada no atendimento de qualquer paciente do sexo feminino, entre 10 e 50 anos, ou seja, na sua fase reprodutiva. Vale ressaltar que muitas das gestações em estágio inicial não são identificadas durante o atendimento de emergência.[1,2]

Mais da metade dos acidentes externos ocorrem no último trimestre, já que nesse período, devido às mudanças posturais e ao útero mais volumoso, a mulher perde sua agilidade física e seu ponto de equilíbrio, predispondo às lesões externas.[3] Além disso, por causa do aumento do peso e a proeminência do útero, o abdome gravídico é frequentemente lesado nas quedas.[5]

O conhecimento das alterações anatômicas e funcionais do organismo materno é fundamental para avaliação adequada da gestante traumatizada.[1] As adaptações do organismo durante a gravidez alteram o padrão normal de resposta diante das diferentes variáveis envolvidas no trauma, podendo afetar também o padrão e a gravidade das lesões.[1,4]

Essas modificações ocorrem naturalmente durante toda gravidez e são necessárias para o desenvolvimento do concepto e para preparar a mãe para o parto. Entretanto se não forem bem conhecidas pela equipe que presta atendimento, podem ser confundidas com situações patológicas, levarem a interpretações errôneas dos dados diagnósticos e a condutas terapêuticas inadequadas.[3]

Apesar de serem consideradas duas vítimas em potencial, mãe e filho, as prioridades no atendimento inicial adotadas para uma mulher grávida vítima de traumatismo físico são as mesmas da não grávida. O melhor cuidado para com o feto é prover um tratamento adequado para a mãe, uma vez que a vida do feto é totalmente dependente da integridade anatomofisiológica materna.[1,4]

Alterações anatômicas e fisiológicas

Alterações anatômicas

Tipicamente uma gravidez humana dura em torno de 40 semanas desde a concepção até o nascimento, sendo que esse período é dividido em 3 fases ou trimestres. O primeiro trimestre termina em torno da 12ª semana de gestação, e o segundo trimestre geralmente é mais longo que os outros dois, terminando em torno da 28ª semana.[5]

Até a 12ª semana, o útero em crescimento é um órgão intrapélvico, sendo protegido pelo arcabouço ósseo.[2,5] A partir de então passa a ser abdominal, alcançando a cicatriz umbilical por volta da 20ª semana. A partir daí passa a crescer cerca de 1 cm por semana até a 36ª semana, quando alcança o rebordo costal. Nas 2 últimas semanas, em fetos em posição cefálica, o fundo uterino frequentemente desce à medida que a cabeça fetal se encaixa na pelve (Figuras 17.1).[1,3]

No primeiro trimestre, além da proteção óssea, o útero também conta com a espessura de sua parede aumentada. No segundo trimestre, deixa de ser protegido pela pelve, porém o feto torna-se móvel e protegido por grande quantidade de líquido amniótico. No terceiro trimestre, o útero atinge as suas maiores dimensões, as suas paredes tornam-se mais adelgaçadas e a quantidade de líquido amniótico diminui, ficando então o feto mais susceptível ao trauma nesse período.[1,3] No final da gestação, estando o feto em posição cefálica, a insinuação da cabeça na cintura pélvica aumenta os riscos de fratura de crânio e lesões intracranianas graves na vigência de fraturas pélvicas maternas.[1]

Quanto maior for o útero, maior é a probabilidade de lesão fetal, porém a probabilidade de lesões associadas diminui, pois o útero funciona como barreira protetora para os órgãos abdominais.[3] À medida que o útero aumenta, o intestino é empurrado em direção cefálica, sendo parcialmente protegido nas situações de trauma.

Alterações cardiovasculares e hematológicas

Durante a gestação o volume plasmático aumenta em torno de 40% a 50%, chegando ao máximo entre 28 e 32 semanas de gestação. A quantidade total de hemácias também aumenta, porém em menor escala quando comparado ao volume plasmático, originando a "anemia fisiológica" ou diluicional da gravidez.[1]

O fluxo sanguíneo do útero aumenta de 60 mL/min para 600 mL/min, e por isso uma lesão uterina pode causar hemorragia extensa.

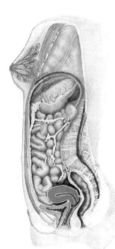
Antes da gravidez

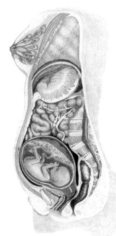
20 semanas

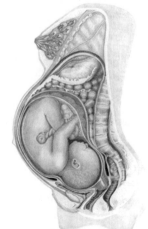
Gestação a termo

Figura 17.1 Idade gestacional e altura uterina.
Fonte: As cartas de útero em crescimento ©1985, 2006 Connection Parto.

A hipervolemia da gestante representa importante fator de proteção para as perdas sanguíneas do parto. No entanto, pode comprometer a avaliação da gestante traumatizada, uma vez que ela pode ter uma perda de até 30% do seu volume sanguíneo (2.000 mL) sem que manifeste sinais e sintomas de choque hipovolêmico. Uma vez instalada hipotensão, faz-se necessária reposição imediata de grande quantidade de soluções de cristaloides ou coloides e hemoderivados. Além disso, o útero gravídico funciona como um sistema vascular de baixa resistência, depende do fluxo vascular materno. À medida que o choque se instala, ocorre vasoconstricção periférica, comprometendo a circulação uterina. Apesar dos mecanismos de compensação fetal à hipoxemia, pode haver grave comprometimento do concepto, antes mesmo de se instalarem lesões nos órgãos maternos.[1]

A partir da 20ª semana de gestação, quando a paciente adquire posição supina, o útero passa a comprimir a aorta abdominal e a veia cava inferior, ainda mais complacente, causando diminuição do retorno venoso, ocasionando redução do débito cardíaco em até 30%. O efeito hipotensor da posição supina tende a se intensificar em situações de hipovolemia, sendo necessário, portanto, manobras para a lateralização do útero.[1,2]

As alterações na resistência vascular, durante a gestação, ocorrem por fatores mecânicos e hormonais. A circulação uteroplacentária cria um importante circuito de baixa resistência que reduz a pós-carga cardíaca. Os elevados níveis de estrógenos e progesterona, bem como as prostaglandinas, causam a vasodilatação periférica da gravidez.[4]

A gestação proporciona uma queda de 5 mmHg a 15 mmHg nas pressões sistólicas e diastólicas durante o segundo trimestre, voltando para níveis próximos dos normais nas gestações a termo. A frequência cardíaca da gestante sobe em torno de 10 bpm a 15 bpm fisiologicamente, devendo ser considerada essa alteração na interpretação da taquicardia secundária à hipovolemia.

Ocorre durante a gestação um aumento progressivo no número absoluto de leucócitos, podendo chegar até 25.000 por mm³ no puerpério. Esse fenômeno muitas vezes leva a uma falsa suspeita de quadro infeccioso. No entanto, não há alteração na contagem diferencial de glóbulos brancos. Na dúvida, recomenda-se que se faça uma avaliação seriada de hemogramas para identificação de possível patologia infecciosa.

O aumento dos níveis séricos de fibrinogênio e dos fatores de coagulação II, VII, VIII e X eleva os riscos de fenômenos tromboembólicos, podendo ser agravados com a imobilização da paciente.[1] O tempo de protrombina e o tempo de tromboplastina parcial ativada podem estar diminuídos, mas os tempos de sangramento e coagulação não se alteram.[2]

Alterações respiratórias

A função pulmonar na gestação é afetada nas vias aéreas, na caixa torácica e na mecânica respiratória. Nas vias aéreas, ocorrem hiperemia, edema da mucosa, hipersecreção e friabilidade. Esses efeitos são predominantes no terceiro trimestre e causam sintomas secundários como epistaxe, obstrução nasal e mudanças na voz. Em pacientes grávidas, deve-se ter cuidado extra na inserção de sondas nasogástricas e intubações.[6]

O útero gravídico eleva o diafragma com diminuição progressiva da capacidade respiratória residual funcional (CRF), em torno de 10% a 25% no termo. Há, também, um aumento significante na ventilação, iniciando no primeiro trimestre e alcançando 20% a 40% no termo. Essa mudança é devida a dois fatores: o aumento na produção de CO_2, de cerca de 34% a 50% no termo, e o aumento na frequência respiratória devido à progesterona sérica, que age estimulando os centros respiratórios ou aumentando a sensibilidade deles à PCO_2. A redução da CRF e o aumento nas necessidades de oxigênio resultam em redução da reserva de oxigênio, levando a gestante a uma maior susceptibilidade à hipóxia, o que pode ocorrer rapidamente em resposta à hipoventilação ou à apneia,[7] agravando também o quadro de hipóxia fetal. Existe um aumento na profundidade da respiração, mas não na frequência, suprindo o aumento no consumo de oxigênio, que vai de 20 mL/min para 40 mL/min na segunda metade da gestação.[4]

O aumento ventilatório superior ao aumento na produção de CO_2 leva a uma alcalose que é compensada pelo aumento na excreção renal de bicarbonato. O CO_2 arterial está reduzido a 28 mmHg a 32 mmHg e o bicarbonato a 18 mEq/L a 21 mEq/L, o pH arterial é mantido de 7,40 a 7,47.[6] Com o estado crônico de alcalose respiratória compensada e perda da capacidade tampão do sangue, pode haver um agravamento da acidose no choque circulatório.[4] O consumo de oxigênio aumenta 20% a 33% no terceiro trimestre, não somente devido às necessidades fetais, mas, também, à demanda metabólica materna.

Alterações gastrintestinais

Na gestação, existe uma hipomotilidade de todo o trato gastrintestinal, levando a um tempo de esvaziamento gástrico prolongado.[1,2] Além disso ocorre uma redução progressiva da pressão no esfíncter inferior do esôfago, provavelmente devido ao aumento da progesterona sérica. A posição do estômago é deslocada, levando a uma diminuição adicional na efetividade do esfíncter gastroesofágico, tornando a gestante considerada de risco para aspiração do conteúdo gástrico.[6] Diante disso, recomenda-se passagem de sonda naso ou orogástrica precocemente, assumindo que a gestante esteja com o estômago cheio.[1,2,4]

Os intestino delgado é deslocado para o abdome superior pelo crescimento do útero, que se torna um escudo protetor para ele, tornando o feto e a placenta mais vulneráveis em casos de lesões penetrantes.[1,2] A posição do baço e do fígado não se alteram.

Ocorre ainda uma tração do peritônio, secundária ao aumento uterino, levando a uma diminuição da sensibilidade peritoneal e consequente dificuldade no diagnóstico de peritonite.[1]

Alterações urinárias

O aumento uterino provoca compressão das estruturas retroperitoneais, ocasionando dilatação pielocalicial e ureteral. Essas modificações se intensificam a partir de 10 semanas de gestação e são mais acentuadas do lado direito. No terceiro trimestre, o útero leva parte da bexiga para uma topografia intra-abdominal, aumentando o risco de lesão vesical traumática. Com a vascularização aumentada, as lesões da bexiga podem causar importante hemorragia.[1]

A taxa de filtração glomerular e o fluxo sanguíneo renal estão aumentados durante a gestação. Os níveis de ureia e creatinina caem para metade do valor normal, considerando que creatinina acima de 0,5 mg/dL a 0,7 mg/dL, podem indicar comprometimento renal na grávida.[2,6] A dilatação das pelves renais e dos ureteres, devido a alterações hormonais ou efeitos mecânicos, podem aumentar a incidência de infecções urinárias, especialmente após instrumentação da bexiga.[6]

Alterações musculoesqueléticas

A sínfise púbica se alarga com o decorrer da gestação em torno de 4 mm a 8 mm, juntamente com o aumento dos espaços das articulações sacroilíacas,[2] cedendo espaço para a estática fetal e sua insinuação. Esse aspecto deve ser considerado na avaliação das radiografias da bacia.

Alterações neurológicas

Não é raro, no final da gestação, que ocorra o surgimento de doença hipertensiva específica da gestação (DHEG), sendo uma de suas complicações a crise convulsiva. Portanto, é importante uma análise clínica associada ao mecanismo de trauma envolvido para diferenciar entre crise convulsiva provocada por trauma craniencefálico ou por eclampsia. A última geralmente vem acompanhada por hipertensão, hiperreflexia, edema e proteinúria.[2]

Mecanismos de trauma

Trauma abdominal contuso

O trauma fechado é o mais frequente durante a gestação, sendo responsável por 90% dos casos, incluindo acidentes automobilísticos, quedas, acidentes com pedestres e agressões. Os traumas abdominais leves, secundários às quedas, também são frequentes. A mudança do centro de gravidade do corpo, o relaxamento das articulações, a hipotensão postural e a tendência à fadiga são causas de desequilíbrio e queda da própria altura. Entretanto, a principal causa de morbimortalidade ainda é o acidente com veículos.[1]

O uso do cinto de segurança diminui a incidência de lesões maternas e a morte por prevenir a ejeção do veículo. No entanto, o uso de cintos que protegem apenas a bacia permite a projeção para frente e a compressão do útero, possibilitando a ruptura uterina e casos descritos de decapitação do feto.[2,4] O cinto de segurança com fixação de três pontos é o ideal, uma vez que reduz a possibilidade de lesão fetal direta ou indireta, porque, além de impedir a flexão anterior da gestante sobre o útero, aumenta a superfície sobre a qual as forças de desaceleração se dispersam.[1,2] A cinta abdominal deve ser colocada o mais baixo possível e a faixa diagonal deve cruzar o meio do ombro, passando entre as mamas, e ficar posicionada lateralmente ao útero, nunca sobre este. Se utilizado de forma isolada, o cinto de segurança proporciona maior efetividade que o *air bag*, no entanto o uso combinado é ainda mais eficaz na redução da morbimortalidade. Assim como o cinto de segurança, os benefícios superam os riscos na presença de *air bag* (Figura 17.2).[1]

A lesão fetal indireta pode ocorrer por compressão súbita, por desaceleração, por efeito contragolpe ou por cisalhamento.[2]

A principal complicação obstétrica relacionada ao trauma abdominal é o descolamento prematuro de placenta (DPP). A parede uterina é mais elástica que a placenta e qualquer força direta sobre ele pode descolar a placenta da parede uterina. Geralmente ocorre em 40% dos traumas maiores e 3% dos menores.[1] Os achados no exame físico incluem dor abdominal, hipertonia uterina, sangramento vaginal, alterações na frequência cardíaca fetal e sinais de choque hipovolêmico materno.[4]

A rotura uterina é uma complicação rara do trauma abdominal fechado e ocorre apenas em 0,6% dos casos, no entanto, é um evento catastrófico com mortalidade fetal em torno de 100%.[1] Sendo o útero uma víscera oca, a força se transmite através do seu conteúdo, e nem sempre o local de rotura será o mesmo local onde ocorreu a contusão. O fundo do útero, onde na grande maioria das vezes está a placenta, é um ponto de menor resistência, local onde frequentemente ocorre a ruptura.[3] O quadro clínico varia de sinais e sintomas mínimos, peritonismo, até hemorragia maciça e choque circulatório,[4] podendo haver percepção de partes fetais na palpação abdominal. A posição fetal anômala, extremidades estendidas ou ar livre intraperitoneal são evidências radiológicas de ruptura uterina. Nesses casos a indicação cirúrgica é imediata.[4]

O trauma fetal direto é raro, ocorrendo em menos de 1% dos traumas abdominais graves. A parede abdominal, o útero gravídico e o líquido amniótico amortecem e dissipam as forças

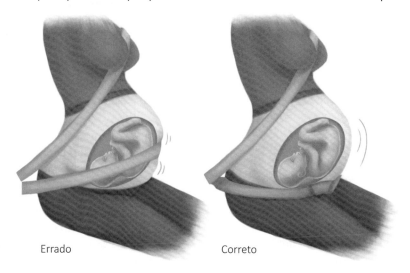

Figura 17.2 Posição correta do cinto de segurança durante a gestação.

do trauma, funcionando como barreira de proteção para o feto.[1,4] O trauma craniencefálico fetal pode ocorrer em consequência da fratura pélvica materna, quando o polo cefálico já se encontra insinuado na escavação da pelve, na gestação avançada.[1,4]

As hemorragias intra-abdominais, principalmente esplênicas e retroperitoneais, são mais comuns em gestantes devido ao aumento da vascularização dos órgãos, ao contrário das lesões intestinais que são mais raras, devido à mudança no posicionamento das alças.[1]

Trauma penetrante

O trauma penetrante é causado geralmente por projéteis de arma de fogo ou por ferimentos por armas brancas. Durante o primeiro trimestre de gravidez, a posição intrapélvica do útero torna-o protegido nas lesões penetrantes abdominais. Com o evoluir da gestação, o útero passa a ocupar um espaço maior dentro da cavidade abdominal, empurrando as outras vísceras cranialmente, e absorvendo a maior parte da energia do projétil ou do objeto perfurante, diminuindo o risco de lesões de outros órgãos maternos, culminando em um prognóstico materno mais favorável.[1,2,4]

Por outro lado, no final da gestação, o feto é atingido em cerca de 2/3 dos casos em que há lesão uterina, com mortalidade perinatal em torno de 70%. Além da lesão direta do feto, podem também ser atingidos o cordão umbilical, a placenta e a membrana amniótica.[1]

A laparotomia estaria indicada em todo ferimento no abdome superior com perfuração de cavidade, na presença de comprometimento materno e/ou fetal ou com a identificação do projétil de arma de fogo na cavidade uterina.[1] Durante a laparotomia, caso não haja lesão uterina, a extração do feto deve ser indicada se o útero oferecer obstáculo para correção de lesão materna, se o feto estiver maduro, se o estado clínico da mãe for muito grave, ou, ainda, se identificado previamente sofrimento fetal.

Nos casos de óbito fetal, com estabilidade hemodinâmica do quadro materno, pode-se optar por indução e parto via vaginal.[1]

Queimaduras

O prognóstico fetal está diretamente relacionado ao grau de lesão materna. Quando a área atingida é inferior a 20% da área total de superfície corporal, a evolução materna, e consequentemente fetal, é favorável. Por outro lado, nas queimaduras acima de 50% da área corporal, os prognósticos maternos e fetais tornam-se sombrios. Abortamento, trabalho de parto prematuro e óbito fetal geralmente ocorrem após alguns dias do acidente.[1]

Uma atenção especial deve ser dada à reposição volêmica, ao balanço hidroeletrolítico, à manutenção do volume urinário e à prevenção da sepse.[1] Recomenda-se que o volume de cristaloides a ser administrado seja abundante, prevenindo hipovolemia materna, extrapolando até mesmo as regras de reposição já conhecidas para pacientes não grávidas.

Choque elétrico

A condução da eletricidade pelo corpo humano pode provocar lesões teciduais decorrentes do aumento de temperatura, contratura muscular, parada respiratória e fibrilação cardíaca. O útero e o líquido amniótico conduzem a corrente elétrica, podendo causar lesões placentárias e aumentando os riscos de lesões fetais, provocando também arritmias do concepto. Em geral, a lesão é aguda, ou seja, ou o feto morre imediatamente ou sobrevive e a gestação evolui sem intercorrências. Nesse caso, recomenda-se que seja mantida uma monitorização da frequência cardíaca por um tempo mais prolongado.

Avaliação e tratamento

A conduta nos casos de gestantes que sofreram traumatismo, da mesma forma que fora do período gestacional, preconizam um acesso rápido às lesões e a instituição de medidas terapêuticas de suporte à vida em um menor tempo possível, chamada hora de ouro, dentro de um tratamento sistematizado já consagrado na medicina de emergência.[8]

A avaliação inicial da gestante politraumatizada não difere dos algoritmos adotados para pacientes não grávidas, iniciando com o ABCDE da avaliação primária, podendo acrescentar a avaliação fetal como letra F, antes de iniciar a avaliação secundária da mãe.[3] Apesar da ansiedade da equipe ao deparar com situações de traumas graves em pacientes gestantes, deve-se manter o princípio de que o bem-estar fetal está diretamente ligado às condições de reanimação materna.

No atendimento pré-hospitalar, o objetivo inicial deve ser a estabilização do quadro clínico materno, assegurando a sua vitalidade enquanto a mãe é removida para um hospital. Se possível deverá ser realizado contato prévio com a unidade de destino para que possa ser acionada a equipe multidisciplinar, com cirurgiões, obstetras e neonatologistas capacitados para atendimento de emergência, e que possam dar suporte no atendimento do binômio mãe-filho. Dessa forma, o tipo de lesão, a idade gestacional e as complicações associadas determinarão o prognóstico materno-fetal.

As medidas iniciais visam garantir a permeabilidade da via aérea com estabilização da coluna cervical, a eficiência da ventilação e a restauração do volume circulatório.[2] No entanto, conhecendo as peculiaridades anatômicas e fisiológicas, algumas mudanças deverão ser introduzidas na dinâmica do atendimento.

As necessidades maternas de oxigênio aumentam durante a gestação, e a hipoxemia, apesar de ser relativamente bem tolerada pela mãe, é danosa para o feto. Sendo assim, é recomendada suplementação de O_2 com cateter ou máscara para toda gestante vítima de trauma.[1] Em virtude do ingurgitamento gravídico, a mucosa do trato respiratório torna-se edemaciada e friável com maior probabilidade de sangramento, levando à maior dificuldade de intubação orotraqueal.[1]

A pressão cricoide deve ser contínua desde o início da tentativa de intubação, pelo alto risco de broncoaspiração.[9] A gestante deve ser sempre considerada via aérea difícil diante de todas as alterações anatômicas discutidas. No final da gestação geralmente torna-se Mallampati 3, e o socorrista deve estar preparado para tal. As várias tentativas de intubação podem causar sangramento das vias aéreas e piorar ainda mais o edema. Um laringoscópio de alça curta permitirá mais facilmente a inserção na orofaringe.[10] Recomenda-se usar um tubo endotraqueal de 0,5 mm a 1 mm de diâmetro interno menor do que o utilizado por uma mulher não grávida de tamanho semelhante. Os volumes de ventilação podem estar reduzidos diante de elevação de diafragma,[9] devendo ser lembrada a conveniência da hiperventilação nessas pacientes.[8]

A partir de 20 semanas de gestação, a hipotensão supina pode agravar ainda mais os quadros de choque hipovolêmico. Descartada a possibilidade de lesão cervical, a paciente deverá ser mantida em decúbito lateral esquerdo para descompressão da aorta abdominal e veia cava, melhorando assim o retorno venoso e consequentemente o débito cardíaco. Se a paciente não puder ser rodada, deve-se elevar a perna direita sobre a esquerda para deslocar o útero para a esquerda, ou, ainda, empurrar o útero manualmente para o lado esquerdo da paciente, com um coxim abaixo do quadril direito.[5] Nos casos de trauma de coluna, ou quando não puder ser descartada essa possibilidade, o ideal é que a paciente seja imobilizada em prancha rígida, com elevação do lado direito da prancha em torno de 30° (10 cm a 15 cm).[5]

Como a gestante apresenta sinais tardios de hipovolemia, ainda que não apresente sinais clínicos de instabilidade hemodinâmica, faz-se necessária a utilização rápida de agentes cristaloides e hemoderivados, mantendo o estado de hipervolemia fisiológica, diminuindo os efeitos deletérios para o feto. O uso de vasopressores deve ser evitado, uma vez que reduzem ainda mais o fluxo uteroplacentário; contudo, em situações críticas, seu uso pode ser necessário para a manutenção da vida da gestante.[1]

Prossegue-se a avaliação neurológica, verificando o nível de consciência (estímulo verbal e doloroso) e o estado das pupilas.[3] No caso de crises convulsivas correlacionar a situação como consequência de trauma craniencefálico, sempre lembrando a possibilidade de quadro associado de eclampsia. Exposição da vítima, com prevenção também para hipotermia, como em qualquer vítima de trauma.

Terminada a avaliação primária materna, somente se a mãe estiver em condições estáveis é que se deve iniciar a avaliação da vitalidade fetal (Figura 17.3). O feto pode estar em sofrimento mesmo que os sinais vitais maternos permaneçam estáveis, já que nem sempre há relação direta entre a gravidade da lesão materna e a gravidade da lesão fetal.

No atendimento pré-hospitalar não é prudente perder tempo valioso na tentativa de ausculta de batimentos cardíacos fetais,[5] no entanto, é importante avaliar altura, irritabilidade e sensibilidade uterinas, além de sangramento genital e perda de líquido amniótico, direcionando o diagnóstico para quadros obstétricos de relevância, como descolamento prematuro de placenta, rotura uterina, trabalho de parto prematuro ou rotura de bolsa.

A resposta cardiovascular fetal à hipoperfusão placentária e/ou hipoxemia inclui taquicardia, bradicardia, desacelerações tardias e alterações no padrão cardiotocográfico, por isso a paciente deve ser deslocada o mais rápido possível para uma unidade que ofereça condições de monitorização fetal, mesmo que pareça ter apenas lesões leves.

Reanimação cardiopulmonar e cesariana *perimortem*

Se, ao iniciar a avaliação, a paciente estiver inconsciente e sem resposta ao estímulo, avaliar pulso carotídeo (em gestantes, a avaliação pulso femoral está contraindicada por compressão da aorta pelo aumento uterino), e na ausência de pulso, deve-se iniciar o protocolo de reanimação cardiopulmonar preconizado. Chamar por ajuda e solicitar desfibrilador, iniciando imediatamente as compressões torácicas, usando manobras de lateralização do útero (Figuras 17.3 e 17.4). As compressões devem ser realizadas na proporção de 30 compressões para 2 ventilações no caso de ventilação máscara-ambu. As compressões devem ser no terço superior do tórax (útero gravídico), mantendo uma frequência entre 100 a 120 compressões por minuto e uma profundidade de pelo menos 5 cm, permitindo retorno total do tórax. Os profissionais devem ser trocados a cada 2 minutos, com um mínimo de intervalo para troca. Ao alcançar via aérea definitiva, se necessário intubação, as compressões passam a ser contínuas, com intervalo apenas para troca de profissional concomitante à avaliação de ritmo. No caso de ritmo chocável o desfibrilador deve ser usado em doses habituais, 200 J bifásico e 360 J monofásico.[9]

Agentes vasopressores como a adrenalina, irão diminuir o fluxo de sangue para o útero. Entretanto, como não existem outras alternativas, o uso dessas drogas continua sendo indicado nas doses habituais. Se não há reanimação materna, não existe prognóstico materno nem fetal.

Deve ser considerado pela equipe de ressuscitação um protocolo de cesariana de emergência, assim que detectada a parada cardiorrespiratória.

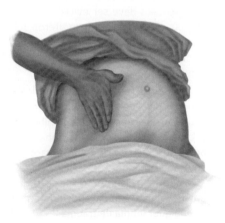
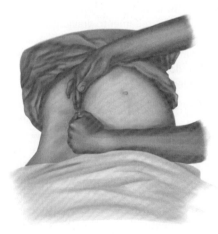

Figura 17.3 Lateralização uterina para realizar PCP.

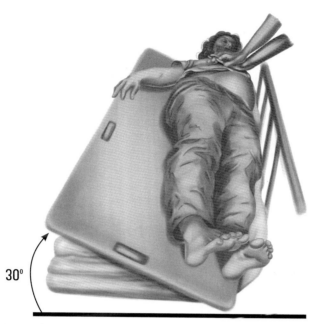

Figura 17.4 Lateralização para PCR em caso de suspeita de lesão cervical.

A cesariana *perimortem* deve ser indicada quando as tentativas iniciais de ressuscitação falharem, sendo consenso em casos de gestação acima de 24 a 26 semanas. O tempo entre o início da reanimação e o nascimento do feto é o principal fator de prognóstico fetal. A sobrevida sem sequelas neurológicas do feto é melhor quando o procedimento é realizado dentro de 4 minutos da massagem cardíaca. Os esforços de ressuscitação devem ser continuados durante a cesariana para manter a máxima perfusão uteroplacentária.

A cesariana de emergência é um procedimento agressivo, entretanto é necessário que se tenha acesso à criança para que a reanimação neonatal possa se iniciar. Além disso, a retirada do feto esvazia o útero aliviando tanto a obstrução venosa quanto a compressão da aorta, melhorando o débito cardíaco e consequentemente melhorando o prognóstico da reanimação materna. O ponto crítico é que haverá perda da mãe e do bebê se o fluxo de sangue não for restaurado ao coração da mãe.

O estabelecimento de vias aéreas avançadas e o acesso venoso geralmente requerem vários minutos e, na maioria das vezes, uma cesariana normal não pode prosseguir até que haja administração de medicamentos e intubação traqueal; entretanto o líder da equipe de ressuscitação deve ativar o protocolo da cesariana de emergência assim que detectada a parada cardíaca em uma mulher grávida.[9]

Para decidir a necessidade da cesariana, a equipe deve considerar vários fatores maternos e fetais. Em gestações menores que 20 semanas, não deve ser considerado esvaziamento uterino, uma vez que o volume uterino não compromete o débito cardíaco materno. Além de 20 semanas o útero encontra-se acima da cicatriz umbilical, causando obstrução, sendo assim em gestações entre 20 e 23 semanas, apesar de não existir prognóstico fetal, a cesariana busca melhora nas condições de reanimação materna. Nos casos de idade gestacional acima de 24 semanas o objetivo da cesariana é a tentativa de salvar mãe e feto.

A história da parada cardíaca pode direcionar a chance de sucesso no prognóstico fetal: tempo entre a parada cardiorrespiratória da mãe e a retirada do bebê, hipóxia prolongada da mãe, ausência de sofrimento fetal antes da parada, esforços de reanimação eficazes. Deve ser considerada a experiência dos profissionais envolvidos e a disponibilidade de materiais e equipamentos adequados, além de equipe disponível para manter reanimação materna após esvaziamento.[9]

Prevenção primária

A gestante deve ser sempre orientada a prevenir acidentes domésticos e de trânsito. Deve ser aconselhada a calçar sapatos adequados, sem saltos exagerados, confortáveis e antiderrapantes. É recomendável retirar os tapetes não fixos. O uso de corrimão é obrigatório em todas as escadas, e sua fixação deve ser sempre revisada. O sedentarismo deve ser combatido, pois causa diminuição na habilidade dos movimentos rápidos, que são necessários para evitar uma queda, ou torná-la menos traumática protegendo áreas vitais. Além disso, uma musculatura tonificada protege as estruturas mais nobres, tornando-as também mais flexíveis durante uma queda e menos propensas a lesões graves.[8]

As gestantes devem usar cintos veiculares de três pontos. A parte inferior deve ficar localizada abaixo do útero e a superior entre as mamas e lateralmente ao útero.[1] É recomendado manter uma distância segura entre a direção e o útero gravídico.[8]

A Associação Brasileira de Medicina do Tráfego não recomenda que as gestantes dirijam a partir de 36 semanas de gestação, em condições de calor excessivo, quando os pés estiverem muito edemaciados, na presença de náuseas, vômitos, ameaça de abortamento, hipertensão e hemorragias.[1,11]

Os sinais indicadores de violência doméstica também devem ser observados pela equipe de atendimento, como lesões desproporcionais a histórias referidas, depressão, automutilação, autoacusação, consultas frequentes na emergência e sintomas sugestivos de uso de drogas. Diante dessa suspeita, o serviço social ou os órgãos públicos competentes devem ser acionados.[2]

Prevenção secundária

Deve ser considerada terapia com 300 mg de imunoglobulina anti-Rh em toda gestante vítima de trauma envolvendo o útero, devendo a terapêutica ser instituída dentro das primeiras 72 horas.[1] Em traumas de extremidades esse procedimento é desnecessário.

Profilaxias antibiótica, antitrombótica e antitetânica devem ser sempre lembradas em gestantes vítimas de traumas. Na fase gestacional e na puerperal as pacientes se encontram em estado de hipercoagulabilidade sanguínea, portanto, quando há necessidade de imobilização prolongada, deve-se instituir profilaxia de tromboembolismo com heparina e medidas gerais para mobilização no leito.

Referências

1. Zugaib M. Zugaib Obstetrícia, 2ª ed., São Paulo, Editora Manole. 2012; 220, 1102-1108.
2. Advanced Trauma Life Support. Instructor Manual Committee on Trauma. American College of Surgeons, 7ª ed., Chicago. 2004; p. 321-330.
3. Coelho E, Sestari F, Kruger S. Trauma na gestante e grande queimado. Urgência e emergência. Disponível em: http://www.ebah.com.br/content/ABAAABUhIAG/trauma-gestante-queimados--completo?part=3
4. Júnior GAP, Júnior LFH, Atique JMC, Nakamura EJ, Basile-Filho A, Andrade JI. Atendimento à gestante traumatizada. Medicina, Ribeirão Preto. Jul/set 1999; 32: 282-289.
5. Atendimento pré-hospitalar ao traumatizado – PHTLS, 7ª ed. Ed. Elsevier, 2012.
6. Campbell TA, Sanson TG. Parada cardíaca e gravidez. J Choque Trauma Emerg. Jan/abr 2009; 2(1): 34-42.
7. Nogueira AA, Reis FJC, Reis PAS. A paciente gestante: na unidade de terapia intensiva. Medicina, Ribeirão Preto. Abr/jun 2001; 34.

8. Costa SHM, Ramos JGL, Serrano YLG. Trauma na gestação. Revista Brasileira de Ginecologia e Obstetrícia. Rio de Janeiro. Set 2005; 27(9).
9. ACLS – Advanced Cardiovascular Life Support, 2010. AHA guidelines.
10. Ministério da Saúde. Urgências e emergências maternas: guia para diagnóstico e conduta nas situações de risco de morte materna. 2ª ed. Brasília (DF). Ministério da Saúde/FEBRASGO. 2000; p. 95-102.
11. Katz VL, Dotters DJ, Droegemueller W. Perimortem cesarean delivery. Obstet Gynecol. 1986; 68(4): 571-6.
12. Lopes AC. Alterações anatomofuncionais do sistema circulatório na gravidez, cardiopatia e gravidez, São Paulo, Editora Sarvier. 1986; p. 6-10.
13. Cavalcanti FS, Côrtes CAF, Oliveira AS. Reanimação cardiorrespiratória na gestante. Rev Bras Anestesiol. 1996; (46)5: 370-382.
14. Nogueira AA, Reis FJC, Reis PAS. A paciente gestante: na unidade de terapia intensiva. Medicina, Ribeirão Preto. Abr/jun 2001; 34.
15. Costa SHM. Ramos JGL. Serrano YLG. Trauma na gestação. Universidade Federal do Rio Grande do Sul, 2005.
16. Picon JD, Sá AMPOA. Alterações hemodinâmicas da gravidez. Revista da Sociedade de Cardiologia do Rio Grande do SUL – Ano XIV, maio/jun/jul/ago 2005; n° 5.
17. Lopes AC. Alterações anatomofuncionais do sistema circulatório na gravidez, cardiopatia e gravidez, São Paulo, Editora Sarvier. 1986; p. 6 -10.
18. Coelho OR, Cirillo W. Cardiopatias - Obstetrícia Básica, Bussâmara Neme. São Paulo, Editora Sarvier. 1994; p. 260-261.
19. Rudge MVC, Borges VTM. Cardiopatias, Roberto Benzecry. Tratado de Obstetrícia da Febrasgo, São Paulo. Editora Revinter. 2000; p. 574.
20. Almeida PAM, Born D, Feitosa HN. Cardiopatia e Gravidez - Sergio Pereira da Cunha, Gestação de Alto Risco - Geraldo Duarte, Rio de Janeiro. Editora Médica e Científica. 1998; p. 131-137.
21. Negreiros A. As alterações fisiológicas maternas - Manual de Anestesia em Obstetrícia. São Paulo, Editora Atheneu. 2000; p. 5-13.
22. Samsoon GLT, Young JRB. Difficult tracheal intubation: a retrospective study. Anaesthesia. 1987; 42:487-490.
23. Van Hook JW. Trauma in pregnancy. Clin Obstet Gynecol. 2002; 45(2): 414-24.
24. Pereira PP. Aspectos legais a serem considerados para a gestante. In: Zugaib M, Ruocco RMA, editores. Pré-natal: Clínica Obstétrica da FMUSP. São Paulo, Atheneu. 2005; p. 21-4.

CAPÍTULO 18

• Simone de Campos Vieira Abib

A Criança Traumatizada

Introdução

O trauma sempre existiu na humanidade, mas apenas recentemente tem sido considerado uma doença. Quanto ao trauma infantil, o interesse dos cirurgiões pediatras no assunto se confunde com a história da própria especialidade. Em 1917, um desastre de grandes proporções em Halifax mobilizou uma equipe de Boston liderada por Dr. W. E. Ladd, que, após o ocorrido, passou a dedicar-se exclusivamente aos cuidados cirúrgicos das crianças. Nessa época, a maior causa de mortalidade eram as doenças infecciosas. Com os adventos das sulfas e da penicilina, assim como das vacinas contra pólio e varíola, a mortalidade decresceu a partir do final da década de 1940, quando o trauma passou a ser a maior causa de óbito nas crianças.

As características próprias das crianças determinam que os profissionais que delas cuidem dominem técnicas e organizações especiais para que consigamos obter melhores resultados. Sem dúvida, esse compromisso deve ser multiprofissional, multi-institucional e deve envolver também a comunidade.

Incidência

Segundo Krug (1999), em relatório da Organização Mundial de Saúde, aproximadamente 5,8 milhões de pessoas morreram vítimas de trauma, no mundo, em 1998, o que representa 97,9 óbitos por 100.000 de população. Destes, aproximadamente 800.000 óbitos e 50 milhões de sequelados estão na faixa etária de 0 a 14 anos de idade.

Nos Estados Unidos, o trauma é responsável por 22.000 mortes em crianças anualmente e ocorre numa proporção de 1:3 crianças, sendo portanto um problema de saúde nacional.

No Brasil, aproximadamente 150.000 vítimas de trauma morrem anualmente, segundo dados do Ministério da Saúde; destas, aproximadamente 21.000 estão na faixa etária de 0 a 19 anos de idade. É importante ressaltar que, para cada óbito, estima-se uma média de quatro sequelados graves.

Etiopatogenia

Durante a gravidez, conforme o útero cresce, o feto se torna mais vulnerável ao traumatismo direto, embora a parede uterina, o líquido amniótico e o miométrio ajam como proteção. O trauma pode ser fechado ou penetrante. Independentemente do trauma direto, o feto pode sofrer em consequência de hipóxia ou choque hipovolêmico maternos, que se manifestam mais tardiamente do que na mulher não grávida, devido às alterações fisiológicas da gravidez. Por isso, é fundamental que haja o reconhecimento precoce de alterações da grávida traumatizada, pois o melhor tratamento para o feto é o tratamento adequado da mãe.

O parto também pode determinar lesões no feto, como traumatismos de vísceras maciças e ocas, lesões de extremidades, face, lesões neurológicas, etc. Pode também desencadear alterações fisiopatológicas respiratórias, circulatórias, renais e esplâncnicas, que aumentam a morbimortalidade do recém-nascido. O tratamento deve ser instituído assim que o diagnóstico seja estabelecido e varia conforme o órgão acometido.

No grupo etário de 0 a 1 ano de vida o trauma é aparentemente raro como causa determinante de mortalidade (1,3% do total). No entanto é difícil a avaliação da mortalidade secundária aos tocotraumatismos, que pode estar mascarada dentro do grupo nosológico "partos distócicos, afecções anóxicas e hipóxicas", responsável por cerca de 30% dos óbitos no período neonatal.

As principais lesões observadas no RN são hemorragias intracranianas, pneumotórax e/ou pneumomediastino normalmente devido a mecanismo de barotrauma, fraturas principalmente a de clavícula, úmero ou fêmur, lesões nervosas periféricas, comumente as do plexo braquial, do nervo facial e a do nervo frênico.

Das lesões viscerais, as mais comuns são a hemorragia subcapsular hepática por mecanismo de desaceleração, iniciando-se por hematoma sob o ligamento falciforme, principal ponto de fixação da víscera. Vêm a seguir as hemorragias da adrenal, sendo em 80% dos casos à direita por ser a veia adrenal direita muito calibrosa e curta, à qual se transmitem com facilidade as hiperpressões resultantes do tocotraumatismo ou das manobras de ressuscitação. As lesões do baço ou do rim são mais raras. As hemorragias intracranianas e o pneumotórax são mais comuns no RN pré-termo; as fraturas, as lesões nervosas periféricas e viscerais, no RN de termo. A hipocoagulabilidade própria do período neonatal é um fator predisponente e de agravamento do risco uma vez instalada a lesão.

No lactente, as causas mais frequentes são as relacionadas à segurança no ambiente da residência, como quedas, queimaduras com líquidos aquecidos ou tomadas e afogamento.

Na faixa etária de 0 a 1 ano, a principal causa de morte por causas externas é a sufocação, pois muitas vezes os pais saem para trabalhar e deixam bebês aos cuidados de crianças pequenas, que não colocam o bebê para arrotar após a mamada e este regurgita, aspira e morre. Também os bebês podem sufocar-se com almofadas, travesseiros ou com o próprio peso da mãe que adormece ao amamentar a criança. Na criança maior, a sufocação pode ocorrer com sacos plásticos ou pequenas peças de brinquedos.

Um dado universal é o de que os meninos são mais atingidos pelo trauma e violência pelo seu comportamento mais agressivo e explorador do ambiente.

Os acidentes de transporte e as quedas são as causas mais comuns de trauma na cidade de São Paulo. Segundo o DATASUS, os acidentes de transporte e os afogamentos são as principais causas de morte na faixa etária de 1 a 14 anos de idade. Dos acidentes de transporte, 50% são atropelamentos. As demais causas poderiam ser assim enumeradas:

- As consequentes de acidente obstétrico ou de inadequada assistência obstétrica;
- Crianças deixadas sem uma guarda individualizada pela necessidade familiar do salário materno, estando aqui incluída grande parte das crianças vítimas de queimaduras e acidentes domiciliares;
- Negligência com a criança secundária a deficiências econômicas, sociais e educacionais, como:
- Tanques de lavar roupas não fixados ao solo; baldes, bacias com água;
- Empilhamentos de materiais sem condições de segurança; fácil acesso a níveis altos que propiciam quedas; não proteção de janelas e escadas;
- Poços e fossas destampados; os afogamentos em piscina;
- Fios elétricos, produtos químicos e medicamentos expostos;
- Produtos industrializados, tóxicos, venenos, substâncias corrosivas, remédios e até mesmo brinquedos, sem as devidas condições de proteção à manipulação ou ingestão acidental por crianças;
- Acidentes com armas de fogo, que correspondem a 3% dos óbitos por trauma infantil nos Estados Unidos e a grande proporção das mortes em adolescentes.

- Lesão corto-contusa cervical ou em outras partes do corpo, por aplicação de pó de vidro com cola ("cerol") em fios utilizados para empinar pipa;
- Mergulho de cabeça em baixa profundidade, normalmente rios de águas turvas, impedindo a adequada avaliação da profundidade. Esse tipo de acidente é próprio do verão. A importância do afogamento já foi ressaltada anteriormente.

Tem sido observado aumento nas lesões penetrantes em crianças e adolescentes, principalmente nas grandes cidades, devido ao envolvimento precoce com drogas e violência.

Uma causa que sempre deve ser lembrada nas crianças é a Síndrome da Criança Espancada.

Atendimento inicial à criança traumatizada

Sabe-se que existem três picos de mortalidade no trauma: no local do acidente, na primeira hora pós-trauma e após duas ou três semanas do trauma. O primeiro pico refere-se a lesões praticamente incompatíveis com a vida; a mortalidade no segundo pico pode ser diminuída com uma correta sistematização no atendimento inicial, dado pelas normas do ATLS (*Advanced Trauma Life Support*) e por esse motivo é denominada "hora de ouro". Quanto ao terceiro pico, a mortalidade é devida à insuficiência de múltiplos órgãos e sistemas ou à septicemia, que também pode ser diminuída através de uma ressuscitação adequada na avaliação inicial. A avaliação primária (ABCDE) é realizada concomitantemente à ressuscitação do paciente, seguida da avaliação secundária e do tratamento definitivo.

IMPORTANTE: AS PRIORIDADES NO ATENDIMENTO DA CRIANÇA SÃO AS MESMAS DO ADULTO, entretanto, características próprias da criança devem ser consideradas no atendimento inicial. São elas:

1. **Tamanho e forma:** a criança é menor que o adulto, e, portanto, recebe proporcionalmente mais energia quando ocorre qualquer tipo de traumatismo. Adiciona-se a isso o fato de a criança possuir menos tecido subcutâneo e tecido conectivo, o que impede melhor distribuição da energia aplicada. Devemos considerar também a proximidade dos órgãos. Por essas razões, o padrão do traumatismo infantil é o traumatismo multissistêmico.

2. **Esqueleto:** como a criança não possui calcificação óssea completa e seus ossos contêm centros de crescimento ósseo ativos, podemos observar contusões pulmonares graves sem fratura de arco costal concomitante. O mesmo pode ser dito em relação às lesões neurológicas cervicais. Assim, se houver uma fratura detectada numa criança, considera-se que a quantidade de energia transferida foi muito grande e deve-se procurar minuciosamente por lesões associadas.

3. **Superfície corpórea:** a superfície corpórea da criança é, proporcionalmente, muito maior que a do adulto, o que predispõe à maior perda de calor. Assim, se hipotermia já é um problema no traumatizado, isso é muito potencializado na criança. Devemos tomar precauções com o ambiente e com os líquidos e gases a serem administrados no paciente para evitar a hipotermia e suas consequências deletérias.

4. **Psicologia:** tal quesito é bem representado pela seguinte situação: imaginem-se com 5 anos de idade, após terem sido atropelados, levados para um local estranho, com pessoas estranhas, portando objetos desconhecidos ou que podem provocar dor nas mãos; assustados e com dor. A postura que a criança toma numa situação dessas é a de regressão, podendo dificultar muito o manejo do paciente. Assim, na medida do possível, dependendo da emergência do caso, é necessário tato e sensibilidade para lidar com crianças.

5. **Efeitos a longo prazo:** qualquer pessoa que trabalhe com crianças em qualquer situação deve lembrar-se que as consequências terão efeitos a longo prazo. Por exemplo, se alguém fica paraplégico com 50 anos, a sua expectativa de vida é bem menor do que a de uma criança paraplégica aos 5 anos de idade. Ao contrário do adulto, a criança, além de recuperar-se de um trauma, continua seu crescimento. Há efeitos fisiológicos e psicológicos decorrentes de uma sequela que não devem ser menosprezados. Alterações na

personalidade, sociais, afetivas e distúrbios de aprendizado são encontrados em 60% das crianças que tiveram traumatismos graves. É importante ressaltar que as consequências não são exclusivas da criança. Tais situações deflagram separações, perda de emprego dos pais, problemas financeiros e sentimento de abandono por parte dos irmãos.

6. **Equipamento:** o equipamento a ser utilizado para o atendimento da criança traumatizada deve ser adequado ao seu tamanho, conforme a idade. Deve estar à mão das pessoas que vão efetuar o atendimento tanto no pré quanto no intra-hospitalar.

Via aérea

A prioridade no atendimento inicial do politraumatizado é a permeabilização das vias aéreas, mantendo a imobilização cervical. Com certeza, a prioridade é a mesma em relação à criança. Entretanto, devemos conhecer algumas diferenças a serem levadas em consideração. A criança possui uma desproporção do crânio em relação à face e ao restante do corpo, isto é, a cabeça é proporcionalmente maior quanto menor for a criança. Tal fato faz com que a posição fisiológica da cabeça seja a flexão passiva da coluna cervical, chamada de *sniffing position*. Essa posição deve ser mantida para proteção da coluna cervical. Essa desproporção determina também uma anteriorização da laringe, tornando mais difícil sua visibilização à laringoscopia, também dificultada pelo fato de a língua e as amígdalas serem proporcionalmente maiores.

O manejo da via aérea na criança é feito no sentido da técnica menos para a mais invasiva. O primeiro passo é a aspiração de secreções e a retirada de corpos estranhos, associado à oferta de oxigênio suplementar e às manobras de anteriorização do mento e da mandíbula (*chin lift/jaw thrust*), que evitam a queda da língua obstruindo a via aérea.

Se a criança estiver inconsciente, podemos utilizar a cânula orofaríngea (Guedel) para evitar a queda da língua. Na criança consciente, isso é contraindicado por deflagrar o reflexo do vômito. A cânula orofaríngea deve ser colocada com a curvatura voltada para baixo, ao contrário do adulto, onde se faz a introdução com a curvatura para cima, seguida de rotação de 180°. A rotação é desaconselhada na criança, pois pode determinar sangramento importante na orofaringe, dificultando a abordagem da via aérea. A cânula nasofaríngea não deve ser utilizada na criança.

Se o paciente tiver indicação de via aérea definitiva, o melhor método para a criança é a intubação orotraqueal. A intubação nasotraqueal não é indicada na criança, por ser difícil atingir a via aérea devido à curvatura que deve ser feita pela sonda da nasofaringe até a laringe, alterada pela *sniffing position*.

Para realizar a intubação orotraqueal, devemos pré-oxigenar a criança e monitorizá-la com oximetria de pulso, além de escolher a sonda de número adequado, conforme a fórmula:

Diâmetro interno (mm) = 16 + idade (anos) ÷ 4 ou, de forma mais prática, o diâmetro da sonda deve corresponder ao tamanho do dedo mínimo da mão ou ao diâmetro da narina da criança. A sonda não deve ser balonada (*cuff*), pois o anel da cricoide da criança já se constitui num selo natural com a sonda endotraqueal. A utilização de sondas balonadas só traumatiza a via aérea e predispõe à estenose subglótica subsequente. Devem ser usadas apenas nas crianças maiores.

Recomenda-se intubação em sequência rápida, na qual se usa sulfato de atropina (0,1 mg a 0,5 mg), seguido de midazolam (paciente hipovolêmico, 0,1 mg/kg) ou tiopental (paciente normovolêmico, 4 mg a 5 mg/kg), manobra de Zelik e succinilcolina 2 mg/kg na criança menor de 10 kg e 1 mg/kg, na maior de 10 kg).

Deve-se proceder à laringoscopia e a sonda deve apenas ultrapassar as cordas vocais, para que não fique seletiva. Checar a posição da sonda antes de fixá-la, auscultando ambas as axilas. Muito cuidado durante a fixação da sonda, pois pode seletivar ou o paciente pode ser desintubado acidentalmente. Como qualquer movimentação do paciente pode deslocar a sonda, deve-se checar sua posição periodicamente. Esse problema é decorrente do fato de a traqueia ser curta na criança. As manobras devem ser delicadas, para evitar edema decorrente de traumatismo de sonda, o que pode determinar grandes dificuldades na permeabilização da via aérea (Figura 18.1).

Na impossibilidade da intubação orotraqueal, ou numa situação emergencial, pode-se realizar a cricotireoidostomia por punção, que permite estabilizar o paciente por aproximadamente 30 a 40 minutos, mas após esse tempo, passa a haver retenção de CO_2. Por esse motivo, não é considerada uma via aérea definitiva e, durante o tempo ganho com o procedimento, deve-se planejar a intubação orotraqueal ou a traqueostomia, que, na criança, deve ser realizada no sentido longitudinal, conforme mostrado na Figura 18.1. Nessa eventualidade, devemos utilizar sondas de 0,5 mm a 1 mm, menores. Outra técnica alternativa, em situações extremas, é a utilização da máscara laríngea, que, embora não seja uma via aérea definitiva, pode garantir a oxigenação e a ventilação, prevenindo sequelas neurológicas e morte, até que a via aérea definitiva possa ser obtida de outra forma.

As manobras de intubação devem ser delicadas, pois do contrário, como a via aérea é de diâmetro pequeno, principalmente nas crianças menores, pode haver instalação de edema rapidamente, associado ou não a laringoespasmo, devido às tentativas de intubação mal-sucedidas ou a traumatismo direto da via aérea. Nessa situação, como ilustrado na Figura 18.2, o diâmetro da via aérea é muito reduzido e dificulta muito, ou até impossibilita a ventilação com AMBU.

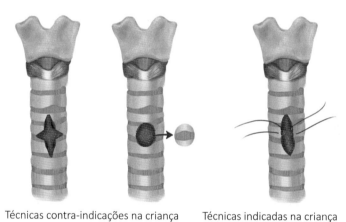

Figura 18.1 Traqueostomia na criança.

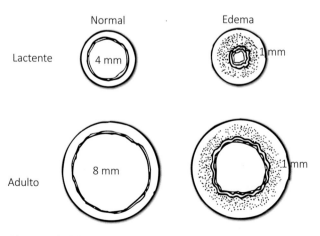

Figura 18.2 Diferença de diâmetro das vias aéreas de criança e adulto.

O paciente deve ser ventilado com AMBU de tamanho adequado, enriquecido com oxigênio, para evitar barotrauma.

Ventilação

O fato de a via aérea estar pérvia não determina uma ventilação eficiente, pois o paciente pode ter problemas como pneumotórax aberto, pneumotórax simples ou hipertensivo, hemotórax, contusão pulmonar, ruptura de brônquio, hérnia diafragmática traumática, etc., que alteram a dinâmica ventilatória. Essas situações devem ser reconhecidas e prontamente tratadas, baseado na clínica e no exame físico. A criança pode ter ventilação alterada também por distensão gástrica provocada por aerofagia, que deve ser tratada com sondagem naso ou orogástrica (as contraindicações da sonda nasogástrica são as mesmas do adulto e a sonda orogástrica pode ser preferencial em bebês).

Lembramos que a ausculta na criança na sala de emergência é difícil pelo barulho ao redor e pelo fato de o tórax infantil transmitir o som do murmúrio amplamente, dificultando sua avaliação. Entretanto, a posição da traqueia, a presença de escoriações e/ou ferimentos penetrantes e a percussão são de extrema valia na avaliação.

A criança deve ser ventilada com um volume de 7 mL/kg a 10 mL/kg e com frequência de 40 a 60 incursões por minuto no lactente e 20 na criança maior.

Hipóxia induzida por hipoventilação é a causa mais comum de parada cardíaca na criança, ao contrário do adulto, no qual é mais comumente determinada por hipovolemia.

O dreno pleural deve ser do tamanho adequado para a idade para evitar iatrogenias. No hemotórax, se o débito do dreno for maior que 10 mL/kg a 15 mL/kg, pode ser indicativo de toracotomia. A ruptura traumática da aorta é rara na infância, mas pode ocorrer. Por isso, devemos estar alerta ao achado de alargamento de mediastino aos raios X de tórax.

A criança pequena é muito mais suscetível ao pneumotórax hipertensivo devido à maior mobilidade do mediastino. A ocorrência de tórax instável é rara na criança devido à maior elasticidade do arcabouço ósseo, entretanto, a contusão pulmonar é frequente. Há relatos de maior incidência de hérnia diafragmática traumática e de ruptura de brônquios em crianças.

Circulação

Esse item inclui tratamento do choque, monitorização do paciente e controle da hemorragia externa. Durante a avaliação inicial, o controle da hemorragia externa limita-se à compressão do local de sangramento, para só após a estabilização do paciente tratá-lo definitivamente. Quanto ao choque, na maioria das vezes tem como causa a hipovolemia, em se tratando de trauma; entretanto, não podemos esquecer do choque cardiogênico (tamponamento cardíaco, pneumotórax hipertensivo, contusão miocárdica, embolia), neurogênico e, mais raramente, séptico. Independentemente do tipo de choque, há algum grau de resposta à infusão de cristaloides (preferencialmente ringer lactato aquecido), ao mesmo tempo que se procura a(s) causa(s) do choque no paciente.

Acessos venosos em crianças são um desafio corriqueiro na prática médica, especialmente na criança politraumatizada em choque. Assim, após insucesso em duas tentativas para obtenção dos acessos, podemos lançar mão da infusão intraóssea ou da dissecção venosa. Devemos ressaltar a importância da adequada fixação dos acessos com talas e verificando o funcionamento do acesso nas diferentes posições do membro, pois com pequenas variações de posição a infusão de cristaloide é interrompida. Novamente, ressaltamos a necessidade de manobras delicadas no manejo da criança.

A infusão intraóssea é factível nas crianças menores de 6 anos, preferencialmente nos membros inferiores que não tenham fraturas ou lesões maiores, podendo também ser realizada na porção distal do úmero, cristas ilíacas ou esterno. Por essa via, podem-se infundir soluções cristaloides ou coloides e drogas. Entretanto, deve-se substituí-la o mais rápido possível por um acesso venoso periférico ou central, devido ao risco de osteomielite.

Quanto à dissecção venosa, pode-se utilizar a safena, a cefálica, a basílica, a croça da safena, a jugular externa ou a interna, o tronco tireolinguofacial. A obtenção de acessos por punção deve ser postergada até que a criança esteja mais estável, se possível. A punção da jugular interna pode ser dificultada pela necessidade da manutenção da imobilização cervical. A punção femoral tem o risco de causar trombose femoral e até perda do membro, mas é uma opção, assim como a punção subclávia.

O reconhecimento do choque na criança é outro problema, pois, devido ao fato de ter maior reserva funcional, os sinais clínicos de choque na criança são mais tardios e aparecem após perda de 25% ou mais da volemia. O sinal mais precoce de hipovolemia é a taquicardia, entretanto, devemos considerar que a criança possa estar taquicárdica por dor, medo ou *stress*. É importante saber que a frequência cardíaca normal até 6 meses é 160 bpm a 180 bpm; 160 no lactente, 120 no pré-escolar e 100 no adolescente, quando avaliarmos taquicardia.

A criança pode apresentar palidez, sudorese, alteração do nível de consciência e da resposta à dor como sinais de choque. Também é importante ressaltar que a criança só apresentará hipotensão após ter perdido 45% da volemia e que a pressão sistólica normal é 80 mmHg + 2 vezes a idade em anos e a pressão diastólica é dois terços do valor da sistólica.

A reposição volêmica é realizada com um volume inicial de 20 mL/kg de ringer lactato aquecido, podendo ser repetido até 3 vezes. Vinte mL/kg representam 25% da volemia (80 mL/kg) e esta é a explicação da quantidade. Se for necessária uma terceira infusão, é prudente solicitar concentrado de glóbulos (10 mL/kg) tipo-específico ou O negativo e envolver um cirurgião rapidamente. A decisão de cirurgia é baseada na resposta à ressuscitação volêmica.

Deve-se monitorar os batimentos cardíacos, oximetria de pulso e diurese, lembrando-se que a última deve ser mantida em 2 mL/kg/hora na criança de até um ano de idade, 1,5 mL/kg/hora no escolar e 1 mL/kg/hora na criança maior e adolescente. O normal para o adulto é de 0,5 mL/kg/hora, o que é atingido pela criança quando esta para de crescer.

A utilização da fita de Broselow pode facilitar quanto aos tamanhos de sondas, quantidades de drogas e hidratação, entre outras informações, para diferentes idades na infância, para os profissionais que não estão habituados a lidar com crianças.

Avaliação neurológica sumária

Durante a avaliação primária avalia-se basicamente o nível de consciência, as pupilas e a movimentação das extremidades. A Escala de Coma de Glasgow é adaptada para crianças menores.

Exposição

O paciente deve ser totalmente despido para que haja uma avaliação completa das suas lesões e deve-se também olhar o dorso mantendo-se a imobilização da coluna. A visibilização do dorso deve ser realizada com 4 pessoas para que a imobilização seja adequada.

Os cuidados com a hipotermia já foram ressaltados previamente, mas devem ser enfatizados nesse item.

Sondas

Terminado o ABCDE, se ainda não tiver sido realizada, devemos proceder à sondagem nasogástrica (ou orogástrica quando houver sinais de fratura de base de crânio ou nas crianças pequenas) e sondagem vesical, exceto nos pacientes com suspeita de lesão de uretra posterior. Por isso, a última só deve ser passada após a realização do toque retal. Lembramos que nos meninos, a sonda vesical de demora deve ser retirada assim que as condições gerais o permitam, devido ao risco de estenose de uretra.

Raios X obrigatórios

As posições obrigatórias no atendimento do politraumatizado são cervical perfil, tórax PA e bacia.

Reavaliação e avaliação secundária

Após a avaliação primária e a ressuscitação do paciente, ele será reavaliado. Se houver qualquer deterioração enquanto estivermos realizando a avaliação primária, deve-se voltar para o item A, B, C e, até que o paciente esteja estabilizado, não prosseguiremos com a avaliação secundária. Às vezes, a a avaliação tem que ser postergada porque o paciente deve ser levado imediatamente à cirurgia. Entretanto, se estiver estável, proceder-se-á à avaliação secundária, que se constitui num exame extremamente minucioso. A partir desses dados, programaremos os exames necessários e o tratamento definitivo. Ressalta-se ainda a importância do conhecimento do mecanismo de trauma no tratamento.

Trauma craniencefálico (TCE)

De modo geral, o prognóstico do TCE na infância é melhor que no adulto, exceto para as crianças menores de 3 anos. As lesões focais são mais raras nas crianças; as difusas são mais frequentes. A presença de fontanelas e suturas patentes faz com que, mesmo com lesões graves e grandes aumentos na pressão intracraniana, não haja alterações no nível de consciência. A escala de coma de Glasgow é adaptada para crianças menores de 4 anos.

Vômitos e convulsões são frequentes na criança e não poderia ser diferente no TCE, portanto, o uso da tomografia deve ser liberal no TCE da criança.

O melhor tratamento do TCE infantil é o adequado manejo do ABC.

Trauma cervical

Devemos avaliar lesões penetrantes cervicais quanto ao acometimento do platisma e programar o tratamento definitivo conforme a classificação (zonas 1, 2 e 3).

Quanto às lesões da coluna cervical, são raras na infância. Correspondem a 5% do total das lesões cervicais e, quando ocorrem, podem não demonstrar fraturas vertebrais. A ocorrência de lesão neurológica sem fratura detectável é conhecida pela sigla SCHIWORA (*spinal cord injury without radiographic abnormality*). Esse fato ressalta a importância do exame físico e do mecanismo de trauma para o diagnóstico.

Por outro lado, o maior peso da cabeça predispõe ao mecanismo de chicote.

A pseudossubluxação é um achado frequente, principalmente nas crianças de até 7 anos de idade, e é um fenômeno fisiológico, dado pela maior mobilidade e elasticidade dos componentes vertebrais. O grande problema é diferenciá-lo de uma lesão verdadeira. Há manobras para tentar diferenciá-las, mas recomenda-se que sejam feitas com a anuência do neurocirurgião.

Trauma torácico

As considerações foram feitas no item ventilação.

Trauma abdominal

O exame do abdome é o primeiro desafio, pois a criança está com dor e assustada. Novamente, chamamos a atenção da postura do examinador em relação ao paciente e lembramos que as sondagens gástrica e vesical podem facilitar o exame físico. Além disso, a criança costuma ter menos medo do estetoscópio que da mão do examinador e, iniciando-se o exame pela ausculta, já tem-se ideia das áreas dolorosas e das de resistência no abdome.

A utilização de tomografia computadorizada depende da condição hemodinâmica do paciente, assim como o ultrassom, já que o ultrassom na sala de emergência não está disponível com frequência em nosso meio.

O lavado peritoneal diagnóstico pode ser utilizado na criança, mas deve ser realizado por quem for fazer o tratamento definitivo, pois a interpretação do lavado na criança é um pouco diferente da no adulto: o lavado positivo para sangue na criança nem sempre é indicativo de laparotomia. Se o paciente estiver estável hemodinamicamente, se houver estrutura hospitalar e se estiver excluída a possibilidade de lesão de víscera oca, pode-se optar pelo tratamento conservador.

A criança pode apresentar lesões específicas, como o hematoma duodenal, que pode ser tratado conservadoramente. São frequentes ainda lesões pancreáticas, perfurações próximas ao ângulo de Treitz e de delgado causadas por avulsão/cisalhamento. As perfurações nem sempre são de fácil diagnóstico. Por isso, deve-se ter em mente o mecanismo de trauma para considerar a hipótese.

As rupturas vesicais intraperitoneais são mais frequentes na criança que no adulto, devido ao fato de a bacia da criança ser mais rasa, expondo mais o globo vesical ao traumatismo direto.

Trauma de extremidades

Devido ao fato de as crianças terem centros de crescimento ósseo, é difícil avaliar as radiografias obtidas; desse modo, a história do local do trauma, assim como o mecanismo de trauma, é de extrema importância.

O trauma musculoesquelético provoca maior perda de sangue em comparação ao adulto. Os pulsos periféricos devem ser avaliados cuidadosamente para se afastar ou confirmar lesões vasculares. Lembrar de considerar a possibilidade de síndrome compartimental.

As crianças têm lesões específicas, como as fraturas em galho verde ou as supracondilianas.

Durante a avaliação inicial devemos conter o sangramento externo, instituir reposição volêmica e proceder à imobilização da extremidade acometida, para melhorar a dor e restabelecer o fluxo sanguíneo do membro acometido.

Síndrome da criança espancada

Por ser menor, mais frágil e por não ter como se defender, a criança pode ser alvo de abusos causados por adultos portadores de sérias alterações psicológicas e de comportamento. Todo profissional da área de saúde deve ser informado dos sinais que trazem a suspeita dessa situação e, quando suspeitar de algo anormal, deve comunicar às autoridades competentes, pois, se não o fizer, a criança pode ter perdido a única chance de permanecer com vida. Sinais de alerta:

- Quando os pais demoram muito para levar a criança ao hospital após o trauma;
- História de passagens por diversos hospitais para que ninguém suspeite que a criança esteja sendo maltratada;
- Comportamento esquivo dos pais ou desinteresse destes quanto ao estado da criança;
- Quando as histórias da mãe, do pai e da criança são incongruentes;
- Quando houver discrepância entre a história e a intensidade das lesões;
- Hematomas subdurais múltiplos;
- Hemorragia de retina;
- Lesões periorais, genitais ou perianais;
- Cicatrizes antigas múltiplas ou múltiplas fraturas em estados diferentes de consolidação;
- Fraturas de ossos longos em crianças menores de 3 anos de idade;
- Lesão de víscera interna sem antecedente de traumatismo maior;
- Lesões bizarras, como queimaduras de cigarro, mordidas, marcas de cordas.

Atenção para esses sinais, e é importante que essa síndrome seja mais divulgada entre profissionais e leigos para que menos crianças sejam vítimas dela.

Prevenção

Devemos tratar a prevenção do trauma na infância como se fosse uma vacina, pois deixaremos de ter de resolver problemas difíceis, como os relatados a seguir.

Ao contrário do que ocorreu em relação à organização de sistemas de trauma para o atendimento de traumatizados adultos, o trauma pediátrico ainda não respondeu a questões básicas e primordiais, como critérios para a utilização de viaturas de suporte básico ou avançado, qual a estrutura para o tratamento da criança traumatizada (elas são atendidas em hospitais gerais, em hospitais pediátricos, hospitais com ou sem enfermarias ou UTIs pediátricas, com ou sem especialistas pediátricos, e os especialistas pediátricos comprometidos com o trauma são poucos...).

Embora as prioridades sejam as mesmas, os profissionais da área da saúde (mesmo experientes) sentem-se inseguros ao tratar uma criança traumatizada.

Mesmo tendo em vista os números alarmantes supracitados, estes correspondem a uma porcentagem menor quando comparados aos adultos; então, como manter uma equipe treinada para o atendimento?

Lembrem-se de que as consequências para tudo em crianças é a longo prazo, e já relatamos as implicações familiares e para a sociedade, caso uma criança venha a ter uma sequela permanente.

Cabe a nós, profissionais da saúde, difundir os conceitos da prevenção para a população leiga, falando o óbvio para as pessoas e usando as próprias crianças como agentes multiplicadores dos conceitos corretos.

Consulte o *site* www.criancasegura.org.br para maiores informações.

Resumo

Considerar o mecanismo de trauma + impressão geral do doente + particularidades da criança.

Conclusão

A padronização do atendimento inicial (tanto no pré quanto no intra-hospitalar), o conhecimento das características e situações especiais das faixas etárias contribuem muito para a redução da morbimortalidade decorrente do trauma na infância. O treinamento dos profissionais de saúde nos procedimentos de suporte à vida em crianças é fundamental para o resultado final do tratamento. Eles devem ainda ser multiplicadores dos conceitos de prevenção de acidentes na infância na sociedade, para resolução desse problema social de grandes proporções e de efeitos a longo prazo para crianças e para a sociedade.

A Criança Traumatizada

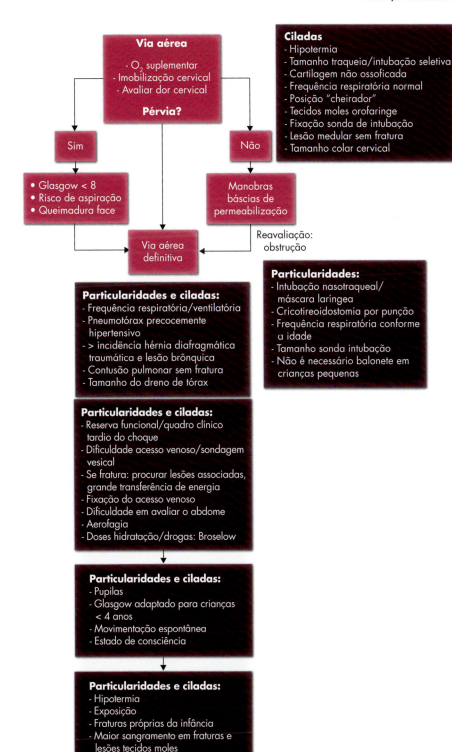

CAPÍTULO 18 173

Referências

1. American College of Surgeons – Advanced Trauma Life Support (ATLS) – 8ª edição.
2. www.criancasegura.org.br
3. Abib SCV, Schettini ST, Figueiredo LFP. Prehospital pediatric trauma classification (PHPTC) as a tool for optimizing trauma care resources in the city of São Paulo, Brazil. Acta Cirúrgica Brasileira. 2006; 21(1).
4. Abib SCV, Perfeito JA. Guia de Trauma da UNIFESP-EPM. Editora Manole, 2012.

CAPÍTULO 19

Jéssie Willie Santana Cardoso • Sérgio Scalia da Cunha

Transporte Aeromédico

Introdução

O transporte aeromédico no Brasil entrou em um período de desenvolvimento pleno. Os diversos serviços vêm aprendendo com a experiência de outros países nos quais este serviço já se encontra bem consolidado. Simultaneamente nós vamos nos adequando a nossa realidade financeira e nos adaptando aos desafios impetrados por nossas características geográficas, às condições dos aeroportos, aeródromos e helipontos, aos sistemas público e privado de saúde e às regulamentações da aeronáutica brasileira. O histórico iniciado com o resgate usando balões nas guerras napoleônicas até o uso de helicópteros na guerra do Vietnã constitui referências que nos colocaram onde estamos, demonstrando relevante impacto na sobrevida e redução de sequelas. Não cabe aqui esgotar a história nem os detalhes das leis da física. Uma abordagem mais concisa deste novo campo no qual o médico precisa praticar a sua arte longe de uma estrutura hospitalar que o apoie é o objetivo deste capítulo.

Definição

Em medicina de urgência, o transporte aeromédico é definido como a remoção aérea especializada executada em aeronaves já pré-configuradas ou adaptadas, de vítimas de agravos cuja severidade exija intervenções médicas rápidas, quando outras opções de transporte demandem mais tempo, desde que não haja contraindicações médicas ou operacionais ao transporte aéreo.

Modalidades de transporte aeromédico

Resgate aeromédico: transporte pré-hospitalar aéreo de paciente crítico de vias públicas, rodovias ou áreas de difícil acesso para unidade nosocomial de urgência, sendo de responsabilidade das Defesas Civis de âmbito municipal e estadual, Polícia Militar, Polícia Rodoviária Federal, Corpo de Bombeiros Militar, SAMU (Serviço de Atendimento Móvel de Urgência), podendo ter o apoio de Atendimento Pré-Hospitalar (APH) privado, no caso das concessionárias em rodovias (Figura 19.1). Eventualmente, em condição de catástrofe, as Forças Armadas entram para realizar remoções aeromédicas em esforço conjunto com toda a sociedade civil;

Transporte aeromédico inter-hospitalar: remoção de pacientes com agravos severos de serviços de saúde com poucos recursos para unidades médicas de maior complexidade. Esses transportes devem ser realizados por profissionais médicos e de enfermagem com conhecimento específico em medicina hipobárica, coordenando a pactuação entre destino e origem, avaliando se o paciente é aerotransportável, além de manter contato sinérgico com os tripulantes e outros profissionais envolvidos na operação. Pelas dimensões continentais do território brasileiro, diversas empresas privadas vêm investindo nas remoções aéreas inter-hospitalares, sendo fiscalizadas pelas autoridades de saúde e pela ANAC (Agência Nacional de Aviação Civil);

Medicina de Emergência Pré-Hospitalar

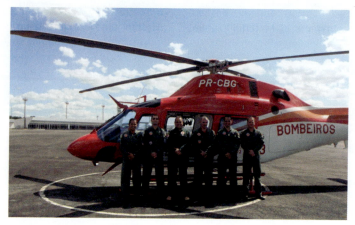

Figura 19.1 AW119 Koalla CBMGO/SAMU-192 do resgate aéreo de Goiás.
Fonte: arquivo pessoal do autor.

Operações SAR: as operações SAR (*Search And Rescue*, busca e salvamento) promovem resgate em condições severas de busca e salvamento em mata fechada (Boeing 737-800 da Gol, em 2006), regiões inóspitas e alto-mar (Airbus A330 da Air France, em 2009). São realizadas pelas Forças Armadas por equipes de alto desempenho (Figura 19.2), para cumprir a missão no mínimo tempo possível, podendo dispor de recursos adicionais de entidades civis, como ambulâncias, helicópteros, embarcações, entre outros. As equipes do SAR são compostas de médicos, enfermeiros, mergulhadores e especialistas com treinamento para resgate em áreas de mata;

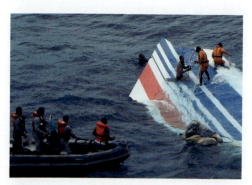

Figura 19.2 Operação SAR no acidente do Airbus A330 da Air France no Oceano Atlântico em 2009.
(Foto: diafatos.zip.net.)

Evacuação aeromédica (EVAM, MMI, ME-DEVAC): são missões de caráter humanitário que visam remover vítimas de regiões com recursos escassos para áreas de melhor suporte. As evacuações ajudam a aliviar a área de catástrofe, melhorando o atendimento aos pacientes críticos e oferecendo tratamento específico às vítimas removidas. Missões desse gênero são geralmente efetuadas em condição de catástrofe e requer suporte logístico das Forças Armadas.

Aeronaves e configurações (Figuras 19.3 e 19.4)

São basicamente dois tipos de aeronaves utilizadas no transporte aeromédico (Tabela 19.1):

a) Asa fixa (aviões), propulsão a pistão, turboélice ou jato;

b) Asa rotativa (helicópteros), propulsão a pistão, monoturbina ou biturbina.

As aeronaves de asa fixa são mais adequadas para voos noturnos, com distâncias maiores, apresentando maior conforto e espaço para o paciente e equipes (Figura 19.5). Quando configuradas, apresentam tomadas e inversores que oferecem uma autonomia de energia elétricas para carregar e manter equipamentos e iluminação em funcionamento na cabine. Além disso, apresentam um custo operacional proporcionalmente menor. Por outro lado, necessitam de aeroportos e aeródromos para pousos e decolagens, expondo o paciente a baixas temperaturas e variações bruscas de aceleração.

Transporte Aeromédico

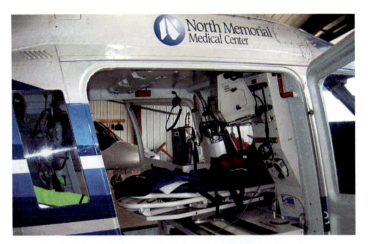

Figura 19.3 Helicóptero AW109 em configuração aeromédica.
Foto: Spectrum.

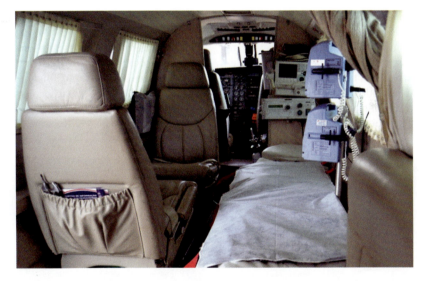

Figura 19.4 Turboélice Piper Cheyenne adaptado para transporte aeromédico.
Foto: Brasil Vida Transporte Aeromédico.

Tabela 19.1 Critérios de indicação do meio de transporte para pacientes críticos.

Tipo de veículo	Distância
Ambulância terrestre	Até 150 km
Asa rotativa	Até 300 km
Asa fixa	Além de 300 km

Fonte: PROURGEN – Ciclo 4 – Módulo 1 (2010).

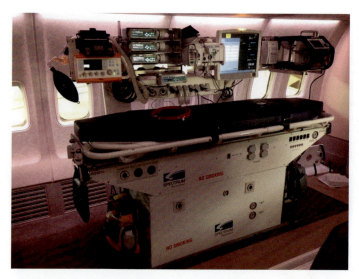

Figura 19.5 Configuração aeromédica do Boeing 737-900ER.
Foto: Spectrum.

As aeronaves de asa rotativa apresentam uma maior versatilidade, podendo pousar e decolar na vertical, em terrenos acidentados, vias públicas e unidades hospitalares, reduzindo drasticamente o tempo de acesso ao tratamento definitivo (Figura 19.6 e 19.7). No entanto, os helicópteros têm restrições para voo noturno e em condições climáticas mais desfavoráveis, ausência de pressurização, menor espaço e maior nível de ruído e vibração, além de maior custo operacional (Figura 19.8).

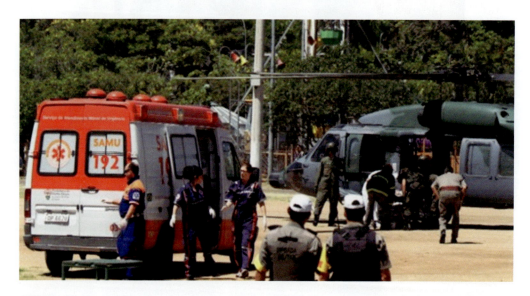

Figura 19.6 H-60 Blackhawk da FAB no apoio às vítimas do incêndio em boate em Santa Maria – RS (2013).
Foto: M Nagelstein – Preview.com via UOL.

Transporte Aeromédico

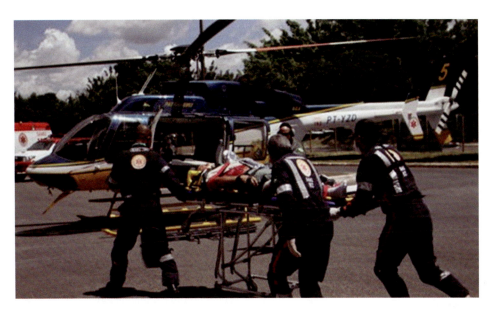

Figura 19.7 Parceria entre PRF e SAMU-DF em resgate aeromédico.
Foto: Rafaela Felicciano via Aviação PRF.

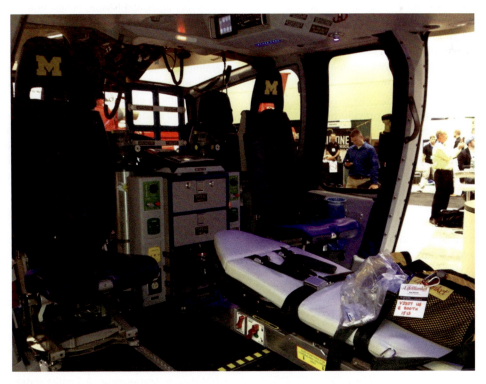

Figura 19.8 EC 155 B1 configurado em formatação aeromédica de fábrica, operando pela *University of Michigan Survival Flight*.
Foto: Arquivo pessoal do autor.

Aeronaves configuradas de fábrica para transporte aeromédico são, com certeza, mais adequadas, pois dispõem de todos os equipamentos configurados e fixados com homologação da ANAC, sem improvisos e com preparação mais ágil para realização do voo. Porém as aeronaves multimissão, que são adaptações realizadas para o transporte aeromédico, são eventualmente acionadas para missões de resgate, EVAM ou SAR.

Ambiente do transporte aeromédico

As equipes de transporte aeromédico devem ter capacitação para lidar com as alterações físicas do ambiente durante o voo. Uma variação progressiva de altitude provoca uma redução na pressão barométrica, ficando o ar mais rarefeito, diminuindo a disponibilidade de oxigênio pela redução de sua pressão parcial. Com isso pode ocorrer a hipóxia de altitude, que pode comprometer severamente o estado clínico dos pacientes, necessitando de suplementação de oxigênio. Neste momento é destacada a grande importância da estratégia de planejamento do voo, avaliando a necessidade de pressurização de cabine, quantidade de oxigênio a ser transportada, tempo de voo, dentre outros detalhes.

As alterações da pressão barométrica podem causar dois tipos de disfunções: *aerodilatação* e *aeroembolismo*. Na aerodilatação ocorre um aumento de volume dos gases (Lei de Boyle) presentes nas cavidades corporais, podendo provocar cólicas no tubo digestivo, aumento do volume de algum pneumotórax simples se tornando hipertensivo, odontalgias e otalgias, etc. Já o aeroembolismo (Lei de Henry) pode ocorrer em eventos descompressivos bruscos, quando ocorre a formação de bolhas de nitrogênio gasoso no subcutâneo, articulações e corrente sanguínea, podendo causar dores intensas, náuseas, vômitos, embolia pulmonar e até óbito. Dependendo da altitude de voo e se a pessoa está em repouso ou atividade, seu *Tempo Útil de Consciência (TUC)* será inversamente proporcional a essa altitude. Nesse momento crítico, o uso de oxigênio suplementar de emergência, principalmente por parte da tripulação, pode evitar um desastre aéreo.

Outra alteração que pode comprometer o desempenho da equipe em voo é a *aerocinetose*, distúrbio de hipersensibilidade do sistema vestibular que pode provocar alteração severa do equilíbrio, náuseas, vômitos, sendo altamente incapacitante. O uso de álcool, tabaco ou outras substâncias, além de estresse e fadiga, pode também reduzir o desempenho dos integrantes da equipe *(sobrecarga autoprovocada)*. Hipotermia, forças acelerativas (Força-G), Jet-lag (alterações do ritmo circadiano), ruído excessivo (lesões auditivas), vibrações da aeronave, excesso de luminosidade, além da fobia de voar, são alterações relacionadas ao voo que podem interferir no desempenho dos aeronautas.

Logística do transporte aeromédico

Comunicação e acionamento

Centro de operações: nas operações de resgate que envolvam as aeronaves do Corpo de Bombeiros Militar, Polícia Militar, Polícia Rodoviária Federal e do SAMU, o despacho é feito após a avaliação do médico regulador. O serviço de resgate aeromédico é exclusivo dessas forças. Geralmente trabalham em parceria, pois são os únicos autorizados a atuarem na cena do evento ou próximo a ela para o atendimento inicial ou em apoio a uma unidade terrestre com posterior remoção ao hospital adequado para o paciente. Além de emergências médicas com atuação na cena, esse serviço público também realiza transportes de urgência e eletivos em que o emprego da aeronave se justifique.

Seguradoras: uma vez acionada, a seguradora entra em contato com uma empresa homologada para a realização do transporte aeromédico. Os médicos reguladores entram em contato com o médico assistente no hospital de origem, checam as condições clínicas e se elas permitem a aerotransportabilidade. Existindo as condições adequadas, o transporte é realizado.

Família: aqui temos uma situação delicada. Eventualmente pode ocorrer uma divergência da família com a equipe médica quanto à estratégia de tratamento. A família entra em contato direto com uma empresa homologada e solicita a remoção do paciente. Nessa situação orienta-se a obtenção do documento que comprove a alta a pedido. Posteriormente o médico regulador da empresa avalia a aerotransportabilidade do paciente com o médico assistente no hospital de origem. A segurança e o bem-estar do paciente são prioridades para a regulação médica, não cabendo a ela julgar méritos. O momento ideal do transporte é determinado pelo estado clínico do paciente, a avaliação dos riscos da fisiologia do voo sobre ele e as condições operacionais da aeronave e dos aeroportos, aeródromos e helipontos e nunca pelo desejo das partes.

Médico: nos milhares de municípios onde o SUS está presente muitas vezes o médico tem seus recursos esgotados. Para dar continuidade ao tratamento, o rápido transporte pode ser necessário para uma intervenção que gere um impacto na saúde do paciente. O médico solicitante entra em contato com a regulação médica de seu estado ou município, a qual confirma a vaga e o recebimento do paciente no hospital de destino. Somente agora o médico solicitante entra em contato com o centro de operações. O médico regulador avalia a aerotransportabilidade com os dados informados, repassando as informações ao médico que efetivamente realizará o voo e somente então este poderá ser despachado.

Regulação médica

O voo aeromédico será um período onde o médico estará com sua equipe e somente com ela, em um espaço bastante reduzido e com recursos limitados para atender um paciente grave. Dependendo do serviço, as informações são transmitidas pelo médico regulador ao médico que efetivamente realizará o voo. É preferível que o médico do transporte obtenha todas as informações junto ao médico assistente. Após definido se o caso é de emergência, urgência ou eletiva, faz-se o disparo da missão. O quadro clínico do paciente grave poderá tornar-se mais instável e as informações obtidas podem ser completamente diferentes às informadas no primeiro contato, por ocasião da chegada da equipe no hospital de origem. Deverá ser solicitado um relatório por escrito, detalhando o quadro clínico com procedimentos, evolução, exames complementares, intervenções cirúrgicas, medicações, etc.

O médico regulador deverá ainda lembrar das contra indicações do transporte aeromedico (Figura 19.5).

Coordenação de voo

O voo aeromédico bem-sucedido é um trabalho de equipe. O coordenador de voo informa ao piloto e ao copiloto da escala sobre o vôo, garantindo que eles e a aeronave estejam com seus documentos em dia. A disponibilidade do abastecimento é checada na origem e no destino. Não são todos os aeroportos e aeródromos que possuem combustíveis para a aeronave empregada. Nessa situação, a coordenação já avalia um local que tenha as condições adequadas para a realização da missão. É recomendado que o abastecimento seja realizado somente com a presença do piloto. As condições climáticas são checadas e disponibilizadas ao piloto para a avaliação de pouso e decolagem e as opções alternativas. Mesmo com a meteorologia favorável na origem, condições climáticas adversas no trajeto ou no destino final podem contraindicar o voo. Essa decisão do piloto é inquestionável. A segurança está sempre em primeiro lugar. No transporte aeromédico ideal, a equipe responsável pelo transporte deverá pegar o paciente no hospital de origem e entregá-lo no leito do hospital de destino. Eventualmente, o transporte será realizado de aeroporto a aeroporto. Nesse momento, a coordenação de voo checará as equipes de traslado na origem e destino. Isso é muito importante, pois o atraso para a saída ou a chegada de um paciente pode inviabilizar um voo caso ocorra após o pôr do sol em aeroportos e aeródromos que não possuam balizamento noturno, ou mesmo a possibilidade de mudança das condições climáticas. Mesmo decolando com oxigênio suficiente, a coordenação também entra em contato, caso haja na cidade de destino, com uma empresa parceira que tenha condições de repor as balas de oxigênio. A transferência de oxigênio para as balas da maca aeromédica é uma operação de risco e somente deverá ser feita com a base da maca aeromédica fora da aeronave. A coordenação também providencia transporte, hospedagem e alimentação para a equipe quando finalizada a missão caso a equipe deva ou precise permanecer na cidade de destino. O trabalho de equipe é fundamental, e agora coordenação, pilotos e equipe médica discutem e indicam a melhor aeronave e alternativas para a realização da missão.

Equipe de transporte

A equipe de transporte aeromédico é composta de médico, enfermeiro de bordo e tripulação (piloto, copiloto e tripulantes operacionais). É de incumbência dos profissionais de saúde checar os itens descritos na Tabela 19.2.

Escolha da aeronave

A escolha da aeronave é fator fundamental para o sucesso da missão. Atender as necessidades clínicas, técnicas, operacionais e financeiras constitui um trabalho de toda a equipe (pilotos, médicos, enfermeiros e coordenação de voo). Várias características técnicas da engenharia aeronáutica interferem na escolha da aeronave ideal. Entre elas podemos citar:

Pressurização: em voos com distância acima de 320 km, a escolha de uma aeronave pressurizada fornecerá um tempo resposta mais eficaz por ser uma aeronave mais veloz e com um ambiente interno controlado com um bom ajuste da altitude de cabine e maior espaço interno.

Autonomia: aviões a pistão estão indicados para cobrir um raio de até 800 km. Nunca utilizar monomotores pelo risco operacional elevado. Os bimotores podem ser usados com segurança, mas com uma grande restrição de espaço interno. Alguns modelos nessa classe são pressurizados, devendo estes ter preferência.

TABELA 19.2 *Checklist da equipe de transporte aeromédico*

Vias aéreas (intubado, traqueostomizado, máscara laríngea, cateter de O_2, máscara facial com ou sem reservatório ou respiração espontânea).
Checar todos os parâmetros do respirador.
Uso de drogas vasoativas e por qual acesso estão sendo administradas. Utilização ou não de qualquer tipo de monitorização de pressão invasiva.
Quantidade de bombas de infusão. Verificar a disponibilidade de energia para alimentar todas.
Uso de determinados tipos de imobilizadores pode não ser compatível com o transporte.
Checar todos os tubos, sondas e drenos. Substituir ar por água no *cuff* do dispositivo utilizado na via aérea.
Checar quando foi a última refeição oral ou administrada por sonda.
Checar se a fralda foi trocada ou se o paciente deseja evacuar antes de deixar o hospital.
Checar peso e altura do paciente. A maca aeromédica possui limites de peso a ser transportado e descobrir isso por ocasião da chegada da equipe no hospital de origem é inaceitável.
Checar os últimos exames e pegar o relatório e os exames para serem entregues no hospital de destino.
Caso o paciente esteja consciente, verifique se é a primeira vez que ele entra em uma aeronave. Explicar detalhadamente o procedimento ao paciente. O medo de voar pode levar à descompensação clínica. Após a sua avaliação a opção de sedar o paciente poderá ser uma alternativa.
Algumas empresas permitem um ou dois acompanhantes durante o voo. Lembre-se de avaliar o acompanhante também. Se ele é portador de alguma doença crônica, se usou a medicação de rotina, se já foi ao banheiro e, por mais óbvio que possa parecer, perguntar se o acompanhante tem medo de voar.
Sempre fazer todo e qualquer procedimento em solo.
Uma vez verificado todos os itens conforme protocolos, cheque tudo novamente.

Os turboélices estão indicados para distâncias entre 600 e 1.200 km e os jatos e turbofans acima de 1.200 km. Turboélices podem ser com um ou dois motores, pressurizados ou não. Os indicados para a missão aeromédica são os pressurizados, operando sempre com dois pilotos.

Os helicópteros podem ser a pistão, sem papel no aeromédico. Os movidos à turbina podem ser monoturbina (o mais comum) ou biturbina. Alguns modelos estão aptos ao voo noturno por instrumentos (IFR), pressurização da cabine e disponibilizam equipamentos de visão noturna e câmeras térmicas.

Velocidade: a média da velocidade de cruzeiro dessas aeronaves é apresentada abaixo:

- **Aviões a pistão bimotores não pressurizados:** 290-400 km/h;
- **Aviões a pistão bimotores pressurizados:** 400-500 km/h;
- **Turboélices:** 500-740 km/h;
- **Jatos:** 850-1.200 km/h;
- **Helicópteros monoturbina:** 170-210 km/h;
- **Helicópteros biturbina:** 260-285 km/h.

Outros fatores a serem considerados na escolha são capacidade de carga, acomodação de acompanhantes, capacidade de operar tanto na pista de origem como na de destino; jatos não operam em pistas de terra e curtas. Com todos esses dados em mãos, a equipe poderá oferecer o melhor tempo resposta com grande eficiência e um baixo custo operacional.

Contraindicações

Antes de contraindicar de forma sumária um transporte aeromédico, deve-se ponderar sobre alguns fatores. É importante considerar que a atuação da equipe aeromédica no local onde se encontra o paciente pode transformar um caso de extrema gravidade em um paciente de alto risco, porém transportável. Nesse momento as tentativas de estabilização clínica aumentam o benefício do transporte e impactam na sobrevida. Segue abaixo exemplos de contraindicações para o transporte aeromédico (Tabela 19.3).

Importante lembrar que pacientes com agravos que demonstrem um risco iminente à sua vida são absolutamente contraindicados a serem transportados. A capacidade técnica da equipe de transporte, o tempo da remoção e as condições da unidade hospitalar de destino algumas vezes fazem a diferença para pacientes muito graves.

Qualificação das equipes

Piloto

Esse profissional ao optar por trabalhar nos voos aeromédicos deverá ser atualizado sobre a fisiologia de voo, relembrando as leis de Boyle, Dalton, Henry e Charles; sobre as classificações dos tipos de hipóxia (hipoxêmica, anêmica, estagnante e histotóxica) e seus estágios; sobre as alterações devido às mudanças da pressão barométrica, vibração, ruídos, forças gravitacionais, variações de temperatura de cabine, umidade do ambiente, fadiga e estresse autoimposto.

TABELA 19.3 Contraindicações para o transporte aeromédico

Aneurisma de aorta	Pacientes terminais	Psiquiátricos agressivos
Doença altamente transmissível	Insuficiência cardíaca e respiratória descompensada	Gestantes > 30 semanas
Pneumotórax de tensão	Pneumoencéfalo	Trabalho de parto 4 cm de dilatação ou bolsa rota
PCR não revertida	Ausência de vagas na unidade de destino	Sangramento externo ativo

Fonte: Compilada e adaptada de PROURGEN – Ciclo 4 – Módulo 1 (2010).

Deverá também ter o desejo de querer ajudar o próximo, controle emocional e de hábitos, estar ciente e treinado nas rotinas de embarque e desembarque dos pacientes e acompanhantes, bem como atualizado com os cursos de *CRM (Crew Resource Management)* e acima de tudo estar apto e gostar de trabalhar em equipe.

Empresa

Atualmente várias empresas de táxi aéreo no Brasil vêm requerendo a homologação para a realização do transporte aeromédico, o que é bom levando em consideração as dimensões continentais de nosso país e a precariedade de recursos nos municípios próximos e distantes de suas capitais. O sistema público não consegue realizar completamente esse serviço e aqui surge a possibilidade de parcerias público-privadas. No entanto, é imperioso verificar em que condições essas licenças são obtidas. Uma empresa séria deverá estar certificada junto aos principais órgãos reguladores (ANAC, CRM, COREN, vigilância sanitária, etc.) e ter que apresentar seus certificados de manutenção das aeronaves e dos equipamentos aeromédicos, balas de oxigênio, etc. Se possível, ter a chancela de organizações não governamentais, como o *CAMTS (Comissionon Accreditation of Medical Transport Systems)*, que certifica internacionalmente as empresas que possuem todos os requisitos necessários para atuar de maneira séria e correta no mercado. A implementação de um programa verdadeiro de educação continuada para todos os segmentos envolvidos na realização do transporte é um diferencial importantíssimo.

Médico

Como o transporte aeromédico constitui uma atividade recente, a escolha do perfil desse profissional constitui um desafio. Muitos têm a ideia de que o voo aeromédico seja agradável e prazeroso como um voo regular. Alguns creem que irão "passear de avião". Uma vez detectado o candidato com esse perfil, ele deverá ser orientado a conhecer melhor a atividade e se preparar para uma nova avaliação no futuro. Em recente parecer do Conselho Federal de Medicina, a Emergência Médica será uma especialidade. É inconcebível que, no momento em que o paciente esteja agudamente enfermo com uma ameaça vigente à sua vida, um médico sem residência, cursos na área e experiência esteja à frente para atendê-lo. Essa posição do CFM deverá moldar melhor no futuro esses profissionais, que atuarão em nossas emergências, resgates e transportes aeromédicos. Também temos na formação as pós-graduações em medicina aeroespacial e as de urgência e emergência. Para melhor qualificação do profissional médico é necessária a realização de cursos ligados ao atendimento de pacientes críticos, como: ATLS, ACLS, FCCS, PHTLS, PALS, além da residência médica. Experiência prévia comprovada em serviços de urgência e emergência de no mínimo dois anos, atuação em UTI e certificação pela AMIB pesam na escolha do profissional. A capacitação em transporte neonatal também exige formação especializada na área. O perfil físico do médico segue próximo aos parâmetros exigidos pela aeronáutica aos seus pilotos. E reforçando que essa atividade não tem um ator principal, a capacidade de saber trabalhar em equipe é fator essencial e excludente para fazer parte de um time aeromédico.

Enfermagem

Bem semelhante ao que deve ocorrer com o profissional médico, o enfermeiro de bordo deve estar capacitado em enfermagem de urgência e emergência, assimilando princípios do atendimento pré e intra-hospitalar de vítimas graves. É exigido também um conhecimento sólido de fisiologia de voo, terminologia aeronáutica, noções de embarque e desembarque e saber agir em situações de emergência em voo, além de princípios de segurança de voo. Cursos de imersão como ACLS, ATCN, PHTLS são importantes para complementar essa formação, assim como experiência prévia mínima de 2 anos em serviços terrestres. O enfermeiro de voo auxilia na avaliação clínica, na indicação do transporte e da condução da vítima até seu destino final (Figura 19.9).

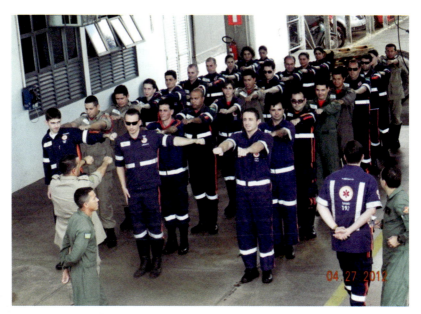

Figura 19.9 Estágio de adaptação para o serviço aéreo do CBMGO/SAMU-Goiânia.
Foto: Arquivo Pessoal do Autor.

Material médico ("Mat.-Med.")

Antes de se realizar o voo todo o material médico deve ser checado e reposto se houver necessidade. Um dos itens mais cruciais é o estoque de oxigênio. O cálculo da quantidade está abaixo representado:

$$Tox = [n \times cap \times 1.000 \times (P \div 150)]/fluxo \ (min)$$

Tox = tempo de oxigênio em minutos

n = quantidade de cilindros

cap = capacidade dos cilindros em m³

1.000 = litros de oxigênio por m³

P = pressão medida no cilindro (kgf/m²)

150 = pressão máxima quando o cilindro está cheio

Para se calcular qual o fluxo de oxigênio que o paciente necessita para o transporte deve-se saber qual a FiO_2 a ser administrada ao paciente para se manter uma SpO_2 ideal. Esse cálculo se faz assim:

$$FiO_2 1 \times P1 = FiO_2 2 \times P2$$

FiO_2 = fração inspirada de oxigênio em %

P = pressão atmosférica em mmHg

Cada tipo de dispositivo utilizado para suplementar oxigênio ao paciente tem suas particularidades e pode oferecer fluxos de oxigênio diversos, variando também a FiO_2 administrada. Para se calcular qual a pressão atmosférica (em mmHg) correspondente à altitude do voo, podem-se consultar tabelas específicas de conversão, ou então lembrar que a cada 36 pés (ft) a pressão diminui em 1 mmHg, aproximadamente. O cálculo pode ser feito com uma regra de três simples. O ideal é que a maca do paciente disponha de um cilindro acoplado, além da presença de cilindros portáteis para suprimento nos embarques, desembarques e trajetos de maca.

Ainda dentro da assistência ventilatória, é essencial o uso de equipamentos de ventilação mecânica homologada para o transporte aeromédico, com suporte ventilatório neonatal, pediátrico e adulto, que façam a mistura com o ar ambiente sem necessidade de fonte de ar comprimido.

Para a monitorização cardíaca pode-se lançar mão de monitores multiparamétricos (pressão não invasiva, pressão invasiva, monitorização da PIC, eletrocardiografia, capnografia de onda, oximetria de pulso, temperatura), além de propiciar o tratamento de arritmias chocáveis (desfibrilador externo semiautomático e desfibrilador manual, cardioversor e marca-passo externo). Uma característica importante é o registro dos dados monitorados, devendo ser anexados ao prontuário do paciente. Todo esse equipamento deve ser leve, portátil, com uma boa autonomia de bateria interna e devidamente carregado para uma boa execução dos transportes. Outros itens importantes são as bombas de infusão contínua, aparelho de aspiração, medicamentos e fluidos, hidrogel para queimados, material de trauma (KED, colares cervicais, pranchas-longas, talas), materiais para acesso venoso, inclusive intraósseo, EPIs (inclusive protetores auriculares), fonte de iluminação, dentre outros de consumo rotineiro.

O paciente

Admissão

Tanto a admissão quanto a entrega do paciente devem ser preferencialmente realizadas pela equipe aeromédica, necessitando seu deslocamento até a unidade de saúde de origem, ou nos casos de resgate aeromédico, até o local do evento, levando consigo todo o material que o agravo do paciente exigir. Deve-se fazer uma avaliação criteriosa do enfermo, garantindo sua estabilização clínica prévia, tentando se antecipar às intercorrências possíveis ao caso. Importante lembrar que em remoções com grande alteração barométrica (asa fixa não pressurizada) as coleções gasosas podem sofrer expansão (pneumotórax, pneumoencéfalo, pneumoperitônio, etc.), avaliando-se a necessidade de execução de procedimentos ou mesmo a contraindicação do transporte. Dentro disso deve-se avaliar a necessidade de efetuar procedimentos protetivos ao paciente aerotransportado, como estabelecimento de uma via aérea definitiva, acesso venoso adequado, drenagem de tórax, o uso de drogas vasoativas, entre outros. Tais procedimentos devem ser realizados em solo devido ao alto risco de insucessos se efetuados em voo.

O transporte

Durante o transporte o paciente deve ser confortavelmente acondicionado em sua maca ou prancha longa (trauma), devendo ser corretamente monitorizado de acordo com suas exigências. Todos os líquidos a serem infundidos devem ser feitos via bombas de infusão contínua para garantir um fluxo adequado (Figura 19.10). Drenos e sondas devem ser bem posicionados e conferidos, deixando dispositivos que dependem da gravidade localizados na posição mais inferior. Sempre manter contato com o paciente, informando sobre detalhes do voo, como decolagens e pousos, vibrações e turbulências, sempre com o intuito de reduzir a ansiedade natural intrínseca nesse tipo de transporte. O acompanhante deve ser orientado da mesma forma, sendo importante ponderar o "custo-benefício" de ser levar pessoas que tem fobia de voar.

A interação da equipe aeromédica com a tripulação deve compartilhar informações relevantes ao voo e ao bem-estar do paciente, podendo-se debater sobre altitude de voo, pressão de cabine, tempo de deslocamento, escalas, uso de reverso no pouso, dentre outros, sempre respeitando os princípios de segurança de voo.

No destino

Na entrega do paciente à unidade hospitalar de destino devem-se relatar todas as intercorrências do transporte, sempre registrado em relatório de transporte aeromédico em duas vias. As informações inerentes ao voo, como horários de decolagem e pouso, nível de cruzeiro e escalas, também devem estar no relatório. Importante não esquecer a entrega de exames e relatórios à equipe médica receptora.

Óbito em voo

A ocorrência de uma parada cardiorrespiratória em voo deve sempre ser informada ao comandante da aeronave, mantendo-se o paciente sob manobras de reanimação até o pouso, sendo o local escolhido a critério do comandante. Sempre informar à autoridade aeronáutica que o óbito ocorreu em solo, sendo este fato uma constatação médica e tal procedimento firmado em consenso entre tripulantes e equipe aeromédica.

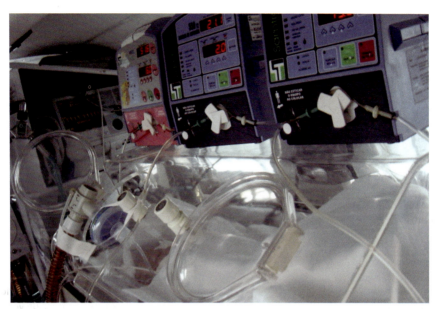

Figura 19.10 Transporte aeromédico neonatal com incubadora.
Foto: Arquivo Pessoal do Autor.

Importante oferecer ao acompanhante assistência médica e emocional e acionar a coordenação de voo para auxílio no translado do corpo.

Legislação

Devido à complexidade, diversidade de profissionais e variáveis envolvidas no transporte aeromédico do paciente crítico, a legislação vigente necessita de atualização em vários aspectos. Dentre os tópicos que merecem definição é a colocação da equipe médica dentro da aeronave, já que ela não se enquadra como tripulante nem como passageiro. A regulamentação da Jornada de Atividade Aérea (JAA) ainda é inexistente, sendo que a atividade de voo se inicia antes do seu início, além de estipular o tempo máximo de atividade e mínimo de repouso. O reconhecimento e a regulamentação de especialidades médicas e de enfermagem na área de atuação ainda tramitam em suas entidades representativas, além dos cursos de transporte aeromédico disponíveis ainda não dispor de homologação oficial, sendo comercializados livremente.

Dentro da regulamentação aeronáutica, a aeronave destinada ao transporte de órgãos vitais para transplante e transporte de enfermos tem prioridade de pouso e decolagem, exceto aeronaves em operação militar em missão de guerra ou de segurança interna. Pela Portaria 2.048/GM de 2002, a aeronave de transporte médico é classificada como Tipo E.

Segue a legislação atual vigente:

- Portaria 2.048/GM de 5.11.2002 – MS;
- Resolução 300/2005 – COFEN;
- Resolução CFM nº 1.596/00;
- Resolução CFM nº 1671/03;
- IAC 3134-0799 DAC;
- Decisão DIR/001/1002 – COREN-SP;
- Proposta da Sociedade Brasileira de Medicina Aeroespacial, em tramitação no Ministério da Saúde.

Conclusão

Nas últimas décadas tem ocorrido um crescimento significativo da disponibilidade de recursos e elaboração de protocolos na Medicina de Urgência e Emergência, principalmente no Atendimento Pré-Hospitalar (APH). O transporte aeromédico em medicina de urgência vem acompanhando essa evolução dos recursos disponíveis, sendo atualmente uma ferramenta de grande importância na redução da mortalidade de pacientes críticos, reduzindo o tempo de acesso a recursos terapêuticos de alta complexidade. Para isso surgiu a necessidade de os profissionais envolvidos (médicos, enfermeiros, tripulantes operacionais, pilotos e outros) adquirirem conhecimento técnico específico, tanto para saber escolher o meio de transporte mais indicado quanto lidar com a vítima na cena, agilizando sua remoção sem provocar danos adicionais (Figura 19.9). Catástrofes recentes (Nova Orleans em 2005, Haiti em 2010, Região Serrana-RJ em 2011 e Japão em 2012) demonstraram a efetividade da aplicação desses recursos na remoção de vítimas graves para unidades médicas para tratamento definitivo.

Referências

1. Lopes AC, Guimarães HP, Lopes RD. Tratado de Medicina de Urgência e Emergência: Pronto-Socorro e UTI. Editora Atheneu, 2010.
2. PROURGEN (Programa de Atualização em Medicina de Urgência). 2010; Ciclo 4-Módulo 1.
3. Instituto de Ensino e Saúde de São Paulo – Manual do Curso de Transporte Aeromédico, 2009.
4. Resolução CFM nº 1.671, de 9 de julho de 2003. Dispõe sobre a regulamentação do atendimento pré-hospitalar e dá outras providências. Diário Oficial da União de 29 de julho de 2003.
5. Portaria nº 2.048/GM, de 5 de novembro de 2002. Normatiza o serviço de atendimento pré-hospitalar móvel, 2002. Diário Oficial da União, Poder Executivo, Ministério da Saúde, Brasília, DF, 12 de novembro de 2002.
6. Blumen I, Lemkin DL. Principles and Direction of Air Medical Transport. Salt Lake City: Air Medical Physician Association, 2002.
7. Briggs SM. Manual de resposta médica avançada em desastres. Bogotá: Distribuna Editorial, 2010.

CAPÍTULO 20

• Ricardo Del Manto • Gisele Cristina Cecílio Del Manto

Atendimento a Múltiplas Vítimas

Introdução

Hoje em dia a terminologia mais empregada é Incidente a Múltiplas Vítimas (IMV). Às vezes não damos muita importância na literatura que diz sobre incidentes a múltiplas vítimas, por pensarmos que em nosso meio não acontecerá tal catástrofe. Mas, temos que pensar que tais eventos podem acontecer a qualquer momento, e devemos estar preparados para atender esses pacientes. Daí a importância deste capítulo.

Para podermos entender e compreender sobre Incidente a Múltiplas Vítimas, vamos colocar alguns conceitos básicos.

Conceitos

Incidentes a múltiplas vítimas ou a vítimas em massa

Segundo a Organização Mundial da Saúde (OMS), IMV é o evento de qualquer natureza que determine um maior número de vítimas, em um pequeno espaço de tempo, de forma a comprometer os recursos habitualmente disponibilizados. Então, quando temos um acidente que utiliza todas as nossas viaturas, sejam elas básicas e/ou avançadas, necessitamos de todo nosso recurso humano capacitado e ainda de mais recursos. Chamamos essa ocorrência de Incidente de Múltiplas Vítimas.

Catástrofe

Segundo a Organização Mundial de Saúde (OMS), este é um fenômeno ecológico súbito de magnitude suficiente para necessitar de ajuda externa. Médica é aquela situação em que as necessidades de cuidados médicos excedem os recursos imediatamente disponíveis, havendo a necessidade de medidas extraordinárias e coordenadas para manter a qualidade básica ou mínima de atendimento.

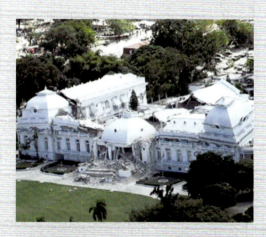

Figura 20.1 Haiti, 2010.
Google Imagens.

189

Desastre

Segundo a OMS é um fenômeno de causas tecnológicas, de magnitude suficiente para necessitar de ajuda externa. Podem ser naturais (enchentes, furacões, terremotos) ou antropogênicos (atentados terroristas, acidentes aéreos). Médica é aquela situação em que as necessidades de cuidados médicos excedem os recursos imediatamente disponíveis, havendo a necessidade de medidas extraordinárias e coordenadas para se manter a qualidade básica ou mínima de atendimento.

Desastre engloba qualquer evento, natural ou não. Catástrofe são eventos exclusivamente naturais, segundo a OMS.

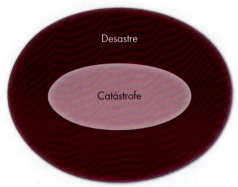

Figura 20.2 Diferença entre desastre e catástrofe.

Acidente

São eventos indesejáveis e inesperados que causam danos pessoais, materiais e financeiros, de modo não intencional.

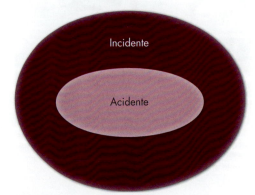

Figura 20.3 Diferença entre incidente e acidente.

Incidente

São eventos acidentais ou causados de forma deliberada.

Evento intencional não é um acidente. É um incidente! Salvo exceções, não é possível determinar a intenção. Então, vamos preferir o termo incidente.

Organização da cena no IMV

A organização da cena no Incidente a Múltiplas Vítimas é fundamental para a garantia de segurança e das condições adequadas de trabalho para as equipes e para as vítimas.

No pré-hospitalar a regra número UM é a segurança da equipe, por isso a primeira medida a tomar é verificar se a cena é segura. Analisar os riscos no IMV, evitando um segundo incidente. Devemos ser rápidos e sistemáticos, permitir a formulação de um plano de resposta, determinar os riscos, organizar ações de segurança e proteção da equipe, chamando equipes adicionais e especializadas, e limitar a extensão do incidente para evitar novos eventos e vítimas. Deve-se analisar vários fatores como a presença de fogo, fumaça, rede elétrica, botijões de gás, reservatórios e vazamentos de combustíveis ou de substâncias químicas. Deve-se também observar se não se trata de uma ação criminosa.

A primeira equipe a chegar no evento deverá posicionar-se em um local seguro e fazer uma estimativa da extensão da área afetada, dos riscos na área, do número estimado de vítimas e avisar imediatamente a Central de Regulação Médica, informando o que aconteceu com detalhes, quando aconteceu, onde e como chegar com segurança, para que a Central possa chamar as equipes especializadas para apoio.

Deverá delimitar zonas, se a cena for segura e controlada, e iniciar a triagem. Se a cena for insegura, deverá aguardar equipes especializadas em um local seguro e considerar a montagem do posto médico.

É preciso delimitar as zonas, dividindo em:

- **Zona Fria:** área de segurança, quando não apresenta risco para a equipe. Deve conter o posto médico e o posto de comando.

- **Zona Morna:** área de transição entre a área fria (segura) e a área quente (insegura).
- **Zona Quente:** consiste na área insegura, onde está o foco do evento. Deve permitir apenas a permanência de equipes treinadas e especializadas.

Enquanto isso a Central de Regulação Médica deve acionar o plano de IMV do serviço, recrutando as equipes adicionais e as equipes especializadas, contatando os hospitais e unidades de pronto-atendimento, mantendo contato todo tempo com as equipes do pré-hospitalar e dos hospitais.

Diante do IMV as equipes adicionais devem apresentar-se ao comando local já instalado e seguir orientações para a atuação prioritária.

As equipes do SAMU – 192 devem ajudar na triagem, atender as vítimas com prioridades de gravidade e realizar os transportes para unidades de saúde preestabelecida pela Central de Regulação Médica.

As Equipes do Corpo de Bombeiros devem coordenar e realizar ações de busca, salvamento e triagem na zona quente, auxiliando na determinação das zonas.

A Polícia Militar deve garantir a segurança local, controlar a circulação de expectadores, e garantir o acesso e a saída das equipes de resgate.

As equipes de Controle de Trânsito devem ajudar a PM a garantir a segurança do local, realizar o isolamento da área e controlar o tráfego.

As equipes especializadas em eletricidade e saneamento devem controlar circunstâncias especiais.

As equipes da Defesa Civil devem executar ações de restabelecimento do bem-estar social das famílias e vítimas, fornecendo água, alimentos, abrigo, segurança e proteção, além de executar ações preventivas e reconstrutivas (pós-evento).

Como vimos, cada equipe faz a sua parte, sem atrapalhar ou dar palpite na ação da outra, podendo receber intervenções construtivas, mas sempre priorizando o trabalho em grupo, garantindo assim segurança para todas as equipes.

Triagem

Aqui temos um outro papel árduo e difícil, representando um desafio para as equipes de atendimento pré-hospitalar, pois há muitos riscos inerentes, múltiplas vítimas simultâneas, múltiplos serviços envolvidos e recursos de resposta escassos; portanto, é preciso otimizar estes recursos. É necessário fazer o melhor para o maior número de vítimas possível e no menor tempo, reduzindo a morbidade e a mortalidade no IMV. O objetivo, então, é priorizar as vítimas mais graves e classifica-las conforme a gravidade das lesões para atribuir prioridades do atendimento médico e de transporte para uma unidade de saúde.

Nessas situações geralmente temos mais vítimas do que socorristas, por isso devemos montar as lonas e realizar o START.

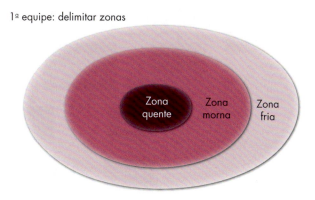

Figura 20.4 Delimitações de zonas.

START

Método americano de triagem simples e rápida, começando com a busca pelas vítimas na cena. É aplicado a cada vítima até 30 segundos, considerando quatro prioridades de atendimentos diferenciados por cores:

- **Vermelho:** vítimas graves com risco de vida;
- **Amarelo:** vítimas graves, que podem esperar;
- **Verde:** vítimas estáveis e podem esperar;
- **Cinza:** vítimas inviáveis ou óbitos.

Para simplificar fizemos um algoritmo para seguir no START

Vítima vermelha

- Alteração do nível de consciência e/ou;
- Respiração após abertura de vias aéreas ou;
- Dificuldade para respirar ou;
- Perfusão tecidual prejudicada ou ausência de pulso radial;

São vítimas com alto risco para o óbito, no qual é preciso dar prioridade no atendimento e na evacuação.

Vítima amarela

- Incapacidade para andar;
- Frequência ventilatória dentro da normalidade;

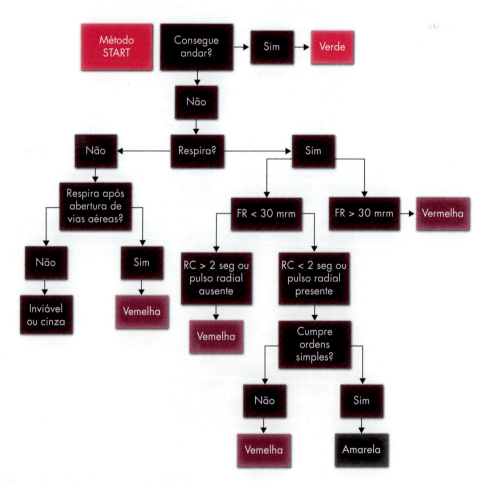

Figura 20.5 Algoritmo protocolo START.

- Enchimento capilar normal e/ou pulso radial presente;
- Capacidade para cumprir ordens simples;
- Baixo risco para o óbito imediato.

Essas vítimas terão prioridade após o atendimento e a retirada de todas as vítimas vermelhas.

Vítimas verdes

- Capacidade para andar;
- Ausência de sinais de risco de morte imediata.

Embora apresentem baixo risco para o óbito imediato, não estão isentas de lesões. Essas vítimas terão prioridades após o atendimento e a retirada de todas as vítimas vermelhas e amarelas.

Vítimas cinza

- Ausência de respiração apesar da abertura de vias aéreas;
- Sinais de morte óbvia;
- Baixas chances de sobreviver;
- Serão abordadas quando o número de profissionais for suficiente para o atendimento às vítimas.

Essas vítimas terão a última prioridade no atendimento e na evacuação.

Durante a realização do START, deve-se identificar todas as vítimas, sejam com cartões, pulseiras, fitas ou qualquer outro material que as diferenciem, fazer uma lista com seus nomes e os locais para onde elas forem encaminhadas.

Em cada lona deve, de preferência, ter um médico. No caso de não ter o referido profissional, pode-se colocar um enfermeiro na lona verde e cinza.

As vítimas nas lonas vermelhas e amarelas devem ficar de preferência em prancha rígidas, posicionadas paralelamente e com os pés para o centro da lona e a cabeça para a borda da lona, facilitando a manipulação das vias aéreas. Deve-se manter um espaço lateral entre as vítimas para facilitar o acesso venoso e outras manobras.

As vítimas nas lonas verdes deverão permanecer sentadas e manter atenção e apoio psicológico para que não saiam da área. Estas vítimas geralmente são pouco colaborativas.

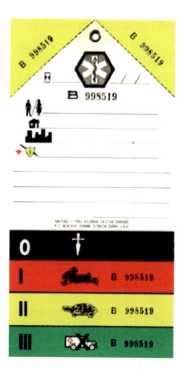

Figura 20.6 Identificação protocolo START.

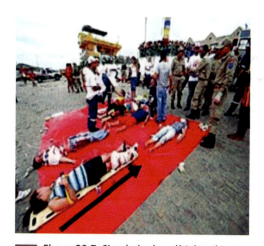

Figura 20.7 Simulado de múltiplas vítimas.

Coordenador de transporte

Deve-se ter um coordenador de transporte que irá classificar e alinhar os veículos. Ele informará ao coordenado do posto médico avançado a disponibilidade de viaturas, organizará a entrada e saída de veículos conforme solicitado.

Coordenador geral do posto médico avançado

Ele coordenará as ações de saúde, definirá a distribuição dos profissionais para atendimento, ordenará a saída, o destino e o tipo de transporte das vítimas. É função do coordenar geral do PMA informar e solicitar recursos adicionais à Regulação Médica e determinar o encerramento das ações de saúde.

Coordenador posto médico vermelho e amarelo

Coordenará as equipes das lonas vermelhas e amarelas, organizará o fluxo de saída das vítimas, selecionando os mais críticos, equilibrando os recursos conforme a demanda e atualizando dados sobre as vítimas vermelhas e amarelas ao coordenador geral PMA.

Coordenador PMA verde

Este coordenará as equipes das lonas verdes, reavaliará os casos, tratará os ferimentos leves, solicitará apoio se necessário e orientará para transporte simples (veículos normais, ônibus e furgões).

Comunicação

Os coordenadores do PMA, transporte, posto vermelho e posto amarelo devem possuir comunicadores. Apenas o coordenador geral do PMA fala com a Central de Regulação Médica, com os bombeiros e com a coordenação de transporte.

A Central de Regulação Médica deverá manter uma comunicação constante com o coordenador geral do PMA, informando sobre os hospitais locais, as unidades de pronto-atendimento e hospitais de outras localidades, se necessário.

Concluímos, então, que o atendimento de Incidente de Múltiplas Vítimas realmente é uma tarefa difícil, necessitando de um treinamento profissional contínuo e de preferência com a participação de todas as instituições mencionadas neste capítulo, para reduzir os erros e aumentar as chances de sucesso no atendimento a múltiplas vítimas. Deve-se realizar inúmeros simulados de possíveis incidentes em nossa cidade e região. Deve-se fazer um estudo dos possíveis incidentes a múltiplas vítimas, seja em setores privados ou públicos, e treinar ao máximo todo o pessoal envolvido no atendimento.

Quanto mais treinarmos, mais capacitados estaremos e, assim, aumentaremos o número de vítimas a serem salvas por nossas equipes.

Referências

1. ISDR - International Strategy for Disaster Reduction. Living with risk: a global review of disaster reduction initiatives. Preliminary version. Geneva, Switzerland: UN/ISDR, 2002.
2. Lamas PV, Garrido RH. Un enfoque de programación estocástica para logística de emergencias por desastres naturales. Anais do XVI Congresso Pan-Americano de Engenharia de Tráfego e Transportes e Logística, 2010. IST, Lisboa.
3. Marcelino EV, Nunes LH, Kobiyama M. Mapeamento de risco de desastres naturais do Estado de Santa Catarina. Caminhos da Geografia (UFU. Online), Uberlândia. 2006; 7: p.72-84. Disponível em: http://www.labhidro.ufsc.br/Artigos/Emerson%20et%20al%20%28UFU%202006%29%20vol.%207_n.%2017%20%28mapeamento%20de%20riscos%29.pdf (acessado em 20/04/2011).
4. Neto SLR. Um modelo conceitual de sistema de apoio à decisão espacial para gestão de desastres por inundações. São Paulo, 2000. Tese de doutorado - Escola Politécnica da Universidade de São Paulo.
5. Souza JC. Dimensionamento, localização e escalonamento temporal de serviços de emergência. Santa Catarina, 1996. Tese de doutorado. Depto. de Engenharia de Produção, UFSC. Florianópolis, SC.
6. TRB - Transportation Research Board. A Guide to Planning Resources on Transportation and Hazards. 2010. Disponível em: http://www.trb.org/Publications/Public/Blurbs/162332.aspx (acessado em 20/05/2011).

CAPÍTULO 21

• Alberto Starzewski Junior

Transporte Intra e Inter-hospitalar

O transporte de pacientes, de uma instituição para outra (inter-hospitalar) ou mesmo dentro das dependências da unidade de saúde (intra-hospitalar) é um momento crítico; se diversos pontos não forem observados poderemos ter a piora do quadro clínico, impactos no prognóstico e na morbidade, ou consequências fatais, dependendo do caso. O objetivo deste capítulo é discutir esses pontos e as etapas que compõem esse transporte.

Existem duas situações de transporte de pacientes: o transporte primário e o secundário. O transporte primário faz parte do atendimento pré-hospitalar, em que o paciente após o socorro no local é levado para seu tratamento definitivo. O transporte secundário consiste em um transporte inter-hospitalar, em que o paciente é encaminhado para outras unidades onde exista recurso necessário (tecnologia e/ou especialistas) para ele, naquele momento, e que não está presente em seu local de origem.[1] Também acrescentamos aqui o transporte intra-hospitalar, necessário para a realização de testes diagnósticos (tomografia computadorizada, ressonância nuclear magnética, angiografias, etc.), intervenções terapêuticas (como para o centro cirúrgico) ou para a internação em unidades de terapia intensiva (UTI).[1-3] O transporte intra-hospitalar pode, por descuido, ser negligenciado ou tido como de menor importância, entretanto possui momentos e detalhes tão importantes semelhantes ao transporte inter-hospitalar.

Uma condição fundamental para que o paciente seja transportado é a estabilidade hemodinâmica. Isto devido a inúmeras dificuldades de manejo da instabilidade hemodinâmica em ambiente extra-hospitalar. No entanto, essa condição de estabilidade momentânea não impede que o paciente apresente uma degeneração de seu quadro durante o transporte, seja inter ou intra-hospitalar. Assim sendo, o profissional que acompanha o paciente deve estar preparado para reconhecer rapidamente essa condição e prontamente abordá-la, além de possuir consigo os recursos para conduzi-la.

No transporte primário (atendimento pré-hospitalar), podemos ciar algumas exceções em que o transporte é realizado mesmo com o paciente não totalmente estabilizado. O transporte se torna mandatório basicamente em duas situações:

- Havendo risco para equipe e/ou paciente. Podemos ter como exemplos casos de: presença de pessoas agressivas ou casos de violência e presença do agressor ou seu possível retorno ao local, tumultos sociais, vazamento de gases perigosos ou produtos químicos perigosos, etc.;
- Quando o quadro do paciente necessita de uma abordagem que será realizada apenas no intra-hospitalar para sua estabilização. Como exemplos, temos:

paciente com choque hipovolêmico descompensado devido hemorragia interna, em que é necessária uma abordagem cirúrgica, trauma craniencefálico (TCE) com hipertensão intracraniana, acidente vascular encefálico no qual o paciente necessita ser rapidamente submetido à uma tomografia computadorizada, etc.;

Como devemos proceder nesses casos? Na primeira situação, devemos sair rapidamente do local e parar a ambulância em local seguro, quando então o paciente será abordado corretamente e estabilizado. Como abordado em capítulo sobre segurança de cena, o atendimento do paciente não deverá ser realizado se a equipe ou o próprio paciente correr riscos.

Na segunda situação mencionada acima, devemos nos dirigir para o local de tratamento definitivo o quanto antes, mas já realizando medidas que contribuam para o controle do quadro (hidratação, medicamentos, suporte ventilatório, etc.) durante o transporte.[4]

No transporte secundário inter-hospitalar, de modo geral, toda transferência deve ser feita com o paciente estável. São muito raras as situações em que expomos o paciente instável ao risco de uma transferência, estando com seus padrões hemodinâmicos alterados. Mesmo quando o tratamento definitivo ou os recursos necessários para aquele paciente não estejam disponíveis na instituição, deve ser dado todo o suporte necessário (controle de vias aéreas, suporte ventilatório, suporte hemodinâmico, uso de drogas vasoativas ou outros medicamentos e realização de procedimentos emergenciais básicos), buscando melhores condições para seu encaminhamento.

Já no caso do transporte intra-hospitalar com paciente instável, devemos levar em consideração alguns fatores para sua realização:

1. Real necessidade da transferência de setor para o paciente e benefício que ela possa acarretar;[2,3]
2. Existência de procedimentos mais simples que podem ser realizados à beira do leito.[3]

Do mesmo modo que é realizada o transporte inter-hospitalar, a equipe que acompanha o paciente no transporte intra-hospitalar deve possuir consigo equipamentos e recursos para o atendimento de intercorrências durante o transporte.

Tipos de veículo de suporte para transporte de pacientes

Os veículos (terrestres, aéreos ou aquaviários) que se destinam exclusivamente ao transporte de pacientes são chamados de ambulâncias. Estas são classificadas em seis tipos[5]:

- **TIPO A: ambulância de transporte:** veículo destinado ao transporte em decúbito horizontal de pacientes que não apresentam risco de vida, para remoções simples e de caráter eletivo;
- **TIPO B: ambulância de suporte básico:** veículo destinado ao transporte inter-hospitalar ou atendimento pré-hospitalar de pacientes com gravidade menor, já que este não conta com o suporte do profissional médico;
- **TIPO C: ambulância de resgate:** veículo de atendimento de urgências pré-hospitalares de pacientes vítimas de acidentes ou pacientes em locais de difícil acesso, com equipamentos de salvamento (terrestre, aquático e em alturas), também sem a presença do profissional médico;
- **TIPO D: ambulância de suporte avançado:** veículo destinado ao atendimento e ao transporte de pacientes de alto risco em emergências pré-hospitalares e/ou de transporte inter-hospitalar que necessitam de cuidados médicos intensivos. Deve contar com os equipamentos médicos necessários para essa função, além da presença do profissional médico;
- **TIPO E: aeronave de transporte médico:** utilizada para transporte inter-hospitalar de pacientes (asa fixa ou rotativa) ou aeronave para ações de resgate (asa rotativa), todas dotadas de equipamentos médicos homologados pelo Departamento de Aviação Civil

(DAC). Sempre contam com a presença do profissional médico. Estão abordadas em capítulo específico;

- **TIPO F: embarcação de transporte médico:** veículo motorizado aquaviário, destinado ao transporte por via marítima ou fluvial. Pode ou não contar com a presença do profissional médico.

No caso do transporte primário, o tipo de recurso a ser enviado depende da Central de Operações, como já mencionado em capítulos anteriores.

Nos transportes secundários, a escolha do tipo de recurso e dos componentes da equipe que acompanharão o paciente é feita e é de responsabilidade da equipe médica da origem do paciente. Assim, em transportes inter-hospitalares a equipe deve decidir a necessidade ou não de um veículo com suporte avançado de vida, e nos intra-hospitalares, a existência ou não de um médico acompanhando o paciente durante todo o tempo.

De modo geral, a necessidade de um suporte avançado e da presença do profissional médico está nos casos de pacientes com quadros mais graves, quadros que podem instabilizar subitamente ou que possam necessitar intervenções ou condutas durante a sua realização. Podemos citar como exemplo pacientes com via aérea invasiva (intubação orotraqueal, crico ou traqueostomia), onde podem ocorrer deslocamentos ou obstruções, uso de drogas vasoativas, TCE grave, choque, pacientes rebaixados, etc.

Características específicas do transporte de pacientes

Em qualquer tipo de transporte, a equipe responsável pela sua realização deve estar familiarizada e treinada para atuação no ambiente extra-hospitalar, especificamente dentro de uma ambulância. Um transporte realizado por profissionais não habituados ou não treinados com esse tipo de atendimento aumenta a ocorrência de complicações e iatrogenias.[2,3,6]

Esse atendimento é muito diferente de outras situações, principalmente devido a características específicas, como o espaço reduzido e a pouca mobilidade, a disposição dos aparelhos, drogas e materiais, a movimentação do veículo.

Outros fatores relacionados com o próprio paciente e seu quadro devem ser considerados, como a dor provocada pela sua movimentação durante o deslocamento e alterações decorrentes da mudança de decúbito.[2] Além do risco de extubação da via aérea avançada, perda de acessos, sondas ou drenos.

Realização do transporte

Na tentativa de realizar corretamente o transporte, minimizar e abordar riscos específicos, dividimos o transporte do paciente em três fases: preparatória, transferência e pós-transporte.[1,2,3]

Fase preparatória

É a fase inicial, na qual são tomadas todas as precauções necessárias em relação à transferência (de unidade ou setor), incluindo a checagem da ambulância (quando necessária), equipamentos, medicamentos, rede de gases e a certificação de que o local de destino está pronto e aguardando a recepção do paciente.

A fase inicia-se com um breve estudo do caso. Devemos tomar conhecimento do caso (incluindo histórico médico e condutas já realizadas) e examinar o paciente. "Deve-se avaliar a gravidade e a condição atual do paciente, promovendo a melhor estabilização cardiorrespiratória possível".[1,2] Nesse momento averiguamos a necessidade individual de algum equipamento (já checado previamente) ou droga e instalamos no paciente ou fazemos a troca do equipamento da instituição de origem pelo de transporte.

Alguns pontos devem receber um destaque especial:

1. **Controle da via aérea:** pacientes rebaixados, com risco de broncoaspiração, distúrbio grave da ventilação ou insuficiência respiratória grave devem manter uma via aérea avançada durante o transporte, com preferência pela intubação orotraqueal;

2. **Manutenção da ventilação:** pacientes com hipóxia (saturação de $O_2 \leq 94\%$) devem re-

ceber oxigênio suplementar.[7] No caso de pacientes intubados, o uso do ventilador de transporte mostrou-se superior à ventilação com o dispositivo bolsa-valva-máscara;[2,8]

3. **Acessos vasculares:** os pacientes que serão transportados devem possuir acesso vascular puncionado, fixado e pérvio. Caso contrário, algum deve ser providenciado nesse momento. Isso é fundamental para o caso de qualquer intercorrência que possa ocorrer durante o trajeto;
4. **Introdução ou manutenção** (se necessário) de medicamentos ou fluidos sob infusão contínua;
5. **Imobilizações:** no caso de fraturas ou luxações, estas devem estar imobilizadas durante o transporte, e, na suspeita de trauma raquimedular, o paciente deve estar sob prancha longa rígida, utilizando colar cervical e estabilizadores laterais da cabeça.[4]

Um ponto crítico que deve ser observado na troca de leitos ou macas é a mobilização do paciente, drenos, sondas e cânulas. Devemos tomar extremo cuidado para sua realização.

Fase de transferência

É a fase do transporte propriamente dito. Nosso foco nesse momento é manter o paciente estável e prevenir a piora do quadro clínico.[1,2]

O fundamental nessa fase é a monitorização contínua e a reavaliação constante do paciente.

A monitorização não pode em nenhum momento ser negligenciada.[6] Esta constitui-se basicamente por parâmetros não invasivos, como ritmo cardíaco, frequência cardíaca e respiratória, oximetria de pulso e pressão arterial. Os pacientes intubados em uso de ventilador mecânico devem ter a pressão das vias aéreas monitorizada e os alarmes que indicam desconexão ou elevação dessa pressão devem estar habilitados.[1,2] Para os pacientes intubados, também é recomendada a monitorização da curva de capnografia.[9]

A reavaliação do estado do paciente também deve ser realizada constantemente durante o transporte.

Diversos são os fatores que podem levar a intercorrências durante o transporte como extubação ou deslocamento da cânula orotraqueal, falha na rede de oxigênio, mau funcionamento de equipamentos por falta de energia, bateria descarregada ou defeitos, perda de acesso vascular, perda de sondas (nasogástrica, enteral, vesical) ou drenos.[2]

Uma regra simples que pode nos ajudar a manter a reavaliação constante ou abordar uma intercorrência é baseada na sequência preconizada pelo Colégio Americano de Cirurgiões, também chamado de "ABC do trauma";[4,10] esta pode ser utilizada tanto para pacientes cirúrgicos, traumatizados ou não, como para pacientes clínicos, a saber:

A) **Abertura de vias aéreas:** avaliar a permeabilidade das vias aéreas ou o estado do tubo endotraqueal se paciente intubado (deslocamento, obstrução);

B) **Boa respiração/ventilação:** verificar a possibilidade de hipóxia, pneumotórax (principalmente em paciente sob intubação), falhas no equipamento (ventilador mecânico, rede ou cilindros de gases);

C) **Circulação:** investigar a descompensação de um quadro de choque (hipovolêmico, cardiogênico, obstrutivo ou distributivo), a presença de sangramentos (por perda de drenos, sondas ou acessos vasculares);

D) **Disfunção neurológica:** rever nível de consciência (podemos utilizar a escala de coma de Glasgow), avaliar pupilas (tamanho, simetria e reflexo fotomotor) e exame neurológico breve;

E) **Exposição/Ambiente:** procurar outras lesões no paciente, controlar a hipotermia (manter sua temperatura corporal), avaliar drenos, sondas, acessos, cânulas e equipamentos que estão sendo utilizados.

No caso de alguma intercorrência, com alteração do quadro clínico ou dos parâmetros monitorizados, esta deve ser prontamente abordada e corrigida. Caso o paciente venha a apresentar uma parada respiratória ou cardiorrespiratória, abordamos a situação seguindo os protocolos da American Heart Association, iniciando pelas compressões torácicas (no caso de parada cardiorrespiratória).[9]

Fase pós-transporte

É a fase final do transporte, na qual o paciente é entregue à unidade de saúde ou setor de destino. Devemos observar novamente a troca de leitos ou macas, a mobilização do paciente, de drenos, sondas, cânulas e a troca do equipamento de transporte pelo do destino. Nessa fase, deve ser observado o mesmo cuidado tomado na fase inicial.

Devemos observar atentamente, e por certo período, os parâmetros hemodinâmicos e respiratórios do paciente. As complicações referentes ao transporte podem acontecer até quatro horas após sua realização.[3] Quaisquer alterações do quadro ocorridas devido ao transporte devem ser abordadas e corrigidas.

Transporte aeromédico

O transporte aeromédico consiste na remoção de pacientes por meio de aeronaves, sejam de asa fixa (jatos ou aviões) ou rotativa (helicópteros), podendo realizar um transporte primário (pré-hospitalar) ou secundário (transferências).[1,11] É um transporte que proporciona a assistência rápida, tanto na chegada ao paciente quanto ao seu local de destino. Além

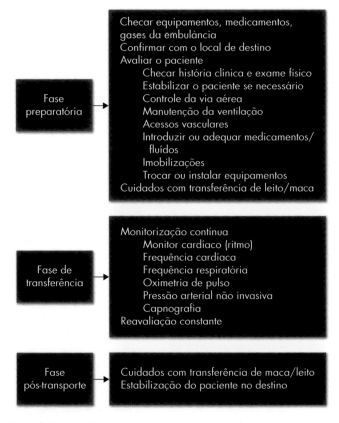

Esquema 21.1 Fases do transporte.

disso permite a transferência de pacientes para longas distâncias. Como desvantagem desse transporte temos o seu custo.

É fundamental que a equipe que participe desse tipo de transporte possua treinamento específico para realizá-lo.

Os procedimentos durante a transferência de pacientes pelo transporte aéreo devem seguir os mesmos passos apresentados acima, com algumas características próprias devido a alterações referentes principalmente à diminuição da pressão atmosférica, déficit de oxigênio, menor umidade do ar, ruídos e vibrações, maior exposição a radiações, estresses, alterações do ritmo circadiano, forças acelerativas e gravitacionais, sobrecargas musculoesqueléticas, variação de luminosidade e temperatura. Estas interferem tanto na fisiologia normal quanto na patologia do paciente. Por isso, devem ser consideradas e abordadas de acordo com cada paciente.[1,11]

Gostaríamos de destacar entre as alterações citadas acima a hipóxia a qual é submetido o paciente, mesmo com a cabine da aeronave pressurizada. Como explicado pelas leis da Física, à medida que aumenta a altitude e diminui a pressão atmosférica ocorre também a diminuição da pressão parcial de oxigênio (O_2). Assim o paciente é submetido à chamada hipóxia hipóxica. Vários fatores influenciam a susceptibilidade individual à hipóxia e devem ser levados em consideração, como o tabagismo, o condicionamento físico, o estado nutricional, as doenças de base, entre outros, além do quadro clínico atual apresentado pelo paciente. Devemos abordar o suporte ventilatório e a oferta de oxigênio (O_2) de forma diferenciada e com maior atenção durante o transporte aeromédico.[11]

Aspectos éticos

A transferência é um ato de responsabilidade médica, e por isso está sujeita às implicações ético-legais relativas ao mesmo.[12] Assim sendo, não podemos deixar de mencionar alguns aspectos éticos em relação às transferências, que devem ser observados pela equipe.

Antes de tudo devemos questionar se a transferência do paciente, principalmente para outra instituição, realmente terá impacto significativo sobre seu diagnóstico ou terapêutica. Vimos que esse procedimento envolve vários riscos e temos que estar certos de que estes serão menores que os benefícios gerados. Essa é uma preocupação fundamental e que é considerada por vários autores quando ser eferem ao assunto.[1-3,6]

Como em todo ato médico, devemos considerar sempre a autonomia do paciente, assim, faz-se necessário o consentimento dele, após seu esclarecimento, ou de seu responsável legal. Esse procedimento pode ser dispensado apenas em caso de risco iminente de morte ou quando na impossibilidade de localizar o(s) responsável(is).[13,14]

O contato prévio com a instituição de destino é obrigatório e fundamental. Cabe mencionar aqui também que a transferência só poderá ser realizada após concordância do médico que irá receber o paciente ou do diretor técnico do hospital de destino.[13]

Com relação à responsabilidade sobre o paciente, está recai sobre o médico transferente (assistente ou substituto), até que o paciente seja efetivamente recebido por outro médico, quando este então assume a responsabilidade sobre o paciente. Isso também inclui a escolha do tipo de suporte, se básico ou avançado (como já mencionado anteriormente). Portanto, a responsabilidade do médico do local de origem vai até o médico da ambulância assumir o caso, tomando-a para si, nos casos de suporte avançado, ou até o paciente chegar ao destino e ser atendido pelo médico da instituição receptora, nos casos de suporte básico. No entanto, as providências administrativas e operacionais para o transporte não são de responsabilidade médica.[13]

Como mencionado no artigo 87 do Código de Ética Médica, o médico não pode deixar de elaborar prontuário para cada paciente.[14] Nesse sentido, o médico que acompanha a transferência deve manter anotações em ficha própria para isso, sobre estado do paciente e/ou intercorrências em todas as fases da transferência e condutas tomadas. Do mesmo modo, "todo paciente removido deve ser acompanhado por relatório completo, legível e assinado (com número do Conselho Regional de Medicina)", elaborado pelo médico que solicitou a transferência. Tanto a ficha de transferência quanto esse relatório serão parte integrante do prontuário de destino.[13]

Conclusão

Muitas vezes o prognóstico de um paciente depende de uma transferência, seja para realização de um exame diagnóstico, seja para uma intervenção terapêutica. Entretanto esse período fundamental é crítico e pode trazer graves consequências se não for realizado corretamente ou por equipe treinada e habituada.

Devemos estar atentos e não tratar com menos importância ou negligência essa fase. O risco ao paciente durante o transporte pode e deve ser minimizado por meio de um planejamento cuidadoso, qualificação do pessoal responsável e seleção de equipamentos adequados.[2,6]

Referências

1. Pereira Júnior GA, Nunes TL, Basile-Filho A. Transporte do paciente crítico. Medicina (Ribeirão Preto). 2001; 34: 143-53.
2. Pereira Júnior GA, Carvalho JB, Ponte Filho AD, Malzone DA, Pedersoli CE. Transporte intra-hospitalar do paciente crítico. Medicina (Ribeirão Preto). 2007; 40(4): 500-8,.
3. Japiassu AM. Transporte intra-hospitalar de pacientes graves. Revista Brasileira Terapia Intensiva. 2005; 17(3): 217-20.
4. National Association of Emergency Medical Technicians (NAEMT). Atendimento pré-hospitalar ao traumatizado. PHTLS, 6ª ed. Rio de Janeiro, Elsevier, 2007.
5. Ministério da Saúde. Portaria MS/GM nº 2.048, 2002.
6. Zuchelo LTS, Chiavone PA. Transporte intra-hospitalar de pacientes sob ventilação invasiva: repercussões cardiorrespiratórias e eventos adversos. J Bras Pneumol. 2009; 35(4): 367-74.
7. Peberdy MA, Callaway CW, Neumar RW, Geocadin RG, Zimmerman JL, Donnino M, et al. Part 9: Post-cardiac arrest care: 2010 American Heart Association guidelines for cardiopulmonary resuscitation and emergency cardiovascular care. Circulation. 2010; 122: S768-86.
8. Nakamura T, Fujino Y, Uchiyama A, Mashimo T, Nishumura M. Intrahospital transport of critically ill patients using ventilador with patient-triggering function. Chest. 2003; 123: 159-64.
9. Neumar RW, Otto CW, Link MS, Kronick SL, Shuster M, Callaway CW et al. Part 8: Adult advanced cardiovascular life support: 2010 American Heart Association guidelines for cardiopulmonary resuscitation and emergency cardiovascular care. Circulation. 2010; 122: S729-67.
10. Colégio Americano de Cirurgiões – Comitê de Trauma. Suporte avançado de vida no trauma para médicos. ATLS – Manual do curso de alunos, 8ª ed. Chicago, American College of Surgeons, 2009.
11. Timerman S, Alves PM. Diretriz de doença cardiovascular e viagem aérea. Noções de transporte aeromédico. Sociedade Brasileira de Cardiologia, 2003.
12. Batista Neto J, Farias G. Atendimento inicial ao traumatizado com lesão vascular. In: Pitta GBB, Castro AA, Burihan E, editores. Angiologia e Cirurgia Vascular: Guia Ilustrado. Maceió, UNCISAL/ECMAL & LAVA, 2003.
13. Conselho Federal de Medicina. Resolução CFM nº 1.672, 2003.
14. Conselho Federal de Medicina. Resolução CFM nº 1.931, 2009.

CAPÍTULO 22

Ceila Maria Sant'Ana Malaque • Fan Hui Wen

Acidentes por Animais Peçonhentos no Brasil

No Brasil, serpentes, escorpiões, aranhas, lagartas e abelhas podem causar envenenamentos e resultar na indicação de terapia antiveneno. A frequência anual desses acidentes no país é elevada, sendo os casos de escorpionismo os mais comuns (Tabela 22.1).

No atendimento pré-hospitalar de emergência aos acidentados por animais peçonhentos, alguns aspectos devem ser ressaltados:

- O acidente leva invariavelmente a uma situação de estresse, sendo fundamental que o profissional procure manter o paciente calmo até a realização do atendimento, sob risco de haver mascaramento dos sintomas do envenenamento;
- A gravidade é determinada pela intensidade das manifestações locais e sistêmicas, e varia de acordo com o mecanismo de ação do veneno de cada tipo de animal;
- O diagnóstico e a orientação terapêutica são baseados na sintomatologia local e sistêmica apresentada pelo paciente. A captura do animal para identificação au-

TABELA 22.1 Acidentes e óbitos por animais peçonhentos nos Brasil, segundo o agente, no ano de 2016.

Animal	Casos Frequência (n)	%	Óbitos Frequência (n)	Letalidade (%)
Escorpiões	90922	53,83	121	0,13
Serpentes	26295	15,57	109	0,41
Aranhas	28758	17,03	22	0,08
Ac. Abelhas	11982	7,09	30	0,25
Lagartas	3771	2,23	2	0,05
Não referido	7188	4,26	6	0,08
Total	168916	100,0	290	0,17

Fonte: Sinan-Animais Peçonhentos/SVS/MS (18/11/2018)

xilia, porém não é imprescindível, não devendo ser motivo para retardo no encaminhamento ao serviço de saúde.

- O tempo decorrido entre acidente e atendimento é importante fator prognóstico, porém não há um tempo limite para instituir o tratamento específico ou de suporte.

O único tratamento específico dos envenenamentos por animais peçonhentos é o antiveneno, constituído por imunoglobulinas heterólogas purificadas. No entanto, é preciso considerar que nem todos os pacientes acidentados requerem a terapia antiveneno.

No Brasil quatro laboratórios públicos produzem antivenenos para cada tipo de acidente, com exceção dos ataques maciços por abelhas e dos acidentes por *Latrodectus* (aranha conhecida como "viúva negra"). Todos os soros antivenenos são adquiridos pelo Ministério da Saúde que distribui às secretarias estaduais de saúde, e estas, por sua vez, a hospitais credenciados em municípios estratégicos, não havendo, portanto, venda comercial no país.

Acidente ofídico

São quatro os gêneros das serpentes que podem causar envenenamento com indicação para receber antiveneno específico. Dentre eles, o gênero *Bothrops* é o principal agente causador de acidente ofídico no Brasil (Quadro 22.1).

Os acidentes por serpentes em geral acontecem na mata, no roçado, em quintais de chácaras e sítios e terrenos baldios de periferias.

Acidente botrópico

As serpentes do gênero *Bothrops* são encontradas em todo o país e, devido à sua ampla distribuição, o acidente botrópico é o mais comum entre os acidentes ofídicos (Quadro 22.1).

O acidente botrópico pode evoluir com alterações locais e/ou sistêmicas, decorrentes da ação do veneno que causa alteração de coagulação, lesão endotelial e atividade inflamatória.

Alterações locais. Após a picada, há sangramento pelos orifícios de inoculação em pequena quantidade e o local pode evoluir com edema, dor, eritema e equimose (Figuras 22.5 e 22.6). Bolhas podem surgir (Figura 22.7).

Alterações sistêmicas. A alteração sistêmica mais frequentemente observada é a incoagulabilidade sanguínea, que é detectada através de testes de coagulação. Equimose (local e regional) e sangramentos espontâneos como gengivorragia, epistaxe e hematúria podem ocorrer. Hematêmese, enterorragia, sangramento em sistema nervoso central, hipotensão e choque são observados mais raramente. No Quadro 22.2 observa-se a classificação de gravidade, de acordo com as manifestações clínicas apresentadas.

Acidentes causados por serpentes filhotes podem evoluir sem alteração local ou esta pode ser mínima observando-se, porém, evidente alteração na coagulação.

QUADRO 22.1 Gênero de serpentes causadoras de envenenamento no Brasil.

Gênero da serpente	Nome popular	Acidente	Frequência (%)
Bothrops (Figura 22.1)	Jararaca, jararacuçu, urutu cruzeira, comboia; também conhecida como surucucu em alguns locais da Amazônia	Botrópico	86,0
Crotalus (Figura 22.2)	Cascavél	Crotálico	9,4
Lachesis (Figura 22.3)	Surucucu, pico-de-jaca	Laquético	3,6
Micrurus (Figura 22.4)	Coral verdadeira	Elapídico	1,0

Acidentes por Animais Peçonhentos no Brasil

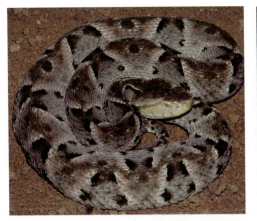

Figura 22.1 Exemplar de *Bothrops moojeni*.

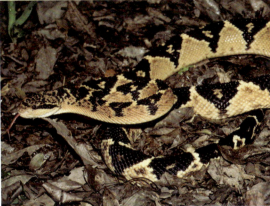

Figura 22.2 Exemplar de *Lachesis muta*.

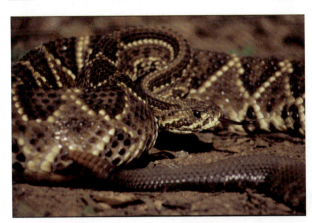

Figura 22.3 Exemplar de *Crotalus durissu collilineatus*.

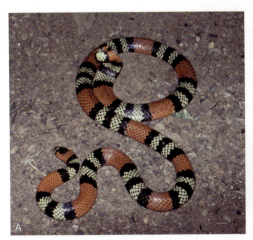

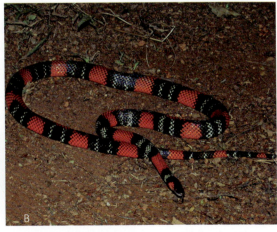

Figura 22.4 **(A)** Exemplar de *Micrurus frontalis* brasiliensis. **(B)** Observa-se um exemplar de uma **falsa coral** *Oxyhropus guibei,* **serpente não peçonhenta**, muitas vezes confundida com coral verdadeira.

Medicina de Emergência Pré-Hospitalar

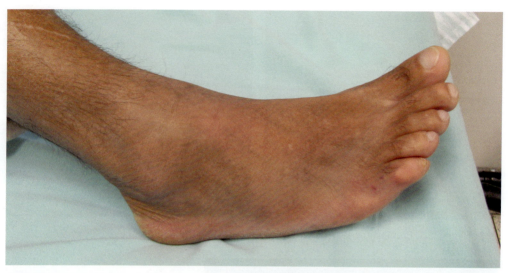

Figura 22.5 Acidente botrópico, onde se observa os sinais da picada, discreto edema e equimose na região lateral do pé.

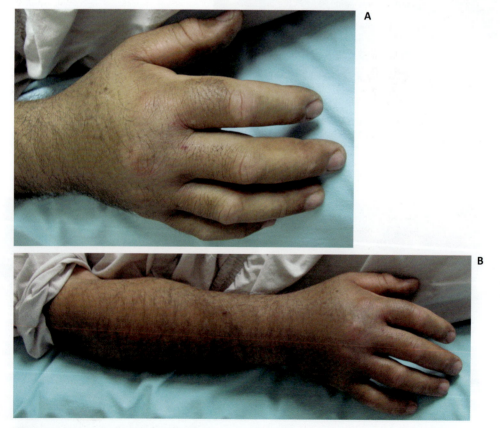

Figura 22.6 Acidente botrópico, com os sinais da picada em dorso de mão **(A)**, edema que atinge mão e antebraço, e equimose em mão **(B)**.

Acidentes por Animais Peçonhentos no Brasil

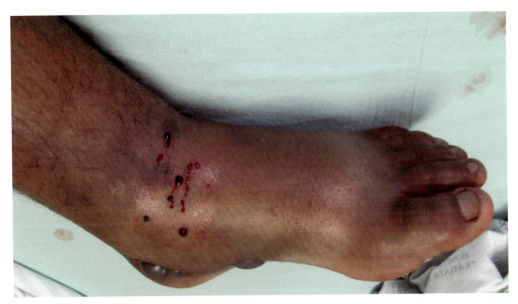

Figura 22.7 Acidente botrópico, com presença de sangramento no local da picada, edema, equimose e bolhas.

QUADRO 22.2 Classificação de gravidades dos acidentes ofídicos.

Acidente	Gravidade		
	Leve	Moderada	Grave
Botrópico (jararaca)	Edema local de até 2 segmentos*; sangramento em pele ou mucosas; pode haver apenas distúrbio de coagulação	Edema que atinge 3 a 4 segmentos*; sangramento sem comprometimento do estado geral; teste de coagulação normal ou alterado	Edema que atinge 5 segmentos*, hemorragia grave, hipotensão/choque; teste de coagulação normal ou alterado
Crotálico (cascavel)	Fácies miastênica pouco evidente, sem mialgia ou urina escura; teste de coagulação normal ou alterado	Fácies miastênica evidente; mialgia, urina escura discretas; teste de coagulação normal ou alterado	Fácies miastênica evidente; intensa mialgia, urina escura; pode haver insuficiência respiratória; teste de coagulação normal ou alterado
Laquético (pico-de-jaca)	-	Quadro local presente; pode haver sangramento; sem manifestações vagais	Quadro local intenso, pode haver sangramento; manifestações vagais presentes
Elapídico (coral)	Todos os casos são considerados potencialmente graves		

*O membro picado é dividido em 5 segmentos: por ex.: com relação ao membro superior: 1) Mão; 2) 1/2 distal do antebraço; 3) 1/2 proximal do antebraço; 4) 1/2 distal do braço; 5) 1/2 proximal do braço. Do mesmo modo divide-se o membro inferior em 5 segmentos.

Alguns pacientes podem evoluir com complicações locais ou sistêmicas como infecção, necrose, síndrome compartimental (decorrente do edema que pode levar a compressão do feixe vasculonervoso) e a lesão renal aguda (LRA).

O óbito pode ocorrer devido a insuficiência renal aguda, hemorragia grave, choque ou septicemia.

Acidente laquético

As serpentes do gênero *Lachesis* são encontradas nas áreas de floresta da região Amazônica e na Mata Atlântica da região Nordeste até o norte do Rio de Janeiro. Ocorrem em áreas de baixa densidade populacional, em florestas, e, portanto, a frequência desses acidentes é pequena no Brasil. Como seu veneno apresenta atividades fisiopatológicas semelhantes ao das serpentes que causam o acidente botrópico, o quadro clínico pode ser indistinguível nas regiões em que se sobrepõem "jararacas" e "pico-de-jaca".

Diferencia-se, no entanto, o envenenamento laquético quando da presença de manifestações vagomiméticas, como náuseas, vômitos, sudorese, dores abdominais, diarreia, hipotensão e choque. A presença dessas alterações sugere fortemente o diagnóstico de acidente laquético.

Acidente crotálico

O acidente crotálico, causado por serpente do gênero *Crotalus,* representa a segunda causa de acidente ofídico no país. Diferentemente do veneno das serpentes dos gêneros *Bothrops* e *Lachesis*, o veneno crotálico não apresenta atividade inflamatória local. Portanto, as manifestações na região da picada são pouco proeminentes em relação àquelas observadas nos acidentes botrópico e laquético. As principais alterações observadas no acidente crotálico decorrem da ação do veneno que leva a bloqueio neuromuscular. As queixas iniciais são visão turva e "olhos pesados". O paciente pode evoluir com ptose palpebral, diplopia, podendo apresentar dificuldade para deglutição e ptose mandibular. Casos graves podem progredir com insuficiência respiratória (Quadro 22.2). Também ocorrem manifestações decorrentes de rabdomiólise como mialgia, colúria (por mioglobiúria). Mais raramente, são observados sangramentos como gengivorraria e equimoses decorrentes da ação pró-coagulante de veneno. A complicação mais frequente é a LRA.

Eventualmente, o quadro clínico pode se instalar mais lentamente, o que torna necessário manter uma observação mais rigorosa e prolongada.

Acidente elapídico

O acidente causado pelas corais verdadeiras (gênero *Micrurus*) é denominado elapídico devido ao fato de essas serpentes pertencerem à família Elapidae. Esses animais possuem coloração com anéis corporais pretos, brancos, amarelos e/ou vermelhos; são encontrados em todo o território brasileiro, porém o acidente é raro, devido às características dessas serpentes que possuem hábitos subterrâneos, boca pequena e presa não articulada.

A ausência da ação inflamatória local faz com que a região da picada não apresente alterações significativas, sendo evidente o quadro sistêmico neurotóxico, decorrente de bloqueio neuromuscular: turvação visual, diplopia, ptose palpebral, ptose mandibular, dificuldade para deglutição, sialorreia.

Em casos graves o paciente pode evoluir com dispneia e insuficiência respiratória por paralisia da musculatura respiratória. Mialgia discreta localizada e, mais raramente, a distância da região picada, pode ocorrer. Outras manifestações, como náuseas ou vômitos também são observadas.

As medidas a serem tomadas como conduta pré-hospitalar nos acidentes ofídicos estão indicadas no Quadro 22.3.

Acidentes por artrópodes

Entre os artrópodes de importância médica estão os escorpiões, algumas aranhas, lagartas e as abelhas, que podem causar ataques maciços, levando a múltiplas picadas.

Acidente escorpiônico

Os escorpiões estão amplamente distribuídos pelo Brasil. Nos últimos anos, o registro

■ QUADRO 22.3 Conduta pré-hospitalar indicada para os acidentes ofídicos.

Acidente	Conduta pré-hospitalar	
Botrópico (jararacas)	• Manter o membro atingido elevado, caso o paciente apresente edema; • Evitar administrar anti-inflamatório não hormonal (AINH); • Evitar administrar medicação por via intramuscular; • Quando possível, iniciar expansão volêmica com cristaloide por via endovenosa.	• Não fazer torniquete; • Não fazer incisão e/ou sucção; • Não fazer infiltração anestésica no local da picada; • Não injetar medicação no local da picada; • Levar o paciente, preferencialmente ao serviço médico de referência para tratamento dos acidentes por animais peçonhentos, onde estão disponíveis os soros antiveneno.
Laquético (surucucu, pico-de-jaca)		
Crotálico (cascavel)	• Evitar administrar AINH; • Evitar administrar medicação por via intramuscular; • Quando possível, iniciar expansão volêmica com cristaloide por via endovenosa; • Observar padrão respiratório e verificar oximetria de pulso; se necessário, administrar oxigênio complementar e avaliar necessidade de assistência ventilatória.	
Elapídico (coral verdadeira)	• Observar padrão respiratório e verificar oximetria de pulso; se necessário, administrar oxigênio complementar e avaliar necessidade de assistência ventilatória.	

desses acidentes tem aumentado significativamente devido à proliferação desses animais, principalmente nas periferias das áreas urbanas.

Somente o gênero *Tityus* é considerado de importância em saúde, e a espécie *T. serrulatus* (Figura 22.8) está associada a casos graves em crianças. A letalidade desses acidentes é relativamente baixa, porém os óbitos ocorrem predominantemente em menores de 14 anos de idade.

Na maioria dos casos, o acidente evolui apenas com quadro local. A dor é a principal manifestação e ocorre imediatamente após a picada. Sua intensidade é variável, sendo às vezes insuportável. São também observados na região da picada eritema, sudorese e piloereção.

Com menos frequência, alterações sistêmicas podem ocorrer, resultando em acidentes de gravidade mais acentuada (Quadro 22.4). As manifestações sistêmicas são decorrentes da liberação maciça de mediadores adrenérgicos e colinérgicos. Observam-se náuseas, vômitos, sudorese, sialorreia, agitação, taquipneia e taquicardia, convulsão, coma, bradicardia, insuficiência cardíaca, edema agudo de pulmão, choque.

As manifestações sistêmicas são mais frequentes em crianças e quando ocorrem são precoces, sendo observadas já na primeira hora após a picada, de forma que nas primeiras duas a três horas a gravidade do acidente está definida. A intensidade e a frequência dos vômitos é um sinal premonitório sensível da gravidade do envenenamento.

Na Região Norte do Brasil, têm se descrito acidentes por *T. obscurus* (Figura 22.9) nos quais o paciente refere sensação de "choque elétrico" pelo corpo, mioclonia, dismetria, disartria e ataxia da marcha.

Medicina de Emergência Pré-Hospitalar

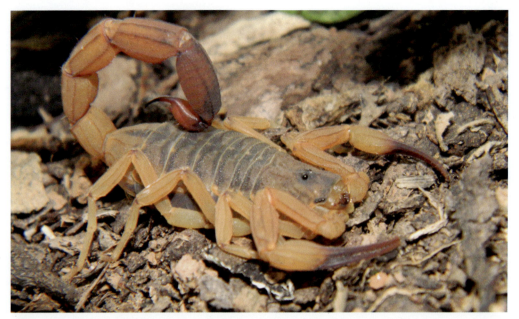

Figura 22.8 Exemplar de *Tityus serrulatus*.

QUADRO 23.4 Classificação de gravidade dos acidentes causados por artrópodes.

Acidente	Gravidade		
	Leve	Moderada	Grave
Escorpiônico	Dor, eritema, sudorese, piloereção, parestesia na região da picada	Quadro local e uma ou mais manifestações como: náuseas, vômitos, sudorese, sialorreia discretos, agitação, taquipneia e taquicardia	Além das manifestações anteriores: vômitos profusos e incoercíveis, sudorese profusa, sialorreia intensa, prostração, convulsão, coma bradicardia, insuficiência cardíaca, edema agudo de pulmão, choque
Foneutrismo (aranha armadeira)	Dor, edema, eritema, sudorese, parestesia local	Quadro local associado à sudorese, vômitos ocasionais, agitação, hipertensão arterial	Sudorese profusa, priapismo, vômitos frequentes, arritmia, choque, edema agudo de pulmão
Lonômico	Apenas quadro local, sem alteração de coagulação	Alteração de coagulação; sangramento pode ou não ocorrer; quando presente: em pele e/ou mucosas	Alteração de coagulação; presença de sangramento em vísceras ou complicações com risco de morte ao paciente

Acidentes por Animais Peçonhentos no Brasil

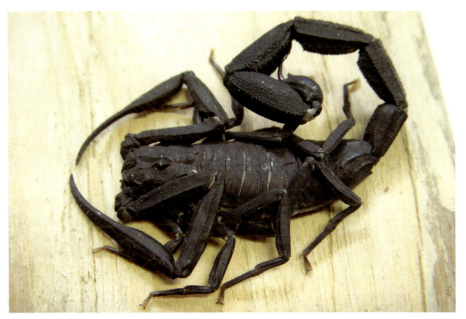

Figura 22.9 Exemplar de *Tityus obscurus*.

Considerando que a maioria dos acidentes evolui apenas com o quadro local, em geral o tratamento se limita ao controle da dor. Com menor frequência, naqueles acidentes que evoluem com manifestações sistêmicas, o antiveneno específico está indicado.

A conduta no atendimento pré-hospitalar para o acidente escorpiônico encontra-se descrita no Quadro 22.5.

Acidentes causados por aranhas

As aranhas consideradas de importância médica no Brasil pertencem a três gêneros: *Loxosceles*, *Phoneutria* e *Latrodectus* (Quadro 22.4). Dentre elas, as aranhas *Loxosceles* (Figura 22.10) são as responsáveis pela maioria dos acidentes, seguido pelos acidentes causados por *Phoneutria* (Figura 22.11). Relatos de envenenamentos por *Latrodectus* são raros no Brasil.

QUADRO 22.5 Conduta pré-hospitalar nos acidentes por escorpião e *Phoneutria*.

- Não colocar gelo no local da picada;
- Compressa morna pode ser utilizada;
- Para a dor muito intensa, está indicado bloqueio ou infiltração com anestésico local do tipo lidocaína 2%, sem vasoconstrictor;
- Observar padrão respiratório e verificar oximetria de pulso; se necessário, administrar oxigênio complementar;
- Observar nível de consciência;
- Atenção à pressão arterial e frequência cardíaca;
- Crianças com manifestações sistêmicas devem ser encaminhadas imediatamente ao pronto-socorro mais próximo;
- Nos casos graves, cuidado com administração de volume endovenoso devido ao risco de edema pulmonar decorrente de insuficiência cardíaca.

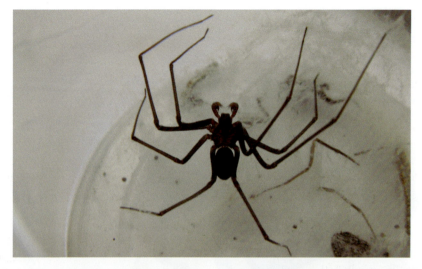

Figura 22.10 Exemplar de *Loxosceles gaucho* (popularmente conhecida como aranha marrom).

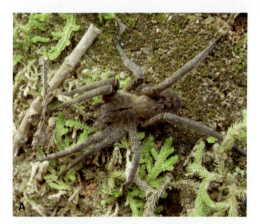
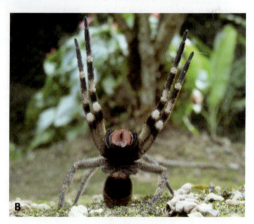

Figura 22.11 (A) Exemplar de *Phoneutria nigriventer* (conhecida como aranha armadeira); (B) posição característica, quando se sente em perigo.

QUADRO 22.6 Características das aranhas de importância médica no Brasil.

Loxosceles	Phoneutria	Latrodectus
Nome popular: "aranha marrom". Tem tamanho pequeno (3 cm 4 cm) e coloração marrom. Não é agressiva. É encontrada sob telhas, tijolos, madeiras; no interior de domicílios, vive escondida em porões, atrás de móveis e cantos escuros. O acidente ocorre quando a aranha é comprimida contra o corpo.	Nome popular: "aranha armadeira". Atinge até 15 cm de envergadura, tem coloração marrom-acinzentada. Como postura de defesa, eleva as patas dianteiras, apoiando-se sobre as traseiras. Tem hábitos noturnos, sendo encontrada em cachos de banana, palmeiras, debaixo de troncos caídos, pilhas de madeira e entulhos. Esconde-se dentro dos calçados.	Nome popular: "viúva-negra" ou "flamenguinha". A fêmea adulta atinge 3 cm de envergadura, tem coloração marrom, ou preta e vermelha, possui no ventre um desenho em forma de ampulheta.

Acidente por *Phoneutria*

Os acidentes causados pela aranha *Phoneutria*, cujo nome popular é armadeira, evoluem de forma muito semelhante ao acidente escorpiônico. No local da picada pode ser observado um ou dois pontos de inoculação. As manifestações locais são imediatas e a principal é a dor com ou sem irradiação, podendo ser de intensidade insuportável. São observados também edema e edema, sudorese na região da picada. Muitas vezes, apenas parestesia ou queimação é relatada.

Manifestações sistêmicas são pouco frequentes, e quando ocorrem são observadas especialmente em crianças. Nesses casos, vômitos, sudorese, hipertensão arterial, priapismo, bradicardia, hipotensão arterial, arritmias, edema agudo do pulmão, convulsões e coma são observados (Quadro 22.4). As alterações sistêmicas resultam da hiperatividade do sistema nervoso autônomo levando à liberação de neurotransmissores adrenérgicos ou colinérgicos.

Na maioria das vezes o tratamento é apenas sintomático, voltado para o controle da dor. O antiveneno está indicado quando há manifestação sistêmica.

No Quadro 22.5 encontram-se as orientações para as medidas pré-hospitalares indicadas no acidente por *Phoneutria*.

Acidente por *Loxosceles*

O envenenamento causado por aranha *Loxosceles*, a "aranha marrom", pode levar a uma lesão cutâneo-necrótica e, mais raramente, associada à lesão cutânea, um quadro de hemólise intravascular.

A forma cutânea é a mais frequente. O quadro inicia-se com dor discreta após a picada e que posteriormente evolui, em período que pode variar de 2 a 8 horas, com edema e eritema no local da picada. Nas primeiras 24 horas surge mácula com áreas de equimose, mescladas com eritema violáceo e palidez ("mácula marmórea"), muitas vezes com halo eritematoso ao redor (Figuras 22.12 e 22.13). Após cerca de uma semana a lesão pode evoluir para uma escara seca e, posteriormente, úlcera. Em paralelo, nas primeiras 24 a 72 horas, podem ser relatadas manifestações gerais como febre, náuseas, vômitos, tontura, cefaleia e exantema macular ou maculopapular, frequentemente pruriginoso.

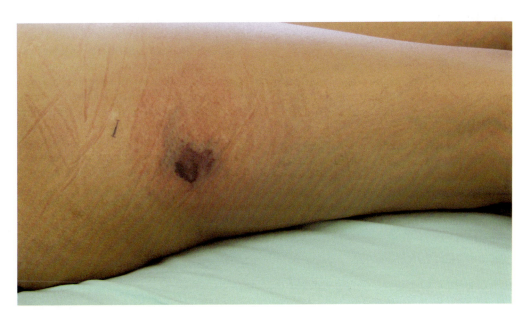

Figura 22.12 Acidente causado por aranha *Loxosceles*. Picada em região lateral de coxa onde se observa "mácula marmórea" envolta por halo eritematoso.

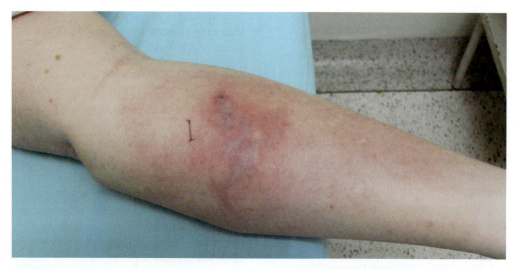

Figura 22.13 Acidente causado por aranha *Loxosceles*. A picada ocorreu em região anterior de antebraço, observando-se área de edema, "mácula marmórea" irregular, com eritema ao redor.

Mais raramente, associado à lesão cutânea, hemólise intravascular é observada, a chamada forma cutâneo-hemolítica. O quadro clínico relacionado à hemólise intravascular, como anemia aguda, icterícia, hemoglobinúria, na grande maioria dos casos surge nas primeiras 72 horas do envenenamento. Nessa forma, lesão renal aguda (LRA) pode ser observada e, com menor frequência, coagulação intravascular disseminada (CIVD).

Em atendimento de emergência ou urgência poucas são as medidas de atendimento pré-hospitalar a serem adotadas (Quadro 22.7).

Acidente por *Latrodectus*

Os acidentes causados pela aranha *Latrodectus*, conhecida como "viúva-negra", são muito raros no Brasil.

Após a picada observa-se dor local que pode se generalizar e evoluir com manifestações como tremores, agitação, contraturas musculares, dor abdominal. Também são descritos blefaroconjuntivite, sudorese, hipertensão arterial, taquicardia que pode evoluir para bradicardia, retenção urinária, priapismo e choque.

O tratamento é sintomático, incluindo analgésico, benzodiazepínicos e clorpromazina. Não há antiveneno para esse acidente no Brasil.

Acidente por lagartas do gênero *Lonomia*

Várias famílias e gêneros de lagartas, conhecidas como "taturanas", "orugas", "tapurus", entre outras, podem causar acidentes benignos, com manifestações clínicas limitadas ao local de contato das cerdas com a pele. Entretanto, apenas o gênero *Lonomia* leva a um quadro sistêmico, caracterizado por uma síndrome hemorrágica com potencial para evoluir com complicações e óbito decorrente de sangramentos.

O veneno da *Lonomia* tem atividade pró-coagulante, levando ao consumo de fibrinogênio e à incoagulabilidade sanguínea.

QUADRO 22.7 Conduta pré-hospitalar no loxoscelismo.

- Para a lesão cutânea compressa fria pode auxiliar no controle da dor;
- Em pacientes que evoluem com hemólise e anemia grave avaliar a necessidade de oxigênio suplementar e outras medidas de suporte conforme as alterações observadas decorrentes das complicações.

O envenenamento ocorre através do contato com as cerdas da taturana. Logo após, há dor em queimação, de início imediato, muitas vezes intensa e irradiada para região proximal do membro atingido, e eventualmente acompanhada por prurido discreto. Além da dor, há edema e eritema, muitas vezes com lesões puntiformes decorrentes da compressão das cerdas na pele, e frequentemente enfartamento ganglionar regional.

Alguns pacientes podem evoluir com alterações sistêmicas, a denominada síndrome hemorrágica, que se instalam algumas horas após o acidente. Manifestações inespecíficas como cefaleia, mal-estar, náuseas e dor abdominal podem ocorrer, muitas vezes associados ou antecedendo o aparecimento de sangramentos. As manifestações hemorrágicas mais frequentemente observadas são equimoses e hematomas de aparecimento espontâneo ou provocados por traumatismo/venopunção, gengivorragia e hematúria. Epistaxe e sangramentos em outros sítios que podem determinar maior gravidade como hematêmese, hemoptise e hemorragia intracraniana são relatados (Quadro 22.4).

Lesão renal aguda e mais raramente insuficiência renal crônica são complicações descritas.

As medidas pré-hospitalares visam aliviar a dor e evitar ou minimizar o risco de sangramentos e complicações (Quadro 22.8).

QUADRO 22.8 Conduta pré-hospitalar no acidente por *Lonomia*.

- Compressa fria ou gelada no local do contato pode auxiliar no controle da dor;
- Não fazer torniquete;
- Não fazer sucção e/ou incisão;
- Evitar administrar medicação intramuscular;
- Evitar o uso de AINH nos casos com manifestação sistêmica.

Acidentes por abelhas

Acidentes causados por abelhas são bastante comuns e, em geral, têm evolução benigna. Eventualmente podem provocar quadros graves, no caso de poucas picadas, ao causar quadro alérgico em pessoa previamente sensibilizada, e/ou quadro tóxico, devido a ataque por múltiplas abelhas. Outros insetos, como vespas, marimbondos, mamangavas e formigas podem causar quadros semelhantes, porém menos frequentes.

Os registros de acidentes por abelhas estão concentrados no Sul e Sudeste do país; entretanto, a incidência de ataques maciços é pouco conhecida.

As manifestações após a(s) picada(s) podem ser de natureza:

- **Alérgica:** não havendo sensibilização prévia ao veneno, prevalece o quadro local, geralmente discreto, com eritema, edema, prurido e dor que podem durar várias horas. Alguns pacientes apresentam sinais inflamatórios mais intensos que podem persistir por alguns dias. Mais raramente, reações de hipersensibilidade imediata sistêmica são observadas, como urticária, exantema, angioedema, broncoespasmo, edema de glote, náuseas, vômitos, cólicas abdominais, diarreia, arritmia cardíaca, hipotensão/choque.

- **Tóxica:** é decorrente de múltiplas picadas, geralmente acima de 100. Ocorre liberação maciça de mediadores, como a histamina, mediadores adrenérgicos e lesão celular. O quadro inicia-se com sensação de dor, prurido, rubor e calor generalizados, podendo surgir pápulas e placas urticariformes disseminadas, taquicardia, cefaleia, náuseas e/ou vômitos, cólicas abdominais e broncoespasmo, sudorese, hipotensão, hipertermia, rabdomiólise e hemólise. Complicações como insuficiência respiratória aguda, insuficiência renal aguda e coagulação intravascular disseminada podem ocorrer.

As medidas de atendimento de emergência têm por objetivo reduzir a gravidade do envenenamento sistêmico e o controle dos parâmetros cardiovascular e respiratório (Quadro 22.9).

QUADRO 22.9 Conduta pré-hospitalar no acidente por múltiplas picadas de abelhas.

- Retirar o(s) ferrão(ões) imediatamente após o acidente de forma cuidadosa, para não comprimir a glândula presente no aguilhão;
- Observar padrão respiratório e verificar oximetria de pulso; se necessário, administrar oxigênio;
- Tratar a anafilaxia com administração de adrenalina;
- Iniciar expansão volêmica com cristaloide;
- Administrar anti-histamínico e corticosteroides.

Referências

1. Amaral CF, Lopes JA, Magalhaes RA, de Rezende NA. Electrocardiographic, enzymatic and echocardiographic evidence of myocardial damage after Tityus serrulatus scorpion poisoning. Am J Cardiol. 1991; 67: 655-7.
2. Arocha-Piñango CL, Guerrero B. Síndrome hemorrágico producido por contacto com orugas. Estudios clínicos y experimentales. Revisión. Invest Clin. 2003 Jun; 44(2): 155-63.
3. Azevedo-Marques MM, Cupo P, Coimbra TM, Hering SE, Rossi MA, Laure CJ. Myonecrosis, myoglobinuria and acute renal failure induced by South American rattlesnake (*Crotalus durissus terrificus*) envenomation in Brazil. Toxicon. 1985; 23(4): 631-6.
4. Brasil. Ministério da Saúde. Secretaria de Vigilância em Saúde. http://dtr2004.saude.gov.br/sinanweb
5. Brasil. Ministério da Saúde. Centro Nacional de Epidemiologia. Fundação Nacional de Saúde. Manual de diagnóstico e tratamento de acidentes por animais peçonhentos. Brasília, 1998; p. 131.
6. Cardoso JLC, França FOS, Fan HW, Malaque CMS, Haddad Jr V. Animais peçonhentos no Brasil: Biologia, clínica e terapêutica dos acidentes. São Paulo, Savier/Fapesp, 2009.
7. Gamborgi GP, Metcalf EB, Barros EJ. Acute renal failure provoked by toxin from caterpillars of the species *Lonomia obliqua*. Toxicon. 2006; 47(1): 68-74.
8. Jorge MT, Sano-Martins IS, Tomy SC, Castro SC, Ferrari RA, Ribeiro LA, et al. Snakebite by the bushmaster (*Lachesis muta*) in Brazil: case report and review of the literature. Toxicon. 1997; 35(4): 545-54.
9. Pardal PPO, Castro LC, Jennings E, Pardal JSO, Monteiro MRCC. Aspectos epidemiológicos e clínicos do escorpionismo na região de Santarém, Estado do Pará, Brasil. Rev Soc Bras Med Trop. 2003; 36(3): 349-353.

CAPÍTULO 23

- Oswaldo Alves Bastos Neto

Eventos com Produtos Perigosos

Os eventos com produtos perigosos são atualmente uma grande preocupação para as atividades de emergência. Isso se deve, principalmente, pela grande quantidade de produtos que circulam pelo nosso sistema viário, em especial nas grandes rodovias onde esses riscos coexistem com grande circulação de pessoas, resultando numa maior possibilidade de vítimas em caso de acidentes.

Nas situações de eventos propositais e/ou criminosos, possuímos uma casuística pequena, felizmente. No entanto esta não é a realidade em muitos países e é possível que venhamos a ter um recrudescimento desses eventos nos próximos anos.

Podemos definir produtos perigosos, usando uma vertente estritamente operacional, como aqueles produtos, sejam químicos, físicos, biológicos ou explosivos, que apresentam riscos não razoáveis de danos importantes para a saúde, a segurança, o patrimônio ou o meio ambiente.

Na literatura encontramos dois termos correlatos, mas que apresentam diferenças significativas na abordagem: HAZMAT (*HAZard MATerial* na língua inglesa) ou MATPEL (*MATeriales PELigrosos* em espanhol), que se referem a eventos acidentais, e QBNRe (químico, biológico, radiológico, nuclear, explosivo) ou CBNRe (*chemical, biological, radiological, nuclear, explosive* em inglês), que se referem a eventos provocados, deliberados, intencionais, também descritos como armas de destruição em massa ou WMD (*Weapons of Mass Destruction* em inglês).

Para entendimento neste trabalho utilizaremos os termos acidentes com produtos perigosos – APP para os eventos acidentais, não intencionais, não provocados. Para os eventos intencionais utilizaremos QBNRe, acrônimo de químico, biológico, nuclear, radioativo e/ou explosivo.

Acreditamos que a abordagem mais racional em um possível evento, seja APP, seja QBNRe, é a proposta por Ludwig Benner Jr.[1]

Ele descreveu o método DECIDA, que é uma forma racional e operacional de abordar um evento com produtos perigosos. Foi desenvolvido como um guia para os respondedores, como uma ferramenta que permite um enfoque sistemático que reduz o risco, cria continuidade e responsabilidade.

Os respondedores que o utilizam adquirem uma atitude apropriada para manejar os incidentes meticulosamente e com segurança. Não ingressam no local imprudentemente. Detêm-se e pensam. Lembram que o propósito de uma resposta a um evento com produtos perigosos tem como objetivo a proteção do público, do meio ambiente e, principalmente, da equipe de respondedores. Uma avaliação apropriada do local permite que os respondedores tomem decisões e ações que garantam a segurança de todos os que estão por perto ou se possam ver envolvidos na emergência.

O método é composto de seis fases, quais sejam:

D	Detectar a presença de materiais perigosos
E	Estimar danos prováveis sem intervenção
C	Considerar objetivos de resposta
I	Identificar os objetivos/opções de ação
D	Desenvolver a melhor opção de atuação
A	Avaliar o progresso das ações

Na ocorrência de um evento QBNRe ou suspeito, a casuística internacional recomenda que a primeira abordagem deva ser feita por equipes de segurança especializadas em QBNRe, devido à alta possibilidade de um segundo artefato direcionado para as equipes de primeira resposta.

Os eventos QBNRe sempre devem ser suspeitados quando presenciamos um "quadro distorcido". Um caminhão em local indevido, um vazamento onde não deveria existir, vítimas em quantidade e com quadro cínico não usual, um determinado conteúdo fora de contexto.

Ao aplicarmos o método DECIDA a esses eventos devemos verificar:

D: Detectar a presença de materiais perigosos

APP:

- Prédio/instalação/planta/localização
- Vazamento/explosão
- Tipo de veículo/embalagem/dispositivo
- Quantidade estimada
- Rótulos de identificação/etiquetas/nomes/características físicas
- Documentos de despacho
- Nomes dos produtos/expedidores/transportadores/recebedores/intermediários

CBNRe ou suspeito:

- Veículos/embalagens/dispositivos suspeitos ou não usuais
- Morbimortalidade (humanos, animais ou plantas) não usuais/não esperada (quantidade, aspecto ou situação)
- Sinais e sintomas não usuais/não esperados
- Presença não usual/não esperada de líquidos/*spray*/fumaça/vapores/odores
- Informações fidedignas ou alto grau de suspeição

E: Estimar danos prováveis sem intervenção

Situação:

- Qual o tipo de emergência? Quais informações existem sobre o veículo/embalagem?
- Qual o produto envolvido? Quais informações existem sobre o produto?
- Temperaturas e pressões recomendadas/de fato.

Cenário:

- Qual a localização da ocorrência?
- Quantas e quais pessoas envolvidas?
- Quais as condições climáticas para o local?
- Condições ambientais existentes.

Danos estimados:

- Mortes/lesões orgânicas
- Danos à propriedade/ambiente
- Interrupção de sistemas críticos (água, gás, energia)

C: Considerar objetivos de resposta

Objetivos estratégicos:

- Proteção aos respondedores
- Proteção da comunidade
- Proteção de vítimas
- Proteção do meio ambiente
- Proteção de propriedades
- Neutralização/minimização dos danos/riscos

I: Identificar os objetivos/opções de ação

Ações defensivas/ofensivas (pelas equipes de especialistas em APP):

- Confinamento
- Contenção
- Evacuação
- Extinção de fogo
- Controle do fogo

Atendimento de vítimas (pelas unidades de saúde):

Feridas

Contaminadas

D: Desenvolver a melhor opção

Focar na maior utilidade com menor risco:

- Situação
- Material disponível
- Pessoal disponível
- Capacidade de resposta

A – Avaliar o progresso das ações

Todas as ações devem ser acompanhadas e ajustadas ao planejamento proposto. Nenhuma emergência com produtos perigosos é rápida, tampouco simples. Nenhuma emergência com produtos perigosos é limpa, e é importante lembrar que a emergência só termina com a recuperação das capacidades operacionais, isto é, equipes e unidades prontas para a próxima ocorrência.

Atualmente temos excelentes auxiliares na detecção de eventos com produtos perigosos. No entanto a experiência tem mostrado que as melhores opções para buscar informações são:

- Pessoas
    - Você e seus conhecimentos
    - Terceiros (que podem ajudá-lo)
- FISPQ – Folha de informações sobre produto químico
- MSDS – Material *Safety Data Sheet*
- Guias de emergência
    - Manual ABIQUIM
    - ERG 2012
    - Canutec 2012
- Instituições
    - Centro de antiveneno
    - Centro de toxicologia
    - Universidades
- Literatura
- Softwares
- Internet

Geralmente as informações pessoais, a FISPQ, a MSDS e os guias de emergências, são destinados à primeira resposta, fornecendo informações úteis, mas limitadas. Possuem informações práticas, fáceis de entender e de aplicar. São destinadas às etapas de detecção de produtos perigosos, sua identificação inicial e estimativas de danos iniciais.

Já nessa fase iniciamos a delimitação da área quente, morna e fria.

Esse conceito foi introduzido por Gregory G. Noll e Michael S. Hildebrand,[2] em meados de 1994, para emergências químicas, e posteriormente foi assimilado para outros tipos de ocorrência (incêndios, desabamentos, etc.).

Definimos como **zona quente** (ou vermelha ou epicentro) a região que inclui o local do evento desencadeante da situação de emergência e sua circunvizinhança, onde existem riscos muito acima do usual.

É nessa área que serão desenvolvidas as operações de maior risco e complexidade.

Só deverão atuar nessa região pessoas com capacitação e equipamentos adequados, dentro de uma linha de ação planejada e sob comando definido.

É também chamada de zona de restrição.

Definimos como **zona morna** (ou amarela) a região ao redor da área quente onde ainda existem riscos acima do usual, porém menores que na área quente. É definida baseada em critérios de risco atual e previstos para as próximas horas.

Deve ser definida pelo comando do incidente, baseada em critérios técnicos e operacionais. Deve ser uma área com mínimo trânsito de pessoal, propiciando uma área de relativa segurança, principalmente para o desenvolvimento das ações de socorro.

Definimos como **zona fria** (ou verde) a região ao redor da área fria onde podem existir riscos acima do usual, mas dentro de uma margem de risco calculado. É a região usualmente utilizada pela equipe de emergência para estabelecer os postos de descanso da equipe de operação, e ainda propicia uma margem de segurança para a população. É também denominada área de exclusão.

Só devem adentrar a essa área pessoas envolvidas nas atividades de socorros com capacitação e equipamentos adequados.

A área de espera (estacionamento e/ou permanência de equipes e materiais) pode estar dentro dessa área dependendo do tipo de ocorrência e da determinação do Comando de incidentes.

Para iniciarmos um planejamento mais consistente, outras ferramentas tornam-se necessárias. Para o tratamento de vítimas, quando os produtos já estiverem identificados, os centros de toxicologia fornecem um conjunto de informações importantes, assim como algumas universidades.

No entanto, nas situações que os produtos são incertos ou pouco conhecidos, os manuais de produtos perigosos, os softwares e a internet fornecem o apoio inequívoco.

Nas Referências Consultadas, existem fontes que podem auxiliá-lo. Dentre os softwares temos:

- CAMEO: propicia informações importantes sobre os produtos químicos, informações sobre equipamentos de proteção individual e informações de saúde. Possui informações sobre cerca de 8.000 substâncias.
- CAMEO *chemicals*: semelhante ao anterior para mistura de químicos.
- ALOHA: auxilia no cálculo da pluma de dispersão de um produto químico. A pluma de dispersão é o desenho, ou modelo temporal, da dispersão de um gás, névoas ou poeiras, de acordo com modelos matemáticos que levam em consideração a velocidade de evaporação, a velocidade do vento e outros dados físico-químicos dos produtos.
- MARPLOT: plota a pluma de dispersão em um mapa.
- WISER: propicia informações importantes sobre produtos químicos, equipamentos de proteção individual e sobre saúde. Possui informações sobre as 438 substâncias mais transportadas no mundo, bem como uma interface extremamente amigável, nas versões para PC, IOS ou Android. Também possui ferramentas de auxílio na determinação de produtos desconhecidos, armas de destruição em massa (QBNRe) e toxídromes.
- PEAC-WMD: propicia informações importantes sobre os produtos químicos, sobre os equipamentos de proteção individual e de saúde. Possui informações sobre cerca de 115.000 substâncias.
- SpillCalc: possibilita cálculo de vazamentos.
- TankCalc: possibilita cálculo de vazamentos.
- Hazmaster G3: propicia informações importantes sobre os produtos químicos, os equipamentos de proteção individual e informações de saúde. Possui informações sobre cerca de 156.000 substâncias.

Essas ferramentas propiciam excelentes informações para um planejamento criterioso e abrangente.

É importante lembrar que temos que diferenciar o atendimento de uma emergência com produtos químicos e o atendimento das vítimas de um evento APP ou QBNRe. Nosso foco é fundamentalmente o atendimento de saúde.

Nessa vertente temos a valiosa colaboração do AHLS[3] em que devemos efetuar o ABCEDF das intoxicações:

D	Alterar **absorção**/administrar **antídoto**
B	**Básico** – Suporte de vida
C	Alterar **catabolismo**
D	Alterar **distribuição**
E	Melhorar/facilitar **eliminação**
F	Prevenir/tratar **falência** de órgãos ou sistemas

Nas emergências com produtos químicos, cerca de 80% das mortes são causadas por falta de suporte básico de vida, e cerca de 90% ou mais da contaminação é eliminada com a retirada das roupas e descontaminação da vítima.

Para as demais atividades (CDEF), torna-se importante a identificação do produto ou no mínimo da toxídrome correspondente. Nesse ponto a experiência, uma boa capacitação da equipe de atendimento e um bom banco de dados facilitam a condução apropriada do caso.

Referências

1. Benner L. D.E.C.I.D.E. for hazardous materials emergencies, Presented Papers, Vol.II, Fifth International Symposium on the Transport of Dangerous Goods by Sea and Inland Waterways, Federal Ministry of Transport, Federal Republic of Germany, Hamburg, 24
2. Hazardous Materials: Managing The Incident [Paperback]; Gregory G. Noll, Michael S. Hildebrand, Glen Rudner, Rob Schnepp . 2012.
3. Advanced HAZMAT Life Support – AHLS – University of Arizona Emergency Medicine Research Center. American Academy of Clinical Toxicology. 3rd edition. 2003.

Referências Consultadas

1. Agricultural, Chemical, and Petroleum Industry Terrorism Handbook. Federal Bureau of Investigation (FBI), USA, 2008.
2. Altered Standards of Care in Mass Casualties Events. Agency for Healthcare Research and Quality of U.S. Department of Health and Human Services, 2005.
3. Chemical Safety Sheets: working safety with hazardous chemicals, Dutch Institute for the Working Environment and the Dutch Chemical Industry Association, Samsom Chemical Publishers & Kluwer Academic Publishers, Netherlands. 1991; p. 1052.
4. Waness PJ, Samsom W. Dangerous Chemicals Emergency Spillage Guide, UK, 1985.
5. Houston A, Samsom W. Dangerous Chemicals Emergency - First Aid Guide, UK, 2ª ed., 1986.
6. Sax NI. Dangerous Properties of Industrial Materials, 4ª ed., Van Nostrand Reinhold Company. 1975; p. 1258.
7. Data Sheets on Pesticides, WHO – World Health Organization, 1988.
8. Emergency Handling of Hazardous Materials in Surface Transportation, Hazardous Materials Systems, Association of American Railroads, Washington, 1987; p. 800.
9. Extremely Hazardous Substances – Superfund Chemical Profile, Environmental Protection Agency, Noyes data Corporation, USA, 1988.
10. Fire Prevention Guide on Hazardous Materials. National Fire Protection Association (NFPA), Quincy, MA, 9ª ed., 1986.
11. Verschueren K. Handbook of Environmental Data on Organic Chemicals, Van Nostrand Reinhold Company, Inc., 115 Fifth Avenue, New York, NY, 2ª ed., 1983; p. 1310.
12. Handbook of Hazardous Materials: Fire, Safety and Health, Alliance of American Insurers, Alliance, 2ª ed., 1983; p. 237.
13. Handbook of Toxic and Hazardous Chemicals and Carcinogens, Marshall Sittig, Noyes Publications, New Jersey, 2ª ed., 1985; p. 949.

14. Hazardous Materials – Emergency Action Data, Charles R. Foden & Jack L. Weddel, Lewis Publishers, USA, 1992.
15. Hazardous Materials Managing the Incident Field Ops Guide 3E by Armando S. Bevelacqua, Michael S. Hildebrand, Gregory G. Noll, Spiral, 169 Pages, Published 2010, ISBN-10: 1-932235-05-1 ; ISBN-13: 978-1-932235-05-0
16. Manual da ABIQUIM.
17. International Chemical Safety Cards, International Programme on Chemical Safety, Official Publications of the European Communitties, Belgium, 1991.
18. Manual de operaciones WMD. Suatrans, Americana. Brasil, 2013.
19. Manual for Spills of Hazardous Materials, Environmental Protection Service, Environment Canada, 1984.
20. Material Safety Data Sheets Collection, GP – Genium Publishing Corporation, USA, 1994.
21. NFPA 471– National Fire Protection Association (NFPA).
22. NFPA 472 – National Fire Protection Association (NFPA).
23. NFPA 473 – National Fire Protection Association (NFPA).
24. Niosh Pocket Guide to Chemical Hazards – U.S. Department of Health and Human Service, Washington, D.C., September 2006; p. 251.
25. Plant Manager's & Safety & Pollution Manager's Emergency Manual, ITI – The International Technical Information Institute, Japan, 1978; p. 442.
26. Registry of Toxic Effects of Chemical Substances, US Department of Health and Human Services, Washington, 1983.
27. Toxic and Hazardous Industrial Chemicals Safety Manual – ITI – The International Technical Information Institute, Japan, 1979; p. 592.
28. Schvartsman S. Tratamento das Intoxicações Agudas. ANDEF – Associação Nacional de Defensivos Agrícolas - 4ª ed. 1989; p.116.

CAPÍTULO 24

• Oswaldo Alves Bastos Neto

Resgate Técnico Vertical

Introdução

Considerando o estágio de desenvolvimento internacional, as questões de salvamento e resgate técnico no Brasil estão em um nível primário. Essa é uma avaliação generalizada. Se em alguns centros temos equipes bem treinadas, equipadas e em número suficiente, na grande maioria das cidades faltam às equipes treino e equipamento, ou ambos, sem contar no número de pessoas adequado e um sistema integrado atuante. Para efeito desse trabalho denominaremos salvamento ao conjunto de ações de atendimento à saúde e resgate às ações relacionadas ao deslocamento das vítimas, em situações e/ou condições específicas. Em muitas situações essas ações são concomitantes e essa divisão tem finalidade puramente didática.

No Brasil existem cerca de 5.570 municípios (http://www.cidades.ibge.gov.br/xtras/home.php). Destes, 2.627 são atendidos pelo SAMU 192, cobrindo cerca de 70% da população brasileira (http://189.28.128.178/sage/). Muitos desses municípios possuem Corpo de Bombeiros e outros também possuem Defesa Civil estruturada e atuante. Alguns municípios contam com empresas privadas que têm pessoas capacitadas e recursos que auxiliam nas situações de emergência. Porém existe um grande número de municípios que não possuem nenhum desses serviços.

Este capítulo busca auxiliar aqueles que atuam sem a colaboração de serviços especializados em resgate técnico vertical ou que, mesmo com essas equipes, necessitam efetuar uma abordagem diferenciada de seus pacientes.

As atividades de resgate técnico devem ser consideradas atividades de risco intrínseco. A responsabilidade pela utilização das técnicas e dos equipamentos é sua. Ao executar quaisquer dessas atividades, você deverá estar apto a efetuar as técnicas de maneira segura e estará assumindo a responsabilidade pelos seus atos e possivelmente pelos de sua equipe e de pessoas sob sua responsabilidade, incluindo os riscos de danos físicos e morte. Lembre-se que, para manter sua capacitação técnica, deverá efetuar treinamentos regulares, você e sua equipe!

Para os que atuam profissionalmente nas áreas mencionadas, é importante adequar as informações descritas no texto com o protocolo de atendimento utilizado pelo seu serviço ou serviços da região. É importante ter sempre em mente quais os procedimentos que você tem condições suficientes (técnica, legal, física e psicológica) de efetuar e quais você não tem. Lembre dos princípios fundamentais do atendimento: segurança em primeiro lugar! Quer para você quer para os outros! Dessa forma, não hesite em solicitar ajuda em situações reais.

Os autores, seus parceiros ou colaboradores não se responsabilizam pelos resultados, inferências, interpretações, entendimentos, apropriados ou não, das informações, manobras e procedimentos mostrados no livro, assim como pela utilização, inferências, interpretações, entendimentos, manobras e procedimentos, efetuados apropriadamente ou não, ou suas consequências e desdobramentos.

Essas informações não substituem o trabalho do médico do trabalho, do engenheiro de segurança, do técnico de segurança ou dos demais profissionais das áreas de saúde e segurança na elaboração das instruções operacionais, mapeamento de riscos, normas de permissão de trabalho ou outras normas que se fizerem necessárias, além da necessidade do cumprimento dos requisitos operacionais estabelecidos e das normas legais; e, principalmente, não substitui o treinamento com instrutores capacitados.

Essas informações também não habilitam o leitor para atividades de instrução.

Resgate técnico – visão geral

Denominamos resgate técnico ao conjunto de técnicas e procedimentos destinados a transportar pessoas incapacitadas de atingir local seguro por meios próprios, qualquer que seja sua localização, inclusive em locais de difícil acesso, elevados, confinados, submersos, sob estruturas colapsadas ou em veículos acidentados, buscando-se:

1. As melhores condições de segurança para todos os envolvidos;
2. Uso econômico e criterioso da mão de obra, dos materiais e do tempo de operação.

Abordaremos em especial as questões do resgate técnico vertical, conhecido por alguns por resgate por cordas ou salvamento em altura.

No resgate técnico vertical temos quatro questões importantes:

1. As condições de segurança;
2. Os procedimentos de operação (linha principal e de segurança);
3. Os equipamentos seguros; e
4. Síndrome de suspensão inerte.

Padrões de segurança do resgate técnico

As condições de segurança dependem da correta utilização dos procedimentos e dos equipamentos. No entanto, deve-se ter um balanço correto entre a segurança dada pelo sistema e a sua praticabilidade.

O uso de métodos de segurança é tradicional nas áreas de alpinismo e espeleologia. Em nosso meio existem alguns dispositivos legais que determinam, ainda que por vezes de maneira tecnicamente inconsistente, que a segurança também deva existir em algumas atividades profissionais, como as atividades de acesso por cordas e trabalho em altura. São disponíveis diversos métodos eficientes de se garantir a segurança nas operações com uma única pessoa. No entanto, esses métodos são questionáveis quando se discute a eficiência para controlar cargas de resgate (200 kg no padrão britânico e BCCTR ou 270 kg de acordo com a NFPA).

No final dos anos 70, John Dill, Arnõr Larson, Reed Thorne, Hal Murray e outros realizaram o primeiro trabalho profundo sobre a competência (ou não) dos sistemas tradicionais para garantir a segurança.[1]

Não existe nenhum padrão oficial estabelecido, nacional ou internacional, de teste de sistemas de segurança para resgate, mas o BCCTR (*British Columbia Council of Technical Rescue*) desenvolveu uma diretriz que se tornou um padrão *de facto no* mundo do resgate técnico. Esse padrão é chamado de "Teste de Competência de Segurança". Essa diretriz exige os seguintes parâmetros:

- Massa de 200 kg;
- Queda de 1 m;
- Corda de 3 metros (fator de queda 1/3).

A massa deve ser aparada nas seguintes condições:

- Menos de 1 m;
- 15 kN de força de impacto na carga.

Além disso, o BCCTR tem a diretriz do *"teste do apito":* é avaliado se um sistema completo é seguro se, ao soar um apito qualquer, todo o pessoal participando do resgate soltar e levantar as mãos (simulando um ataque de abelhas, por exemplo). Se o sistema não entrar em colapso com a carga caindo, então o sistema é considerado seguro.

Em 1996, Ade Scott, Phil Crook e Chris Hawkins publicaram testes realizados baseados nos parâmetros de Dill, com algumas alterações.[2]

A principal foi a redução da carga máxima para 12 kN. Estudos da Força Aérea Norte-Americana na 2ª Guerra Mundial mostraram que o corpo humano não resiste a cargas de choque superiores a esse valor, sem lesões significativas. Dependendo da direção da força aplicada, eixo transversal, por exemplo, 6 kN podem resultar em inconsciência ou lesões vasculares.

Procedimentos de operação

Entendemos por procedimento seguro aquele que faz uso de um sistema principal para o deslocamento da vítima e seu atendente (quando indicado) e de um sistema independente para garantir, em caso de falha do sistema principal, a integridade física da vítima e/ou membro do grupo de resgate, preferencialmente ancorada em um suporte diverso da linha principal. Por sistema entenda-se uma âncora, um linha (corda) para descida, subida ou ambos, um dispositivo (ou conjunto de dispositivos) que permita a descida, a subida ou ambos, a conexão na maca e no atendente e a maca (quando utilizada).

Uma forma de se dar segurança no sistema é usar cordas duplas, como defendida por algumas escolas de resgate. No entanto, esse tipo de uso não dá o mesmo tipo de redundância, pois cordas duplas sofrem abrasão nos mesmos pontos, além de usarem normalmente as mesmas âncoras e freios.

Um sistema seguro deve ter também as seguintes características:

1. O operador do sistema de segurança nunca deve fazer parte do sistema principal, como ocorre, por exemplo, em alpinismo;
2. A linha de segurança deve ser ajustada tão paralelo quanto possível à linha principal, para que, caso haja uma falha da linha principal, ocorra um realinhamento mínimo da carga com a nova âncora;
3. A folga da linha de segurança deve ser mantida a menor possível;
4. Se possível, o operador da segurança deve ter contato visual com a carga;
5. O operador da segurança deve permanecer alerta todo o tempo e não ser distraído.

As condições de segurança são atendidas utilizando-se, no sistema, um fator de segurança estático mínimo de 10:1, cordas estáticas com espessura igual ou superior a 11 mm (atendendo aos padrões EN 1891 ou BCCTR) e linha de segurança montada em um sistema independente que atenda aos requisitos propostos por Dill e Larson. Pela norma NFPA 1983, o fator de segurança estático mínimo é de 15:1 para cordas e mosquetões. Fator de segurança é a relação que existe entre a carga de trabalho e a carga de ruptura, da corda ou equipamento.

A utilização ou não da linha de segurança é um ponto de discussão entre algumas escolas de resgate técnico, até porque sua utilização não deve ser superestimada. O fato de utilizarmos uma segunda linha não nos autoriza a sermos displicentes com a montagem da linha principal. Naquelas equipes onde não é utilizada a linha de segurança e não ocorrem acidentes, seus membros possuem alta capacitação física e técnica e seus equipamentos e procedimentos atendem a requisitos técnicos rigorosos. Na nossa experiência, no Brasil esse procedimento só pode ser justificado, em algumas poucas situações, onde existe o risco imediato de vida da vítima e/ou do socorrista, além das manobras com helicópteros.

Algumas condições podem justificar a utilização somente da linha principal:

1. Risco imediato:
   a) da vítima;
   b) do socorrista.
2. Locais agrestes onde o excesso de carga pode ser mais prejudicial que a falta do sistema (provoca o desgaste físico excessivo da equipe).

3. Sistema técnico enxuto, específico e bem desenhado, "KIS" (*keep it simple*).
4. Técnicas, equipamentos, treinamentos e pessoal impecáveis:
   a) Técnicas definidas, reconhecidamente seguras (usos, limitações, possibilidades de falha, correções, sistemas de vantagem mecânica bem dimensionados) e praticadas com frequência;
   b) Equipamentos adequados, conhecidos por todos e em perfeito estado;
   c) Treinamento de bom nível, adequado às situações, efetuado e atualizado (< 3 meses);
   d) Situação física e mental da equipe em perfeito estado e apta para a atividade.
5. Gerenciamento perfeito, da abordagem e do trajeto.
6. Sistema de ancoragem perfeito.
7. Lances demasiado longos (> 100 m) e com muitos obstáculos(??).

Entendemos por economia, quer de mão de obra, quer de material, a utilização do menor número possível de pessoas e de materiais, desde que atendam às condições de segurança.

Economia não quer dizer falta, pobreza ou ausência de materiais ou pessoas. Deve existir um balanço entre esses dois requisitos. Quanto maior o número de pessoas disponíveis, provavelmente necessitaremos de uma quantidade menor de material e vice-versa.

Além do exposto anteriormente, podemos dizer que a diferença entre um resgate técnico e um resgate "não técnico" é que, no primeiro, além de atender às condições de segurança, os participantes possuem o exato conhecimento dos procedimentos e técnicas utilizadas, seus limites operacionais, capacidade de carga, vantagens e desvantagens, além do conhecimento de procedimentos alternativos reconhecidamente seguros para uma eventual falha insuficiência do sistema adotado primariamente.

A diferença conceitual entre uma improvisação e um procedimento alternativo reconhecidamente seguro é que neste os participantes têm o exato conhecimento do sistema e suas especificações técnicas atendem aos padrões de segurança desejados, que foram testados anteriormente e tiveram sua eficácia comprovada.

Nas improvisações, de técnicas ou sistemas, os limites operacionais são estimados e não foram testados anteriormente. Isso não significa necessariamente que um sistema simples seja improvisação ou que um sistema complicado seja "técnico".

A utilização de sistemas ou técnicas que sabidamente não atendem aos requisitos de segurança citados só pode ser justificada em situações em que todos os meios apropriados já foram esgotados.

A operação das linhas de segurança é uma das operações mais críticas do resgate técnico. Se você aceita a incumbência de operar a segurança, está assumindo um sério compromisso. Significa que o bem-estar ou mesmo as vidas das pessoas no final das cordas estão em suas mãos. Isso reforça que qualquer lapso de atenção pode significar um desastre.

Equipamentos

Existem inúmeros dispositivos que podem ser utilizados em atividades verticais, sejam recreativas, sejam laborais. Uma boa amostra pode ser vista em http://storrick.cnc.net/VerticalDevicesPage/VerticalHome.shtml.

Os equipamentos utilizados em resgate devem ser dimensionados para a utilização com 2 pessoas, a vítima e o socorrista. Nem sempre necessitamos deslocar os dois por corda, mas caso seja necessário o sistema já deve ser apropriado.

Cabe ressaltar que a maior parte dos freios são dimensionados para carga de uma só pessoa e poucos são dimensionados para carga de resgate (2 pessoas). O rack SMC, o rack BMS, o Noworries SRTE, o STOP SRTE e o MPD estão nessa categoria. O freio I'D Petzl, apesar de possuir certificação NFPA classe G, podendo ser utilizado para 2 pessoas, possui anotado em seu corpo a limitação de 150 kg, dependendo do trajeto. Dessa forma, este deve ser utilizado com restrições. Quando usado como sistema de segurança, também deve ser utilizado com restrições, apesar de testes demonstrarem sua eficácia no "Teste de Competência de Segurança" com carga de 200 kg, enquanto o 540 e o MPD, quando usados como dispositivos de segurança, são eficazes com cargas de até 270 kg. Publicações demonstram que em situações reais de resgate a maioria dos equipamentos utilizados, mesmo os dimensionados para cargas de resgate, podem sofrer cargas acima de suas especificações técnicas para cargas de trabalho. Por isso é importante atentarmos para os fatores de segurança propostos para o sistema que estiver sendo utilizado.

Pela nossa experiência, sugerimos o Rack SMC como freio de descida, com o 540 como dispositivo de segurança. O I'D Petzl pode ser utilizado caso o trajeto seja inferior a 200 m com 150 kg. O próprio fabricante recomenda que as situações de resgate devem ser feitas por membros experientes. Atualmente seria melhor a utilização do MPD, quer para dispositivo principal, quer como dispositivo de segurança, bem como na subida ou na descida, tendo o I'D como dispositivo para descida autocontrolada.

As macas devem, idealmente, atender às Especificações Spec-MIL-L-37957A – Litters, Rigid, Stokes. Como alternativa, podemos utilizar as macas tipo envelope desde que assegurada sua resistência.

Descrição dos freios e técnicas

Freios são dispositivos utilizados para controlar o movimento da corda, quando efetuamos a descida de uma maca, por exemplo, ou pela corda, quando procedemos uma descida através dela.

Os freios costumam ser utilizados em atividades de resgate.

Descrevemos algumas características dos freios, importantes para a operação segura. (Tabela 24.1)

Descrevemos a seguir alguns modelos de sistemas seguros. Esses são os modelos mais utilizados, mas não são restritos a estes. No lado esquerdo, são desenhadas as linhas principais e à direita as linhas de segurança (Figuras 24.1 e 24.2).

Síndrome da suspensão inerte

No início da década de 1980, a Comissão Médica da Federação Francesa de Espeleologia participou da investigação de alguns óbitos que ocorreram em situações peculiares. Na ocasião das investigações, a causa das mortes foi definida como decorrente da exaustão hipotérmica.

Em 1983, uma nova hipótese surgiu como origem dos óbitos relatados: síndrome da suspensão inerte.[3]

	Vantagens	Desvantagens
"8"	• Robusto e sem peças móveis • Simples de utilizar (e de perder o controle) • Pode ser utilizado em descida autocontrolada • Possibilidade de uso de 2 cordas • Pode auxiliar em sistemas de ascensão	• Difícil controle com carga de resgate • Possibilidade de travamento por "boca de lobo" • Torce a corda • Uso deve ser restrito para carga de uma pessoa e trajetos curtos (< 40 metros)

(Continua)

(Continuação)

	Vantagens	Desvantagens
Rack 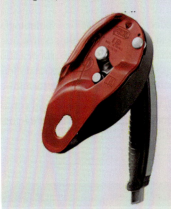	• Robusto • Atrito variável em uso • Fácil controle com carga de resgate • Pode ser utilizado em descida autocontrolada • Possibilidade de uso com 1 ou 2 cordas • Não torce a corda	• Volumoso • Peças móveis • Permite a conexão de mais de um mosquetão • Requer prática no uso
I'D resgate (cordas de 11,5 a 12 mm) 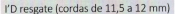	• Atrito variável em uso • Pode ser utilizado em descida autocontrolada • Não torce a corda • Pode auxiliar em sistemas de ascensão	• Não permite a conexão de mais de um mosquetão • Uso limitado nas cargas de resgate • Requer prática no uso • Pode torcer a corda
MPD 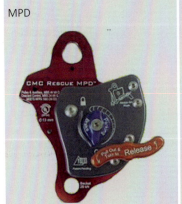	• Robusto • Fácil controle de carga de resgate • Atrito variável • Não torce a corda • Pode auxiliar em sistemas de ascensão • Permite a conexão de mais de um mosquetão	• Requer prática no uso • Difícil de ser encontrado no Brasil

(Continua)

Resgate Técnico Vertical

(Continuação)

	Vantagens	**Desvantagens**
540 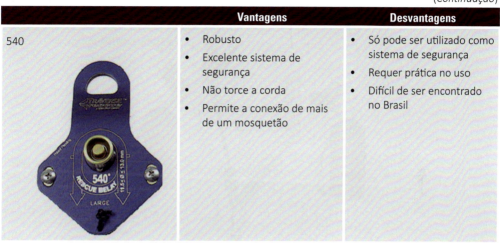	- Robusto - Excelente sistema de segurança - Não torce a corda - Permite a conexão de mais de um mosquetão	- Só pode ser utilizado como sistema de segurança - Requer prática no uso - Difícil de ser encontrado no Brasil

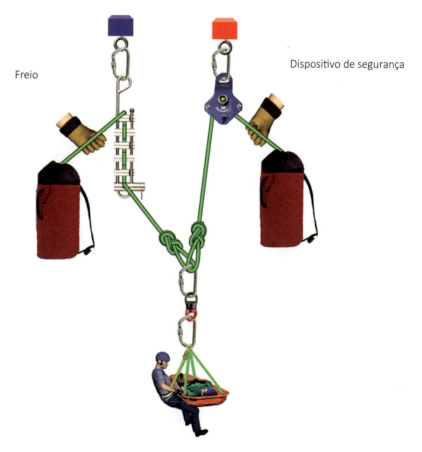

Figura 24.1 Sistema seguro 1.

Medicina de Emergência Pré-Hospitalar

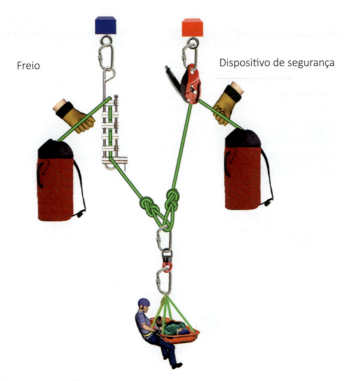

Figura 24.2 Sistema seguro 2.

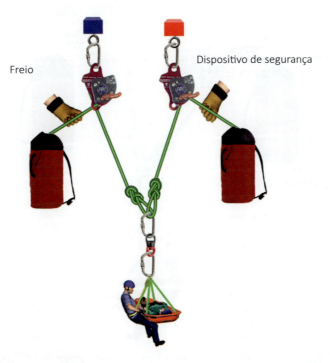

Figura 24.3 Sistema seguro 3.

No ano seguinte, teve lugar o primeiro teste controlado para verificar tal hipótese. Os dois primeiros sujeitos do teste desfaleceram e apresentaram problemas potencialmente sérios, incluindo anormalidade da pressão arterial e anormalidades de ritmo cardíaco, estas surgindo de forma abrupta em um período de 2 a 12 minutos e sem comemorativos prévios. Pelo resultado inicial desses testes, o experimento foi abortado, sendo considerado arriscado. Por outro lado, verificou-se que pessoas sadias, quando suspensas inertes em cintos de segurança, podiam apresentar um quadro clínico característico, de rápida evolução e que, caso não fosse tratado devidamente, poderia levar ao óbito, independentemente de outras causas. O tratamento dessa anormalidade, aventado nessa ocasião, seria a retirada da vítima da suspensão. Posteriormente, o experimento foi retomado sob condições de controle mais rigorosas. Procedeu-se o controle de pulso, da pressão arterial, o eletrocardiograma, o eletroencefalograma e vários controles sanguíneos. Equipamentos de reanimação foram colocados à disposição da equipe de teste.

Mesmo com todo esse aparato, existia a possibilidade da retirada rápida da "vítima" de sua condição de suspensão.

O resultado desses testes corroboraram os achados do primeiro. O controle de pulso femoral excluiu a hipótese de compressão arterial por compressão pelo cinto.

O mecanismo fisiopatológico foi descrito inicialmente como uma anormalidade do sistema cardiocirculatório ocasionando uma diminuição na pressão arterial no sistema nervoso central, podendo ocasionar o óbito.

Estudos posteriores demonstraram outras peculiaridades. Os membros inferiores comportam cerca de 20% do volume circulatório, e sob circunstâncias normais o retorno desse volume ao coração é favorecido pelo sistema valvular venoso e pelo mecanismo *vis a tergo*, ou, popularmente, bomba muscular. Uma pessoa em suspensão inerte, independentemente do cinto utilizado, fica com esse volume represado nos membros inferiores. Essa situação é semelhante a um choque circulatório classe 2 (perda de 15% a 30% da volemia), e as reações fisiológicas posteriores tendem a agravar o quadro, levando uma pessoa rapidamente à inconsciência, caso ainda não esteja.

Além dos aspectos mencionados, existem outros que podem colaborar ou não com o processo:

- Habilidade de movimentar os membros inferiores;
- Desidratação;
- Hipotermia;
- Choque;
- Fadiga;
- Estado de consciência; e
- Grau de inclinação do corpo.

O quadro geral pode ser agravado com a síndrome compartimental resultante de trauma ou suspensão prolongada.

O tratamento médico de urgência nessas condições deve ser direcionado para a retirada do cinto, ou, na impossibilidade, buscar uma posição próxima da horizontal, hidratação, correção dos possíveis desvios metabólicos (geralmente acidose metabólica), manutenção da perfusão renal e oxigenoterapia. Cabe lembrar que após suspensão prolongada o quadro também pode ser superposto a fenômenos trombóticos.

O uso de calça militar antichoque pode ser uma boa opção durante o transporte até a sala de emergência, principalmente quando existir a necessidade de transporte na vertical, como nos resgates de espaço confinado, por exemplo. Sempre deve ser avaliada suas vantagens e desvantagens.

Por todo o exposto, concluímos que:

- Devemos reconhecer a existência de uma entidade mórbida característica e potencialmente fatal denominada síndrome da suspensão inerte;
- Toda pessoa suspensa em um cinto de segurança pode apresentar tal quadro clínico, mesmo após pequenos períodos. Em caso de quedas, acompanhadas ou não de traumas, o quadro pode agravar-se;

- Devemos evitar o transporte de vítimas na vertical, na medida do possível. A calça militar antichoque é altamente recomendável nessa situação, ressalvadas as condições clínicas que a contraindicam;
- Toda pessoa efetuando atividades verticais, esportivas ou laborais, que possam predispor a suspensão inerte, deve ter a possibilidade de ser retirada rapidamente da situação, em caso de anormalidade ou acidente. Essas situações colocam sob suspeição a utilização exclusiva de trava-quedas com únicos sistemas de segurança, principalmente quando utilizados sem sistemas de absorção de impacto (dissipadores de energia de impacto);
- Não deve ser permitida a atividade em meio vertical de qualquer pessoa portadora de anormalidade que possa contribuir para o desenvolvimento do quadro, em especial as cardiocirculatórias;
- Deve ser incentivado o trabalho em equipe, evitando-se o trabalho solitário no meio vertical, principalmente nas situações de resgate.

Referências

1. American College of Surgeons: Advanced Trauma Life Support, 1993.
2. Amphoux MA. The Dangers of Hanging After a Fall – An Extremely Urgent Rescue. International Fall Protection Symposium, 1999. Disponível em: http://www.rigg-access.com/rope/article.html
3. Ashton S. Goldtail GTR (4 hole) as a Belay Device. VICSES, Austrália. Novembro, 2000. Disponível em: http://www.techrescue.org/vertical/vertical-ref7.html
4. Bell P. Rescue stretchers in the UK. . Bell Stretchers, Kendal, Cumbria, UK. Dezembro, 2000. Disponível em: http://www.rescuestretchers.co.uk/hist.html
5. Burston S. The 'Total Rescue' Mines Rescue Reference Manual, 1999. Disponível em: http://ourworld.compuserve.com/homepages/TotalRescue.
6. Naum CJ. Basic Rescue Skills. Emergency Preparedness Canada, 1999. Disponível em: http://www.epc-pcc.gc.ca/publicinfo/self_help_ad/booklets/book_basi.html
7. Cooper DC, LaValla P, Stoffel S. Search and Rescue Fundamentals, Basic Skills and Knowledge to Perform Search and Rescue, 1989.
8. Dawes R. Suspension Trauma – A Medical Perspective. Technical Rescue. 1999; 27: 20.
9. Dill J. Are You Really On Belay. Nasar Response, 1990.
10. Frank JA. CMC Rope Rescue Manual. 3ª Edição. CMC Rescue, Inc.
11. Frank JA, Patterson DE. Ph.D. CMC Rappel Manual. 2ª Edição. CMC Rescue, Inc.
12. Ganter JH, Storage WK. Artificial Rigging Anchors for the Present and Future. Disponível em: http://nerve-net.zocalo.net/jg/c/pubs/Anchors/default.html (Novembro, 2000).
13. Ganter JH, Storage WK. Physics for Cavers: Ropes, Loads, and Energy. Novembro, 2000. Disponível em: http://nerve-net.zocalo.com/jg/c/pubs/pdf/RopeLoadsEnergy
14. Ganter J. Some notes on the Frog ascending system. Novembro, 2000. Disponível em: http://nerve-net.zocalo.com/jg/c/tech/
15. Gibson CE. Handbook of Knots & Splices. Barnes & Noble Books, 1995.
16. Grant G. An Australian approach to Vertical Rescue. Fallright International Pty Ltd. 2000.
17. Green J. Harness Hang Pathology. Novembro, 2000. Disponível em: http://home.netcom.com/~cheazlit/self_rescue/harnhang.html
18. Hudson S, Vines T. High Angle Rescue Techniques. 2ª Edição.

19. Kibell J. Teambuilding Exercises. Novembro, 2000. Disponível em: http://www.techrescue.org/general/teambuilding.html
20. Landla K. Considerations for Rope Rescue. Novembro, 2000. Disponível em: http://www.basarc.org/papers/roperescue/index.html
21. Lowe G. Expedition Rescue Guide. Oxford University Cave Club, 1999. Disponível em: http://www.mcs.le.ac.uk/~glowe/Caving/rescue_intro.html
22. Lipke R. Technical Rescue Riggers Guide. Revised Edition, 1998.
23. Long A, Lyon M, et al. Industrial rope access-investigation of personal protective equipment. HSE Books, 2001. Disponível em: http://www.hse.gov.uk/research/crr_htm/2001/crr01364.html
24. MacInnes H. International Mountain Rescue Handbook. Constable & Company Limited. Julho 1999.
25. Mauthner K, Mauthner K. Gripping ability on rope in motion. British Columbia Council of Technical Rescue, 1994.
26. Mauthner K, Mauthner K. How step is too step. Rigging for Rescue, 1996.
27. Mauthner K. Pulley Systems. Rigging for Rescue, 1997.
28. Mauthner K. The Kootenay Highline System. Rigging for Rescue, 1997.
29. Mauthner K. The Purcell Prusik System. Rigging for Rescue, 1997.
30. Mauthner K. The T-method for Pulley Systems. Rigging for Rescue, 1996.
31. Mauthner K. The What-if of Highline Track Rope Failure...Is There a Back-up?. Rigging for Rescue, 1996.
32. Moyers T. Water Knot Test Results. Salt Lake County SAR. Setembro, 2000. Disponível em: http://www.mra.org/WaterKnot.html e em http://www.fishproducts.com/tech/webbing.html
33. National Outdoor Leadership School: Harness Induced Pathology. Novembro, 2000. Disponível em: http://home.netcom.com/~cheazlit/self_rescue/harnesspath.html
34. NFPA: NFPA 1006 – Standard for Rescue Professional Qualifications (Edição de 2000).
35. NFPA: NFPA 1500 – Standards on Fire Department Occupacional Safety and Health Program (Edição de 1997).
36. NFPA: NFPA 1521 – Standard for Fire Department Safety Officer (Edição de 1997).
37. NFPA: NFPA 1561 – Standard on Fire Department Incident Management System (Edição de 1995).
38. NFPA: NFPA 1670 – Standard on Operations and Training for Technical Rescue Incidents (Edição de 1999).
39. NFPA: NFPA 1983 – Standard of Fire Service Life Safety Rope and System Components (Edição de 1995).
40. Oliphant M. The Frog Ascending System: A Detailed Description. Novembro, 2000. Disponível em: http://nerve-net.zocalo.com/jg/c/tech/
41. Padgett A, Smith B. On Rope. National Speleological Society, 1995.
42. Padgett A, Smith B. On Rope. National Speleological Society, 1996.
43. Pigeon Mountain Industries: PMI Catalog – Equipment Guide, 1995.
44. Roop M, Wright R, Vines T. Confined Space and Industrial Rescue. CMC Rescue, Inc., 1998.
45. Roop M, Wright R, Vines T. Confined Space and Structural Rope Rescue. Mosby-Year Book, 1998.
46. Scott A, Crook P, Hawkins C. Belaying Rescue Loads. Technical Rescue Magazine. Disponível em: http://www.pushdtp.com/trm/art/be.html (Novembro, 2000).
47. Setnicka TJ. Wilderness Search and Rescue, 1980, Boston, Appalachian Mountain Club.
48. Sheehan A. Pré-rigging. NSW SES. Novembro, 2000.
49. Sheehan A. Suspension Trauma – Rescue training. Technical Rescue. 1999; 27: 16-19.
50. Sheehan A. WLs for Aerial Ropeways. Disponível em: http://www.techrescue.org/vertical/vertical-ref4.html (Novembro, 2000).
51. Shimanski C. General Backcountry Safety. Mountain Rescue Association, 1998.
52. Shimanski C. General Backcountry Safety. Mountain Rescue Association, 1999. Disponível em: http://www.mra.org/back/Back.html

53. Shimanski C. Helicopters in Search and Rescue Operations. Mountain Rescue Association, 1998.
54. Shimanski C. Helicopters in Search and Rescue Operations. Mountain Rescue Association, 1999. Disponível em: http://www.mra.org/HeliBasic/HeliBasic.html
55. Shimanski C. Risks in Mountain Rescue Operations. Mountain Rescue Association, 1999. Disponível em: http://www.mra.org/risk/Risk.html
56. Smith GK. Glossary Of Caving Terms. Disponível em: http://users.bigpond.com/rutco/NHVSS/glossary.html. (Novembro, 2000).
57. Steve H. Manual of U. S. Cave Rescue Techniques. National Speleological Society, 1988.
58. Stoffel R, Lavalla P. Personnel Safety in Helicopter Operations: Helirescue Manual. Emergency Response Institute, 1988.
59. Storrick GD. Vertical Devices – An Introduction to Rappelling, Ascending, Belay, and Miscellaneous Vertical Devices. 1999. Disponível em: http://storrick.cnchost.com/VerticalDevicesPage/VerticalHome.html
60. Technical Rescue. N. 10. ESC publication, 1996.
61. The Roco Corporation: Roco Instructor Manual, 1996.
62. The Roco Corporation: Roco's Rescue I-II-III Study Guide, 1996.
63. Assistant Abseiling Instructor Manual. Victorian Branch Abseiling Council. Disponível em: http://members.nbci.com/VBAC/asst/manual/AsstMan0600.pdf
64. Capacity Building for Search and Rescue in Local Comunities. International Civil Defense Organization. França, 1999.
65. Cave Safety Guidelines. Australian Speleological Federation. Disponível em: http://www.techrescue.org/cave/reference.html (Novembro, 2000).
66. Clmrg Stretcher Procedures. China Lake Mountain Rescue Group, 1997. Disponível em: http://www.clmrg.org/Stretcher.html
67. Helicopters. Disponível em: http://www.brianwizard.com/145/history/HISTADD.html (Fevereiro 2001).
68. Histoire de L'alpinisme. Disponível em: http://www.alpinisme.com:80/fr/histoire/index.html (Fevereiro, 2000).
69. Industrial Rope Acess Technique. Industrial Rope Acess Association. Disponível em: http://www.iraa.com.au/IRAA%20Industry%20Code%20September%202000.pdf (Novembro, 2000).
70. Litters, Rigid, Stokes - MIL-L-37957. DAS-DM, 1984.
71. Litters, Rigid, Stokes - MIL-L-37957A. DAS-DM, 1992. Disponível em: http://astimage.daps.dla.mil/docimages/0000\39\36\105951.pdf (Janeiro, 2001).
72. Litters, Rigid, Stokes - RR-L-1997. Notice 1. DOD-MB, 1990. Disponível em: http://astimage.daps.dla.mil/quicksearch/basic_profile.cfm? ident_number=51411 (Janeiro, 2001).
73. Litters, Rigid, Stokes - RR-L-1997. DOD-MB, 1978.
74. Manual de Fundamentos de Bombeiros. Corpo de Bombeiros. São Paulo, 2ª ed. 2006.
75. Occupational Safety And Environmental Health Guideline. The University of Michigan, 1998.
76. Roco Pocket Reference. Roco Rescue. Baton Rouge, LA, 1999.
77. Rope Rescue In The Real World. Technical Rescue Magazine, 2000. Disponível em: http://www.pushdtp.com/trm/art/rr.html
78. Safe Working in a Confined Space (AS 2865-1995). Australian Standard-Worksafe Australia National Standard, 1999. Disponível em: http://www.nohsc.gov.au/publications/fulltext/toc/H3-23.html
79. Standard Operating Procedures, 1999. China Lake Mountain Rescue Group. Disponível em: http://www.clmrg.org/ManCh1.html
80. Statistical Graphics from Accidents in North American Mountaineering. American Alpine Club. Novembro, 2000. Disponível em: http://www.klab.caltech.edu/~peter/climbing/ANAM/ANAM.html

81. Suspension Trauma. French Caving Magazine. Novembro, 2000. Disponível em: http://www.fallsafety.com/pages/suspensiontrauma.html
82. Standard Operating Procedures. Wheaton Volunteer Rescue Squad Inc., 1999. Disponível em: http://www.wvrs.org/sop.html

CAPÍTULO 25

Jorge M. Ribeira

APH Tático

Sistemática pré-hospitalar que tem a intenção de prover suporte às equipes e missões que se expõem às adversidades da situação em si e ao trauma.

Com base em princípios de medicina militar, medicina de ambiente hostil e APH urbano, desenvolve técnicas e táticas para minimizar os danos já evidentes nas vítimas, bem como no atendimento imediato ao grupo operacional, *in loco*.

Esse tipo de exposição rompe a primeira lei do atendimento pré-hospitalar, justamente por não ofertar uma cena segura. Por esse motivo esse tipo de treinamento é aplicado aos grupos de operações especiais, geralmente militares e/ou paramilitares e equipes técnicas com potencial exposição a adversidades em seu escopo de trabalho (geralmente não há membros com formação em saúde). Sendo um ambiente de risco, as soluções propostas não são necessariamente as convencionais ou habitualmente executadas no manuseio rotineiro e, por isso, denominadas táticas.

Fica fácil compreender que sob fogo cruzado, ou mesmo em um confinado espaço entre escombros, manobras de intubação ou até um simples acesso venoso, tornam-se impraticáveis.

O EPI utilizado para cada situação é a alavanca principal e fundamental para minimizar os riscos e a gravidade das lesões. Hoje a tecnologia e o desenvolvimento de materiais melhores e mais leves têm auxiliado muito. Por outro lado, o desenvolvimento de armamentos mais letais, bem como a facilidade de aquisição e o aumento da agressividade urbana, as guerras e guerrilhas, tem pesado contra.

Também o aumento da frequência de desastres naturais e não naturais, acidentes automobilísticos e o grande trânsito de cargas de potencial perigo tem aumentado a nossa vulnerabilidade e as equipes especiais têm sido frequentemente requisitadas.

Os treinamentos intensivos dessas equipes fazem a diferença. A implementação do APH tático, bem como o entrosamento com equipes de APH urbano, treinadas para situações especiais, resulta em maior eficiência, gerando tranquilidade na desenvoltura do trabalho.

O APH tático também compreende o desenvolvimento de uma estratégia, diante de determinado evento já conhecido e ainda em eminência de deflagrar. Como exemplo, uma ocorrência envolvendo artefatos explosivos ou diante de uma tomada de refém. O correto posicionamento de uma equipe de APH, já treinada para esses eventos (conhecimento do protocolo, do EPI, com condições técnicas e emocionais), pode abreviar o atendimento e alertar os hospitais para a situação e preparo.

Em geral, trata-se de equipes especialmente treinadas, comprometidas e motivadas.

O APH tático é desenvolvido de forma mais profunda ou mais superficial a depender do tipo de exposição e do tempo/distância de um atendimento mais especializado.

A seguir, alguns exemplos.

- Missões em ambiente hostil, cuidados sob fogo, extrações especiais, resgates táticos em situações com tomada de reféns. Vítimas alvejadas por arma de fogo ou arma branca e ainda expostas ao fogo são evacuadas pela própria equipe, com táticas de extração com alças nos punhos, e outras, de forma rápida e mantendo a resposta.

- **Hazmat (produtos perigosos):** acidentes e incidentes (armas de destruição em massa, terrorismo), detecção, acesso, monitoramento da contaminação, descontaminação e tratamento dos pacientes expostos ao agente tóxico.
- **USAR (*Urban Search and Rescue*) ou BREC (Busca e Resgate em Estruturas Colapsadas) – Resgate em estruturas colapsadas:** retirada de vítimas sob escombros, com esmagamento ou em espaço vital isolado, vítimas há horas ou dias confinadas, sem se alimentar ou ingerir líquidos. Geralmente a penetração nos escombros é lenta e muito trabalhosa, com ferramentas para perfuração de concreto, corte de estruturas metálicas etc., permitindo a passagem, ao menos, de um socorrista deitado, sem kits ou mochilas. O acesso a vítima e seu exame é muito restrito, ficando as intervenções limitadas. Acesso venoso é difícil pelo espaço, pela ergonomia e pela desidratação, e, se executado, na retirada, geralmente é arrancado. Às vezes promove-se amputação de membros para a retirada da vítima, quando a elevação das cargas é impraticável.
- **Esquadrão antibombas (*bomb squad*):** estão expostos a vários elementos, desde as lesões secundárias a explosão, contaminação radiológica, tóxica, biológica (bomba suja) até distúrbios hidroeletrolíticos pelo próprio EPI, apesar do sistema de ventilação interno.
- **Afogamento:** resgate de afogado realizado por um profissional treinado, guarda-vidas, é um APH tático, desde as técnicas de aproximação a retirada, com os cuidados com a via aérea e a broncoaspiração, bem como a reanimação.

- Cuidado sob fogo ou zona quente, determinante das lesões. A vítima deve ser prontamente evacuada desse lugar para depois receber atendimento, prevenindo outras lesões. Nesse local neutraliza-se o agente agressor e executa-se principalmente a evacuação para uma zona de menor risco e que permita uma abordagem. Alguns cursos sugerem posicionamento de cânula nasofaríngea, quando se faz necessário manter a via aérea pérvia.
- **Zona quente:** área de extenso risco e que determinou a(s) lesão/lesões da vítima a ser resgatada; dessa forma, o objetivo primário é a retirada da vítima para intervenção na zona morna, mínimos procedimentos poderiam ser antecipados na zona quente. Somente aqueles que são de rápida execução e que exponham minimamente a guarnição de resgate. Na prática, a intervenção ocorrerá a critério dos riscos ponderados pelo resgatista, naquele momento e naquela situação, e não a um protocolo. A avaliação do risco é mandatória e determina o momento oportuno da evacuação e de qualquer outro procedimento, se for possível.
- **Zona morna:** área com relativa proteção. Considera-se a seguinte sequência X-A-B-C-D-E:

X = controle de hemorragias e**X**sanguinantes – torniquetes, curativos compressivos e hemostáticos.

A = liberação da via aérea. O PHTLS militar sugere o uso de cânula nasofaríngea em vez da cânula de guedel, por ser mais tolerável.

B = dificuldades respiratórias por ferimentos em tórax não são infrequentes e podem ser tratados com curativos especiais. Já as punções para alívio de pneumotórax hipertensivo exigem treinamento técnico específico e dificilmente são aplicáveis, mas é uma medida salvadora, treinável e rápida. Vítimas que necessitam de intervenção ventilatória podem se beneficiar de dispositivos supraglóticos, por apresentar fácil manuseio, porém, mesmo assim, exige treinamento das equipes. A intubação orotraqueal e os procedimentos cirúrgicos dificilmente são considerados na zona morna, geralmente pela falta de profissional habilitado e o risco local, que, geralmente, ainda é presente.

C = a suspeita de choque hipovolêmico tem difícil tratamento nessa zona, mas as equipes poderiam ser treinadas para o uso de agulha intra-óssea, no entanto, o volume a transportar é um fator limitante, e poderíamos considerar soluções hipertônicas para as situações extremas.

D = imobilizações aplicadas somente para fraturas maiores ou cervical quando há grande suspeita.

E = avaliar a real necessidade da aplicação nessa zona, pela exposição à hipotermia. Considerar quando há probabilidade de contaminações por bomba suja, executando assim uma etapa da descontaminação, uma vez que a retirada das vestes corresponde a 80% da descontaminação.

- **Zona fria:** área de evacuação tática. Não há risco.

Nessa zona, os serviços pré-hospitalares locais podem acessar e iniciar seus protocolos habituais complementando o que já foi feito. Executa-se o transporte para o hospital.

Em São Paulo, aplicamos APH tático:

1. Resgate em estruturas colapsadas – nesse tipo de evento, existem as seguintes peculiaridades:

    - Estrutura ainda não plenamente estável, apesar do escoramento;
    - Acessos estreitos e de baixa altura;
    - Deslocamento por rastejamento;
    - Iluminação e ventilação precárias;
    - Geralmente acessa um socorrista por vez;
    - Vítima de difícil avaliação e intervenção.

    APH tático proposto:

    - Avaliar somente responsividade, respiração e, se possível, algum pulso;
    - Intervenções de via aérea, somente cânulas para desobstrução;
    - Se necessário, fornecer O_2 (espaços pequenos, temos de valorar a real necessidade);
    - Se extremidades esmagadas ou aparentemente muito lesionadas, aplicar torniquete;
    - Imobilizações são impraticáveis;
    - Evacuar o mais rápido possível, por arrasto. Risco de movimentações estruturais.

2. Desativação de artefatos e bombas:

    - Operação com área isolada;
    - Aviso prévio;
    - EPI adequado;
    - Risco de explosão inoportuna.

    APH tático proposto:

    - Posicionamento da equipe de APH em área segura;
    - Ciência prévia das peculiaridades clínicas do profissional;
    - Conhecimento da desmontagem do EPI;
    - Hospital informado sobre o procedimento.

3. Sequestros e cárcere privado:

    - Imprevisibilidade da evolução;
    - Posicionamento da equipe policial;
    - Estratégia para intervenção rápida.

    APH tático proposto:

    - Posicionamento da equipe a critério do negociador;
    - Levantamento de informes da saúde da vítima, pregressos e trauma;
    - Preparo do material e equipamento;
    - Informar hospital sobre a ocorrência.

Referências

1. PHTLS – Military Edition – 6ª edition.
2. PHTLS – 7ª edition.
3. Tactical Medicine Essentials.

CAPÍTULO 26

Glaibson Damas Gea • Ulisse Luis Dias

Agitação Psicomotora

No pré-hospitalar, a agitação psicomotora é comum e de difícil manuseio, pois dificilmente temos um psiquiatra de plantão na regulação médica ou na ambulância. Aqui trataremos da agitação psicomotora de pacientes já com diagnóstico psiquiátrico.

Entende-se por agitação psicomotora alucinações visuais e auditivas. Presente em inúmeros quadros psiquiátricos, os episódios de hiperatividade patológica são frequentemente desorganizados e, às vezes, podem evoluir para comportamento violento. Em muitas situações o paciente apresenta alucinações auditivas e/ou delírios que o conduzem a cometer um ato violento não podendo esquecer os pacientes com dependência química.

Na maioria das vezes, a equipe do pré-hospitalar chega e se depara com paciente extremamente agitado e/ou agressivo, e necessita de ajuda da polícia para contê-lo e encaminhá-lo para o pronto-socorro psiquiátrico. Temos que tomar muito cuidado em conter o paciente na maca e o levar contido por todo trajeto, pois por mais que o paciente fique tranquilo, em qualquer momento ele pode ter uma alucinação e se tornar agressivo, tornando-se um risco para toda equipe. Não devemos sedar o paciente, pois a sedação elimina todos os parâmetros para avaliação do psiquiatra no pronto-socorro.

A contenção física do paciente é um procedimento que deve ser determinado como medida protetora do paciente e da equipe. Cabe lembrar os cuidados quanto à perfusão sanguínea dos membros contidos, quanto aos riscos de lesão (principalmente em idosos) e quanto ao controle sistemático dos sinais vitais do paciente.

Procedimentos para restrição física do paciente violento:

- Certifique-se, junto aos seguranças, se o paciente não porta armas ou instrumentos que ofereçam risco a si e aos outros;
- Durante a restrição, é recomendável que haja um grupo de profissionais especializados nesse tipo de procedimento: um para cada extremidade e outro para tórax e cabeça. Um outro profissional deverá proceder à aplicação das ataduras. Então, para esse procedimento, necessitamos de uma equipe de seis pessoas;
- Certifique-se de que a restrição de cada extremidade não prejudica a perfusão sanguínea ou causa algum tipo de lesão;
- Realize exame físico, avalie os sinais vitais e, neste momento, faça a contra-regulação, passando todo o quadro para o médico regulador;
- Não remova as restrições até a entrega do paciente para a equipe de psiquiatria no pronto-socorro psiquiátrico;
- Descreva detalhadamente na ficha de ocorrência os procedimentos adotados

e a evolução até a entrega do paciente no pronto-socorro psiquiátrico, colhendo o carimbo e a assinatura do médico.

Alguns aspectos legais

Resolução COFEN nº 427/2012

Art. 2º A contenção mecânica de paciente será empregada quando for o único meio disponível para prevenir dano imediato ou iminente ao paciente ou aos demais.

Parágrafo único. Em nenhum caso, a contenção mecânica de paciente será prolongada além do período estritamente necessário para o fim previsto no caput deste artigo.

Resolução COFEN nº 427/2012

Art. 5º Todos os casos de contenção mecânica de pacientes, as razões para o emprego e sua duração, a ocorrência de eventos adversos, assim como os detalhes relativos ao monitoramento clínico, devem ser registrados no prontuário do paciente.

Resolução 2057/2013 do CFM, capítulo VI parágrafo, art. 16.

§ 2º Qualquer tratamento administrado a paciente deve ser justificado pela observação clínica e registrado no prontuário, inclusive os casos de contenção física.

§ 3º É admissível a contenção física de paciente, à semelhança da contenção efetuada em leitos de UTI, nos serviços que prestem assistência psiquiátrica, desde que prescrita por médico, registrada em prontuário e quando for o meio mais adequado para prevenir dano imediato ou iminente ao próprio paciente ou a terceiro.

§ 4º O paciente que estiver contido deve permanecer sob cuidado e supervisão imediata e regular de membro da equipe, não devendo a contenção se prolongar além do período necessário a seu propósito.

§ 5º Quando da contenção física, o representante legal ou a família do paciente devem ser informados tão logo possível.

Técnica de contenção

A equipe composta de no mínimo seis profissionais treinados, deve tentar acalmar e convencer o paciente a ser removido para o pronto-socorro psiquiátrico. A aproximação deve ser realizada em círculo, reduzindo o espaço físico do mesmo, até chegar ao ponto que permaneçam três pessoas na frente e três pessoas atrás. As três que ficarão atrás devem ficar uma do lado esquerdo, pois no comando do líder deverá segurará com força a mão e o braço esquerdo; a do lado direito segurará com força a mão e o braço direito, e a terceira pessoa irá segurar o tórax e a cabeça do paciente. As três pessoas da frente se posicionarão uma do lado esquerdo, que segurará com força a perna esquerda; a do lado direito segurará a perna do lado direito, e a outra pessoa será a que fará a contenção com as faixas ou ataduras. O líder será o profissional que realizará a contenção do tórax e da cabeça, sendo ele que dará o comando: todos da equipe irão respeitá-lo e atuar simultaneamente. Os profissionais deverão deixar as pernas bem afastadas uma da outra para garantir o equilíbrio.

Material para a contenção física

Faixas de tecido (algodão cru) com 12 m de comprimento por 40 cm de largura.

As faixas têm, em uma das extremidades, tiras finas que servirão para dar o laço após a contenção. A parte onde a tira é fixada é reforçada dobrando-se, como envelope, a ponta da faixa.

Agitação psicomotora

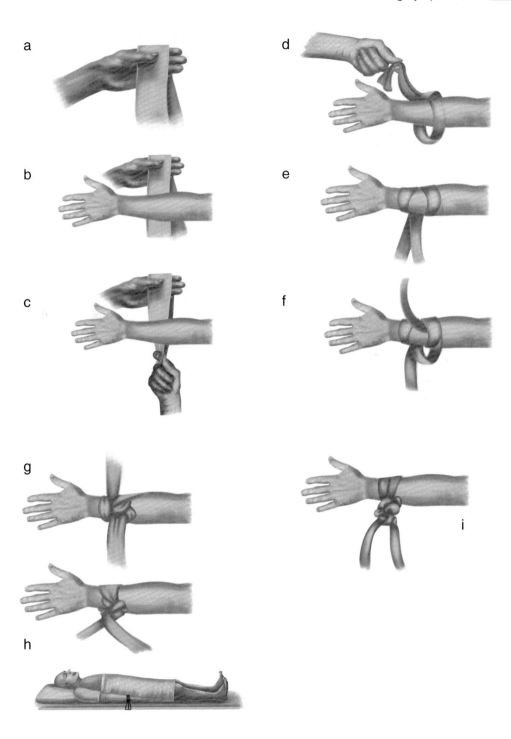

Figura 26.1 Protocolo de contenção mecânica do Hospital Colônia Adalto Botelho.

Referências

1. Botega NJ. Prática psiquiátrica no hospital geral: interconsulta e emergência. São Paulo: Artmed Editora Ltda., 2002.
2. Araujo EM, et al. Inquérito sobre o uso de contenção física em um hospital psiquiátrico de grande porte no Rio de Janeiro. Jornal Brasileiro de Psiquiatria. 2010; 59: 94-98.
3. Conselho Federal de Enfermagem – COFEN.

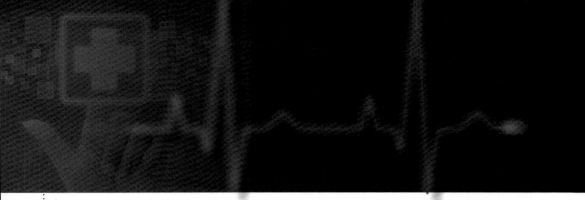

Índice

A

Abdome
  anatomia interna do, 98
  exame físico, 72
  intratorácico, 98
Abertura de vias aéreas, 198
Abordagem "face a face", 42
Acessos vasculares, 198
Acetábulo, 60
Acidente(s), 26, 190
  botrópico, 204, 206, 207, 209
  crotálico, 207-209
  elapídico, 207-209
  escorpiônico, 208, 210
  foneutrismo, 210
  laquético, 207-209
  lonômico, 210
  ofídico, 204
  por abelhas, 215
  por animais
    peçonhentos, 203
  por aranhas, 211
  por artrópodes, 208
  por *Latrodectus*, 214
  por *Lonomia*, 214, 215
  por *Loxosceles*, 213
  por *Phoneutria*, 213
  que podem ocorrer na
    água, 120
Acionamento, 180
Admissão, 186
Aerocinetose, 180
Aerodilatação, 180
Aeroembolismo, 180
Aeronave de transporte médico,
  15, 196
  de asa rotativa, 5, 178
  de asas fixas, 16
  configurações, 176
Afogamento, 121, 238
  fases dos, 122
  graus de, 124
    1, 124
    2, 124, 125
    3, 125, 126
    4, 126
    5, 126
  no atendimento pré-
    hospital, 119
  prevenção, 121
    em piscinas, 121
    em praia, 121
Agitação psicomotora, 241
Agressão física por
  hostilidade, 31
Altura uterina, 152
Ambiente de atuação, 3
Ambulância(s), 13
  de Larrey, 2
  de resgate, 13, 14, 196
  de suporte avançado, 5, 13,
    14, 196
  de suporte básico, 5, 13, 14,
    196
  de transporte, 13, 14, 196
  dispositivos sonoros e de
    iluminação da, 27
  materiais e equipamentos
    das, 13
  medicamentos das, 17
  risco de colisão da, 25
  riscos relacionados com o
    deslocamento da, 27
  voadora, 2
Amputação traumática, 56
Análise
  das pupilas, 70
  de custo-efetividade e custo-
    benefício, 149
Animais domésticos, 26
Antebraço, 59
Aranha(s)
  armadeira, 210
  de importância médica, 212
  Latrodectus, 214
  Loxosceles, 213
  Phoneutria, 213
Área quente, morna e fria, 219
Arma
  branca, ferimentos por, 102
  de fogo, ferimentos por, 102
Artéria
  axilar, 70
  braquial, 70
  femoral, 70
  poplítea, 70
Articulação do membro
  flutuante, 56
Ataques por animais, 31
Atendimento
  a múltiplas vítimas, 189
  específico às lesões torácicas,
    107
  inicial, 35, 107
  ao politraumatizado, 89
  ao trauma, 67
  médico na central de
    regulação, 21
  pré-hospitalar, 1, 7
    afogamento no, 119

fixo, 1
móvel, 11
parada cardiorrespiratória, 111
regulação médica no, 21
tático, 237
Atividade(s)
elétrica sem pulso (AESP), 114
pré-hospitalar imobilização na, 51
verticais equipamentos, 226
ATLS®, 107
Atropelamento, 31
Ausculta do abdome, 100
Autonomia, 182
Avaliação(ões)
da cena, 6
da cinemática, 67
da estabilidade pélvica, 101
da pelve, 83
da ventilação, 69
das via aéreas, 36
achados indesejáveis na, 36
parâmetros a serem observados, 36
de Cormack e Lehane, 41
de ferimentos penetrantes, 101
do local da ocorrência, 67
geral do estado circulatório, 69
inicial
do politraumatizado, 36
no trauma e o uso da imobilização, 54
neurológica, 70
criança traumatizada, 169
primária da vítima, 68
secundária no trauma, 55
AVDN, acrônimo, 70

B

Bioproteção, 68
Boa respiração/ventilação, 198
Bothrops moojeni, 205
BREC (Busca e Resgate em Estruturas Colapsadas), 238
Buraco de mina de Hoífman, 99

C

Cabeça exame físico, 71
Calça militar antichoque, 231

Calor, 31
Cânula(s)
de Guedel, 39
nasofaríngea, 38
orofaríngea, 38, 39
Capotamento, 31, 32
Cascavel, 207, 209
Catarata, 130
Catástrofe, 189
Cateterismo vesical, 101
Central de regulação
de urgências e emergências, 11
médica, 21
Centro de operações, 180
Cesariana *perimortem*, 158, 159
Chegada da equipe de suporte avançado, 113
Choque, 80, 113
cardiogênico, 80
circulatório, 79
distributivo, 80
elétrico, 129
atendimento e triagem, 132
cabeça e pescoço, 130
pele, 130
sistema
cardiovascular, 130
gastrintestinal, 132
musculoesquelético, 131
nervoso, 131
renal, 131
sistema respiratório, 132
fisiologia cardíaca, 81
hemorrágico, 79
abordagem do paciente, 82
hipovolêmico, 80
obstrutivo, 80
térmico, 120
Cinemática do trauma, 68
Cinto de segurança, 27
Circulação, 69, 168, 198
Classificação
de Cormack e Lehane, 41
de Mallampati, 41
Clavícula, 57
Código
amarelo, 22
azul, 22
verde, 22
vermelho, 22

Código de Trânsito Brasileiro lei 9.503/1997, 18
Colar cervical, 53
Colisão, 31, 32
Coluna cervical, exame físico, 71
Combitube, 44
Compressões, 112
torácicas, 112
Comprometimento funcional de punho pós-fratura, 60
Comunicação, 180, 194
Concussão, 90
Condutor de veículos de urgência, 12
Conjunto aeromédico, 15, 16
Contaminação, 32
biológica, 31
por produtos perigosos, 31
Contenção física, 241
aspectos legais, 242
material para a, 242
técnica de, 242
Controle e acesso às vias aéreas, 35, 197
Contusão
cerebral, 90
pulmonar, 107
Coordenação de voo, 181
Coordenador
de transporte, 193
do serviço, 12
geral do posto médico avançado, 194
posto médico
verde, 194
vermelho e amarelo, 194
Corais verdadeiras (gênero *Micrurus*), 207-209
Corpo de bombeiros, 11
Cotovelo, 59
Criança traumatizada, 163
atendimento inicial, 165
etiopatogenia, 163
incidência, 163
prevenção, 171
trauma
abdominal, 170
cervical, 170
craniencefálico, 170
de extremidades, 171
torácico, 170
via aérea, 166

Índice

Cricotireoidostomia, 45
   cirúrgica, 45, 46, 76
   por punção, 45, 47
Cristaloides
   hipertônicas, 86
   hipotônicas, 86
   isotônicas, 86
Crotalus durissu collilineatus, 205
"Cruz da Vida", 4
Cuidados pós-parada, 116

D

Débito cardíaco, 80, 81
Derme, 135
Desabamento, 31
Desastre, 190
Desativação de artefatos e bombas, 239
Descolamento prematuro de placenta, 155
Deslocamento, 5
Despacho, 5
Detecção, 4
Disfunção neurológica, 198
Dispositivos
   de extricação de Kendrick, 53
   sonoros e de iluminação da ambulância, 27

E

Eletrocussão, 31
Elevação do mento, 38
Embarcação de transporte médico, 5, 13, 17, 18, 197
Emergência, 1
Empresas de táxi aéreo, 184
Energia cinética, 68
Enfermagem, 184
Enfermeiros assistenciais, 12
Epiderme, 136
Equipamentos, 36
   de proteção individual (EPI), 28
   médicos
      fixos, 15, 16
      móveis, 15, 16
Equipe de profissionais, 11
   da saúde, 12
   de transporte, 182
   não oriundos da saúde, 12
Ergonômicos, 32

Escala de Coma de Glasgow, 71, 72, 92
Escolha da aeronave, 182
Escorpiões, 208
Esquadrão antibombas, 238
Estabilidade pélvica, 101
Estacionamento dos veículos, 28
   em local proibido, 28
Estiletes luminosos, 74
"Estrela da Vida", 4
Evacuação aeromédica, 176
Eventos com produtos perigosos, 217
Exame físico, 71
   abdome, 72
   abdominal, 100
   cabeça, 71
   coluna cervical, 71
   da região glútea, 101
   do pênis, 101
   face, 71
   períneo/reto/vagina, 72
   secundário, 71
   sistema musculoesquelético, 72
   sistema nervoso, 72
   tórax, 72
Explosão, 31
Exposição, 169, 198

F

Face exame físico, 71
Família, 180
Fase pós-transporte, 199
Fatores agravantes, 26
Fêmur, 62
Ferimentos, 31
   penetrantes, 101
   por arma
      branca, 102
      de fogo, 102
   por projétil, 99
Ficha do atendimento, 7
Flancos, 98
Fórmula de Parkland, 140
Fratura(s), 57
   abertas de crânio, 90
   com afundamento do crânio, 91
   da base do crânio, 90
   da clavícula, 57
   da perna, 63

   de acetábulo, 60
   de antebraço, 59, 60
   de colo de fêmur, 62
   de crânio com afundamento, 90
   de diáfise, 62, 63
   de planalto tibial, 64
   do cotovelo, 59
   do crânio, 90
   do fêmur, 62
   do punho, 59
   do tornozelo, 65
   do úmero, 58
   exposta, 56
   exposta do crânio, 91
   lineares não deprimidas, 90
   pélvicas, 83, 85
   segmentares, 56
   transtrocanteriana, 62
Fratura-luxação
   anel pélvico, 54, 55, 60
   do pé, 66
Freios, 227
Frequência
   cardíaca, 81
   de compressão, 112
   do pulso, 70
Frio, 31

G

Gestação
   alterações
      anatômicas, 152
      cardiovasculares e hematológicas, 152
      gastrintestinais, 154
      musculoesqueléticas, 154
      neurológicas, 154
      respiratórias, 153
      urinárias, 154
   choque elétrico, 156
   prevenção
      primária, 160
      secundária, 160
   queimaduras, 156
   reanimação cardiopulmonar, 158
   trauma penetrante, 156

H

Hazmat (produtos perigosos), 238
Helicópteros, 5

Hematoma(s)
  epidural, 90
  intraparenquimatoso, 91
  subdural, 91
    agudo, 91
    crônico, 91
Hemorragia(s), 54
  gravidade baseada em sinais e sintomas, 81
  interna, 84, 85
  intra-abdominais, 156
  intracranianas, 90
Hemotórax, 107
  maciço, 106
Hidrocussão, 120
Hipertensão intracraniana, 91
Hipervolemia da gestante, 153
Hipotensão, 80, 115
Hipotermia, 121

I

Idade gestacional, 152
Imobilização, 52, 198
  antebraquiopalmar, 60
  axilopalmar, 59
  inguinopodálica, 64
  na atividade pré-hospitalar, 51
  pelvipodálica ou spica, 61
  utilizada de acordo com o tipo de fratura, 52
Impacto, 68
Inalação de fumaça, 135, 140
Incêndio, 31
Incidente(s), 190
  a múltiplas vítimas, 189
    organização da cena, 190
Inspeção do abdome, 100
Instabilidade articular do ombro, 57
Insuficiência respiratória, 135
Intubação
  endotraqueal, 41
  nasotraqueal, 42, 76
  orotraqueal, 42, 74, 75
    em sequência rápida, 76
  traqueal, 40
    complicações, 41

J

Jararaca, 207, 209

K

KED (Kendrick Extrication Device), 53
Keraunoparalisia, 131

L

Lachesis muta, 205
Legislação e normatizações da medicina pré-hospitalar, 9, 18, 187
Lei
  da transformação da energia, 68
  de Boyle, 180
  de Henry, 180
Lemon, regra mnemônica, 37
Lesão(ões)
  arterial grave, 54
  axonal difusa, 90
  cerebrais difusas, 90
  cutâneas, 89
  de quadril, 61
  de vias aéreas, 107
  fetal indireta, 155
  focais, 90
  musculoesqueléticas, 51, 57
  por choque elétrico, 129
  por raios, 130
  que causam risco direto à vida, 54
  que comprometem o membro, 56
  torácicas
    com risco de vida imediata, 105
    potencialmente fatais, 106
  traumáticas, 35
Loxosceles gaucho, 212
Luxação, 57
  articular, 54
  traumática
    do ombro, 57
    do quadril, 61

M

Maleta de vias aéreas, 15, 16
Manipulação externa da laringe, 43
Manitol, 93
Manobras de intubação, 167
Manutenção da ventilação, 197

Máscara laríngea, 43, 73, 74
Material médico, 10, 36, 185
Medicamentos, 10
  das ambulâncias, 17
Medicina pré-hospitalar, 1
  características, 3
  histórico, 2
  legislação e normatizações da, 9
  princípios e fases do atendimento, 4
  valor social, 4
Médicos, 181, 184
  intervencionistas, 12
  reguladores, 12
Membrana cricotireóidea, 45
Micrurus frontalis, 205
Mortalidade por trauma, 35
Motocicletas, 5

N

Nível
  1, 22
  2, 22
  3, 22
  4, 22
  de consciência, 36, 70
Normatizações, 9

O

Óbito em voo, 186
Obstrução de vias aéreas, 105
Operações SAR, 176
Orifício
  de entrada, 99
  de saída, 100
Ossos, 51
Oxigênio suplementar, 37
Oxyhropus guibei, 205

P

Paciente, 186
Palpação
  abdominal, 100
  de empastamento, 56
Parada cardiorrespiratória, 111
Parede abdominal anterior, 98
Pele
  anatomia da, 135
  camadas da, 136
Percussão do abdome, 100

Índice

Períneo/reto/vagina exame físico, 72
"Período de Ouro", 40
Phoneutria nigriventer, 212
Pico-de-jaca, 207, 209
Piloto, 183
Pneumotórax
 aberto, 106
 hipertensivo, 105
 simples, 107
Polícia militar, 11
Pontos de pressão, 70
Portarias, 9
Pós-impacto, 68
Prancha rígida, 53
Práticas seguras, 29
Pré-hospitalar móvel, 1
Pré-impacto, 68
Precauções-padrão, 28
Pressão
 arterial, 84
 barométrica, 180
 cricoide, 157
 sistólica, 70
Pressurização, 182
Primeira lei de Newton, 68
Prioridades no atendimento, 56
Privacidade do paciente, 7
Produtos perigosos, 217
Profissionais responsáveis pela segurança, 13
Projétil, ferimentos por, 99
Punho, 59

Q

Quadril, 61
Qualificação das equipes, 183
Queda, 31
 de objetos soltos, 31
Queimaduras
 atendimento pré-hospitalar às, 135
 cutâneas, 130
 de primeiro grau, 136, 137
 de quarto grau, 138
 de segundo grau, 136, 137
 de terceiro grau, 136, 137
 elétricas, 140
 estimativa do tamanho da, 138
 exame físico, 71

periosteais, 131
químicas, 141
tratamento inicial da, 138

R

Rabdomiólise, 54
Rádio-operador, 12
Raios X obrigatórios, 169
Reanimação
 cardiopulmonar, 126
 volêmica, 140
Reavaliação e avaliação secundária, 169
Recursos físicos no pré-hospitalar fixo, 9
Região
 dorsal, 98
 toracoabdominal, 98
Regra dos 9, 139
Regulação médica, 181
 no atendimento pré-hospitalar, 21
Relação médico-paciente, 7
Remoção do paciente da cena, 4
Reposição volêmica, 86
Resgate
 aeromédico, 175
 em estruturas colapsadas, 238, 239
 técnico, 224
  padrões de segurança do, 224
 vertical, 223
Responsável
 de enfermagem, 12
 técnico, 12
Resposta, 5
Ressuscitação
 cardiopulmonar, 112
 volêmica, 85
Restrição física do paciente violento, 241
Retorno da circulação espontânea, 115
Risco(s) da atividade pré-hospitalar, 31
 biológico, 25, 28
 de agressão física, 26
 de colisão da ambulância, 25
 de contaminação por águas, 26
 de queda, 26

ergonômicos, 29
físicos, 25, 29, 32
relacionados com
 a medicina pré-hospitalar, 25
 o deslocamento da ambulância, 27
Rotura uterina, 155
Ruídos, 29, 31

S

Segunda Lei de Newton, 68
Seguradoras, 180
Segurança
 da equipe, 25, 27
 de cena, 25, 30
Sequência do "ABCDE", 35
Sequestros e cárcere privado, 239
Serpentes
 do gênero Bothrops, 204
 do gênero Crotalus, 208
 do gênero Lachesis, 208
Sinal
 de Battle, 37
 de mioglobinúria, 140
 do guaxinim, 37
Sinalização, 28
Síndrome(s)
 compartimental, 56
 da criança espancada, 171
 da suspensão inerte, 227
 de imersão, 120
 esmagamento muscular, 54
Sistema
 musculoesquelético
  exame físico, 72
  fisiologia do, 51
 nervoso exame físico, 72
Socorro no local, 6
Softwares, 220
 ALOHA, 220
 CAMEO, 220
 CAMEO *chemicals*, 220
 Hazmaster G3, 220
 MARPLOT, 220
 PEAC-WMD, 220
 SpillCalc, 220
 TankCalc, 220
 WISER, 220
Soluções coloides, 86
Sonda, 169

CAPÍTULO 1

249

vesical de demora, 101
Sondagem, 101
   nasogástrica, 101
Sons na via aérea, 36
START, 192
Succinilcolina, 76
Surucucu, 209
Swelling difuso, 90

T

Tabela
   de avaliação de consciência, 70
   de Lund-Browder, 138-140
Tala tipo bota, 65
Tamponamento cardíaco, 106
TARM (Teleatendente da Regulação Médica), 21
Tecido ósseo, 51
Técnica
   de Mallampati, 41
   de Seldinger, 47
Técnicos de enfermagem, 12
Tele-eletrocardiografia, 143
Telefonista, 12
Telemedicina, 23
   considerações ético-legais, 22, 149
   no atendimento pré-hospitalar, 143
   fixo, 146
   móvel, 143, 147
Telemetria, 143
Telepresença, 144
Tempo útil de consciência, 180
Tityus
   obscurus, 209, 211
   serrulatus, 209, 210
Toque
   retal, 100
   vaginal, 101
Tórax
   exame físico, 72
   instável, 106
Tornozelo, 65
Tração da mandíbula, 38
Trafegar na contramão, 28
Transferência, 7
Transporte, 186
   aeromédico, 175, 199
      ambiente do, 180

checklist da equipe de, 182
   contraindicações para o, 183
   definição, 175
   inter-hospitalar, 175
   logística do, 180
   modalidades de, 175
   de pacientes
      aspectos éticos, 7, 200
      características específicas do, 197
      cuidados durante o, 6
      fase
         de transferência, 198
         preparatória, 197
         realização do transporte, 197
      tipos de veículo de suporte para, 196
   intra e inter-hospitalar, 195
Tratamento definitivo, 7
Trauma
   abdominal, 97
   contuso, 154
   criança traumatizada, 170
   fechado, 102
   cervical, criança traumatizada, 170
   craniencefálico, criança traumatizada, 170
   de extremidades, criança traumatizada, 171
   de tórax, 105
   em cabeça de fêmur, 61
   fechado ou contuso, 71
   fetal direto, 155
   musculoesquelético, 51
   na gestação, 151
   penetrante, 71, 97
   torácico, criança traumatizada, 170
Traumatismo
   craniano fechado, 91
   craniencefálico (TCE), 89
      avaliação e manejo pré-hospitalar, 93
      classificação, 89
      tipos, 91
   raquimedular, 126
Triagem, 191
Tripulação, 17
Tubo laríngeo, 44

U

Ultrapassagem, 27
   de semáforo vermelho, 27
Úmero, 58
Urgência, 1
USAR (*Urban Search and Rescue*), 238

V

Veículo(s)
   aéreos, 12
   aquáticos, 12
   de atendimento pré-hospitalar móvel, 13
      tipo A, 13, 14, 196
      tipo B, 13, 14, 196
      tipo C, 13, 14, 196
      tipo D, 13, 14, 196
      tipo E, 13, 15, 196
      tipo F, 13, 17, 197
   de emergência onde parar em via pública, 18
   de intervenção rápida, 13
   terrestres, 12
Velocidade
   de condução, 27
   máxima, 18
Ventilação, 69, 168
   eficaz, 36
   transtraqueal a jato, 47
Verificação torácica, 36
Vias aéreas, 69
   controle e acesso às, 35
   criança traumatizada, 166
   no trauma, 72
   sons na, 36
   tratamento, 37
Vibração, 29, 31
Videomonitoramento, 145
Vítima(s)
   amarela, 192
   cinza, 193
   em massa, 189
   verdes, 193
   vermelha, 192

Z

Zona
   de restrição, 219
   fria, 190, 220, 239
   morna, 191, 219, 238
   quente, 191, 219, 238